W0245443

Dr. Mathias Jung

Reine Männersache

„Cool" ist eins der Lieblingsworte
Gut getarnt scheint halb gewonnen
Eisgesicht aus der Retorte
Produktion hat schon begonnen

Wenn man weint, ist man kein Mann
Kummer darf nie offen sein
weil nicht sein darf, was nicht kann
also heule stets allein

Lächerlich will ich mich machen
daß die Leute endlich merken
nur wer weint, kann wirklich lachen
nur wer schwach ist, hat auch Stärken

Nur, wer seine Trauer zeigt
Wut und Angst und Liebe auch
wer sein Fühlen nicht verschweigt
kriegt dafür auch, was er braucht

Bettina Wegner, Cool sein

„Frauen und Männer streiten um eine andere Aufteilung privater und öffentlicher Aufgaben, um alte und neue Positionen, um gerechtere Arrangements in der Familie, im Haushalt und in der Erwerbstätigkeit, um Macht und Zukunft. Sie kämpfen als Gegner und lieben sich zugleich, und vielfach kämpfen sie so sehr, daß sie sich nicht mehr lieben können."

WALTER HOLLSTEIN
Der Kampf der Geschlechter

Dr. Mathias Jung

Reine Männersache

Mit Beiträgen der Medizinprofessoren
Dr. Max Otto Bruker
Dr. Julius Hackethal

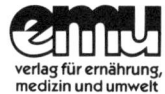

verlag für ernährung,
medizin und umwelt

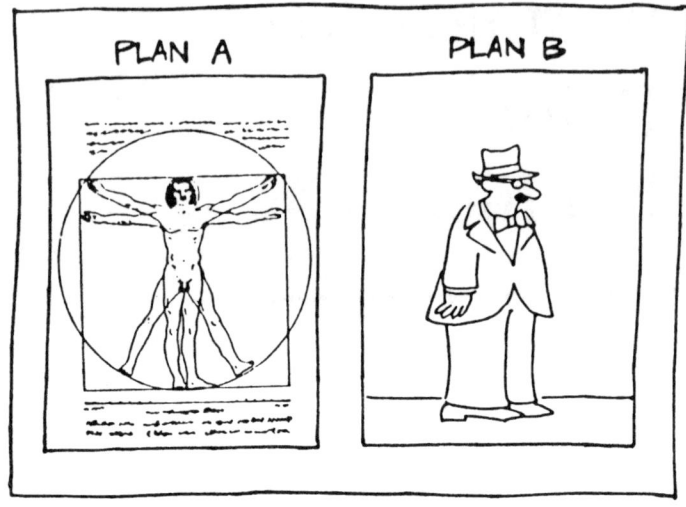

The New Yorker, 1983

ISBN 3-89189-043-5
1. Auflage 1993
© 1993 emu Verlags-GmbH, 56112 Lahnstein
Alle Rechte, auch die des auszugsweisen Nachdrucks, der fotomechani-
schen Wiedergabe und der Übersetzung vorbehalten.
Umschlaggestaltung: Wolfgang Makosch / van Gehmert
Gesamtherstellung: Kösel, Kempten

Inhaltsverzeichnis

Dank

Dieses Buch widme ich in Dankbarkeit und Ergriffenheit Euch Männern, die Ihr in meinen Einzelberatungen und Selbsterfahrungsgruppen Euer Herz so mutig öffnet. Ihr zeigt mir, wie schwer und wie schön es ist, ein Mann zu sein.

Dafür daß Männer und Frauen im „Dr. Max Otto Bruker Haus" in Lahnstein bei Koblenz bewegende, fröhliche Begegnung und Beratung erleben dürfen, gilt inniger Dank Prof. Dr. med. Max Otto Bruker sowie der großartigen Geschäftsführerin der Gesellschaft für Gesundheitsberatung GGB, Ilse Gutjahr.

Mathias Jung

„Es läßt sich also mit Sicherheit von einem männlichen Leidensdruck sprechen ... denn diese männliche Rolle ist in Wirklichkeit ungeheuer anstrengend: Sie ist definiert als Ausübung von Macht, wobei diese Machtstellung erst einmal errungen sein muß und dann erhalten sein will; als Kontrolle, emotionale Distanziertheit, poker-face, Konkurrenz, Wettbewerb, Härte, und nicht zuletzt auch als Härte gegen sich selbst. Die tägliche Umsetzung dieser männlichen Rolle ist im tiefsten männliche Selbstvergewaltigung.

Daraus zieht eine wachsende Anzahl von Männern nicht nur ihre Schlüsse, sondern auch ihre Konsequenzen. Der Zulauf zu Männergruppen, Informationszentren für Männer, männliche Selbsterfahrungsgruppen und Männer-Wochenenden belegt diese Entwicklung. Mehr und mehr Männer zweifeln an der traditionellen Männerrolle und beginnen sich zu verändern; sie berichten davon, weicher, kooperativer, frauenfreundlicher und offener geworden zu sein. Männerfreundschaften werden endlich als wichtig erkannt."

WALTER HOLLSTEIN
Der Kampf der Geschlechter

Der Mann im Umbruch

„Ich komm mir plötzlich so durchleuchtet
und so hilflos vor und nackt.
Der alte Kaiser ist allein.
Sein alter Harnisch ist geknackt.

Kumpanen Prost? Ich wills probieren,
mich etwas von mir zu befrein.
Ich bleib ein Mann, nur keine Angst.
Doch deshalb Herrscher? Danke. Nein."

KONSTANTIN WECKER
Lied vom Mannsein

Nichts ist mehr, wie es war. „Welch Glück sondergleichen, ein Mannsbild zu sein", seufzte noch Goethes Klärchen im „Egmont". Und die Droste-Hülshoff (1797–1848) barmte auf den Zinnen des windumtosten Meersburger Schlosses: „Wär ich ein Mann doch mindestens nur, / So würde der Himmel mir raten; / Nun muß ich sitzen so fein und klar, / Gleich einem artigen Kinde, / Und darf nur heimlich lösen mein Haar / Und lassen es flattern im Winde!" Am Ende des 20. Jahrhunderts resümiert der bedeutendste deutsche Männertheoretiker, Prof. Walter Hollstein, in seinem Zwischenbilanzwerk „Die Männer – Vorwärts oder zurück?": „Die kritische Männerforschung ist mittlerweile zu der Einsicht gelangt, daß die männliche Rolle gefährlich ist – nicht nur für Frauen, Kinder und die Natur, sondern vor allem für ihre Träger selbst. Das Männlichkeitsideal von Härte, Leistung, ‚poker face' und Konkurrenz verlangt ständige Anstrengungen, Streß in Permanenz und andauernde Selbstbehauptung. Das mag ideologisch als Privileg gedeutet wer-

9

den, in Wirklichkeit stellt es eine Bürde dar, an der wir alle – wenn wir aufrichtig sind, schwer und mühsam zu tragen haben." Männer sind, wie noch nie in der jüngeren Sozialgeschichte, verunsichert in ihrem Rollenverständnis.

Dagegen sind die Mittelschichtsfrauen von heute, im Gegensatz etwa zu den Frauen der 50er Jahre, gut ausgebildet, sie verdienen selbst und sind selbstbewußt. Die Mehrzahl aller Scheidungen (75 Prozent), auch im Unterschichtsmilieu, wird von Frauen beantragt. Frauen lassen sich nicht mehr so viel gefallen. Seit über zwanzig Jahren haben die Frauen in der Frauenbewegung und ihren unzähligen kräftigen Ablegern, aber auch in privaten Zusammenhängen, gelernt, reaktionäre Geschlechterrollen zu durchschauen, weibliche Opferrollen wie eine alte Schlangenhaut abzustreifen und sich zu wehren. Seitdem die Frau mit der Pille den Samen des Mannes neutralisieren kann, hat der Mann, diese Krone der Schöpfung, sogar die Kontrolle über seine Fruchtbarkeit verloren!

„Der Geist hat kein Geschlecht!", konstatierte schon 1673 der französische Denker François Poullain de la Barre und erhob die Forderung, Frauen als Wissenschaftlerinnen zu respektieren. Dreihundert Jahre später gibt es in der Bundesrepublik Deutschland immer weniger reine Männerberufe. Meine eigene Mutter war noch, als sie sich 1932 als praktische Ärztin niederließ, etwas Besonderes und löste noch bis in die 60er Jahre mit ihrem „Männerberuf" großen Respekt bei ihren Patientinnen und Freundinnen aus. Das Institut für Arbeitsmarkt und Berufsforschung weist in einer Statistik vom August 1993 nach, daß Frauen vor allem in die männlichen Domänen des Handwerks eingedrungen sind: Der Prozentteil weiblicher Lehrlinge beläuft sich wie folgt: Restaurantfachmann (14), Konditor (19), Schriftsetzer (12), Druckformhersteller (14), Postfachkraft (16), Vermessungstechniker (17), Uhrmacher (18), Gärtner (20), Optiker (11),

Koch (15). (Daß das Institut durchwegs das männliche Genus der Berufsbezeichnung wählt, verrät einen sexistischen „männlichen Blick" der Statistiker.) Von den 1,5 Millionen Studierenden in Deutschland/West des Jahres 1990 waren 38 Prozent Frauen. In der Wissenschaft selbst und den höheren Etagen von Management, Medien und Gewerkschaften hat die alte Unvereinbarkeit von „Intellekt und Eierstock" allerdings immer noch starke Gültigkeit: Nur sechs Prozent der 30800 Professoren in Deutschland/West des Jahres 1990 sind Dozentinnen, nur 20 Prozent aller Chefredakteure Journalistinnen, nur 10 Prozent aller Gewerkschaftsspitzen sind Kolleginnen...

Auch diese noch bestehenden, beträchtlichen Defizite der Gleichberechtigung ändern nichts daran, daß die Männerherrschaft wackelt. Das war bereits in den ersten beiden großen Männer-Studien, der der Professorin Helge Pross aus den 70er Jahren und der Brigitte-Studie der 80er Jahre, ablesbar. Der Berliner Soziologe Walter Hollstein untersuchte in einer dritten Repräsentativerhebung 1988/89 den „aktuellen Bewußtseinszustand" von 700 (alt)bundesdeutschen Männern an Hand von 100 Fragen. In seinem lesenswerten Werk „Die Männer – Vorwärts oder zurück?" präsentiert er die Fakten und Zahlen in spannender Differenzierung. Hollsteins Schlußfolgerung sei vorab verraten: „Männer müssen sich verändern, weil neue gesellschaftliche Bedingungen sie dazu zwingen. Die traditionelle Männlichkeit von Herrschaft, Stärke, Unerschütterlichkeit, Wettbewerb und Kontrolle wird heutzutage mehr und mehr in Frage gestellt – von den Frauen, aber zunehmend auch von Männern selbst. Auf der anderen Seite gibt es noch kein neues Bild von Männlichkeit, das für uns Männer verbindlich wäre. So ist denn gegenwärtig männliche Identität angekratzt, erschüttert, ja zerborsten."

Wir brauchen hier nicht im einzelnen auf Hollsteins sorgfältige Klassifizierung von Männern der Oberschicht, Oberen Mittelschicht, Unteren Mittelschicht, Oberen Unterschicht und Unteren Unterschicht einzugehen. Wichtig scheinen mir drei Befunde: 1) *Der* Mann existiert nicht. Wir müssen immer fragen, aus welchem sozialen Milieu und Bildungshintergrund ein Mann kommt, sonst werden Beobachtungen, Hypothesen und Diskussion schwammig. Ich konzentriere mich im folgenden auf die ansprechbaren Mittelschichtsmänner. 2) Männliche Fossilien mit konservativen Rollenstandards finden sich gehäuft in den Ober- und Unterschichten. Populär formuliert: Der Chefarzt mit seiner Herrenmentalität will sich nicht, der Hilfsarbeiter mit der „Rambo"-Allüre kann sich nicht verändern. 3) In den Mittelschichten sind die meisten „neuen Männer" anzutreffen, teils ihrer stärker emanzipierten, berufstätigen Frauen, teils ihres eigenen „Leidensdrucks" und Bewußtseinswandels wegen.

Männer in den Mittelschichten, resümiert Hollstein aus den Fragebögen, „verbringen mehr Zeit zu Hause als früher, engagieren sich stärker bei der Erziehung ihrer Kinder und übernehmen mehr Tätigkeiten im Haushalt." Das Letztere ist eher eine Absichtserklärung und mit Vorsicht zu genießen, warnt der Forscher. Außerdem stellen diese Männer in den Mittelschichten noch eine kleine Minderheit dar, aber sie sind wichtige Trendsetter. Sie identifizieren sich, statt mit John Wayne, mit intelligenten, „gebrochenen" Filmhelden wie Dustin Hoffmann, statt mit „Sexbomben", mit Meryl Streep. Mittelschichtmänner räumen ihren Frauen tendenziell gleiche persönliche Freiheiten wie sich selbst ein und vertreten – verbal? – die Auffassung, die Frauenemanzipation „sollte unterstützt werden". Der „Prototyp des veränderten Mannes" hat nach Hollstein „ein geistes- oder sozialwissenschaftliches Studium abgeschlossen, ist am Zeitgeschehen nicht nur interessiert, sondern engagiert, arbeitet als

Lehrer, Psychologe, Sozialpädagoge oder Journalist und ist politisch progressiv".

Unterschichten- und Oberschichtenmänner stemmen sich gegen den Umbruch. Der „Prototyp des kaum veränderten Mannes" hat entweder eine unabgeschlossene Ausbildung, besitzt keine Informationen und keine Befugnisse, oder er hat, im Gegenteil, viel Macht über Untergebene und wenig demokratische Sensibilität. Beiden Männertypen aus dem subproletarischen wie Führungsmilieu ist die emanzipierte, anspruchsvolle Frau ebenso suspekt wie bedrohlich. Beide wollen das engagierte weibliche Auftreten stoppen.

Die „Enthärtung" des Mannes spielt sich, mit allen Widersprüchen und retardierenden Momenten, im Mittelschichtslager ab. Man kann den Fortschritt des Geschlechterverhältnisses nicht absolut messen – dann ist er natürlich, wie viele Frauen beklagen, absolut unzureichend. Man muß ihn etwa am Männergeist der 50er und 60er Jahre messen. Hollstein: „Gemessen an vergangenen Jahrzehnten sind die deutschen Männer partnerschaftlicher, demokratischer und kooperativer geworden. Auch wenn vieles davon erst kognitiver (rein erkenntnismäßiger – M.J.) Fortschritt ist, der noch auf seine praktische Umsetzung in der Politik wie im Haushalt wartet, ist diese Entwicklung positiv zu werten und gemäßigter Optimismus angesagt." Hollstein wäre kein Soziologe, wenn er das Spektrum verharrender, unsicherer und veränderungswilliger deutscher Männer nicht zu quantifizieren versuchte. Das männliche Lager entpuppt sich dabei als ein wahres Patch-work der Gesinnungen. Hollstein: „Dieses männliche Spektrum zeigt Veränderungswille und Einsicht, Offensive, Mut und Wille zur Geschlechterdemokratie, aber auch Wut, Trotz, Widerstand, Borniertheit, Egoismus, Chauvinismus und Gegenwehr und vor allem wohl Verdrängung, Ignoranz, Einsichtslosigkeit, Unehrlichkeit, Lippenbekenntnisse und Unverständnis." Die Zahlen? „Es gibt ein Lager, das will, ein Lager, das nicht will, und ein Lager, das nicht so recht will, aber weiß, daß es irgendwie wollen muß... Die Veränderungsfraktion macht 30 Prozent der deutschen Männer aus, die Widerstandsfraktion 20 Prozent und die Fraktion der Zauderer 50 Prozent."

Daß sich Männer verändern, ihre Menschlichkeit zulassen und der Gewalt abschwören, ist jedoch keineswegs nur eine Frage der intimen Sublimation der verkarsteten männlichen Seele. Sie ist ein dringendes öffentliches Erfordernis. Denn die männliche Entfremdung richtet sich in der Form von Gewalt nicht nur gegen sich selbst – dies ist der Hauptgegenstand dieses Buches –, sondern gegen Frauen und Kinder. Und da wird es im Wortsinn blutig ernst. Denn das Frauenelend der Bundesrepublik, so schrieb ich schon in einem früheren Männerbuch („Männer lassen Federn"), „enthüllt sich mehr denn je, abstoßend und Brechreiz auslösend, als Männerelend": Laut der Studie „Gewalt in der Familie" von 1988/89 werden vier Millionen Frauen in der Alt-Bundesrepublik von ihren Männern mißhandelt, 1985 gab es in jeder dritten Ehe männliche Gewalttätigkeit. Die Zahl der von erwachsenen Männern mißbrauchten Mädchen wird auf eine Zahl irgendwo zwischen 150 000 und 300 000 Opfer pro Jahr geschätzt. Rund 72 Prozent aller berufstätigen Frauen klagen, laut einer Untersuchung der Sozialforschungsstelle Dortmund (1993), über sexuelle Belästigung am Arbeitsplatz. Belästigt werden, nach dieser vom Bonner Bundesfrauenministerium in Auftrag gegebenen Erhebung, besonders alleinstehende Frauen im Alter von 20 bis 30 Jahren in untergeordneten Positionen. Gewalt manifestiert sich auch als finanzielle Erpressung: Jede dritte ledige Mutter erhält vom Kindsvater keinen Unterhalt. Nach einer Allensbach-Umfrage bekennen 75 Prozent der befragten Frauen, sie würden lieber als Mann zur Welt kommen. Schöne neue Männerwelt...

Man könnte die Liste männlicher Ungeheuerlichkeiten von Tschernobyl bis zum Krieg im ehemaligen Jugoslawien endlos lange fortsetzen. Haben die Massenvergewaltigungen und Erschießungen bosnischer Frauen durch serbische Männer in Uniformen nicht die geschlechtliche Urform männlicher Aggression und Verwahrlosung unüberbietbar grausam demonstriert? Die New Yorker Publizistin Susan Sonntag analysiert das in ihrer Studie „Gegen unseren Willen": „Der Krieg liefert den Männern den perfekten psychologischen Freibrief, um ihrer Verachtung für Frauen Luft zu machen. Die Männlichkeit des Militärs – die brutale Waffengewalt, ausschließlich in ihren Händen liegend, das geistige Band zwischen Mann und Waffen, die männliche Disziplin des Befehlens und Durchführens von Befehlen, die simple Logik der hierarchisch geordneten Befehlsgewalt –, das alles bestätigt den Männern, was sie bereits lange ahnten, nämlich daß Frauen nur unerhebliche Nebensache sind in einer Welt, in der es auf andere Dinge ankommt, nur passive Zuschauer des Geschehens im inneren Kreis."

Ich schreibe dieses Buch für Männer, weil ich selbst ein Mann bin und die Männer schätze. Das barbarische, sonnenlose Männermilieu habe ich als Kind hinter den Mauern eines Jesuitenkollegs als frauenlosen Kosmos galaktischer Kälte erlitten. Ich erlebe aber auch in den Lahnsteiner Männer-Selbsterfahrungsgruppen und Einzelberatungen wie als Leiter des Düsseldorfer Männerbüros den bewegenden Aufbruch vieler liebenswerter, sensibler und kreativer Männer. Diesen Aufbruch gilt es zu unterstützen.

Es ist mir dabei bewußt, daß dieses Buch, wie alle anderen Männerbücher, bevorzugt von Frauen gekauft und gelesen wird. In diesem Fall kann ich dich, liebe Leserin, nur bitten, das Buch mit sanft nötigendem Lesezwang an deinen Liebsten weiterzugeben. Wenn ich dabei manches kräftige Wort benutze und auch heikle Fragen des Sexuellen unverblümt anspreche, so halte ich es angesichts der existentiellen Notlage zwischen Frauen und Männern mit dem deftigen Wort des italienischen Aufklärers und Volksschriftstellers Guiseppe Belli (1791–1863): „Die Wahrheit packt dich wie die Scheißerei... Wozu die Lügen und die Heuchelei: / Wo sich die Wahrheit doch so einfach spricht. / Man muß das Maul auftun und herzhaft schreien. / Gott hat den Mund uns ins Gesicht / getan zum Reden, anders kann's nicht sein. / Nein, laut die Wahrheit zu sagen, das ist Pflicht." Ich kann es auch vornehmer, mit der Dichterin Ingeborg Bachmann, sagen: „Die Wahrheit ist jedem zumutbar."

Dich, männlichen Leser, wünsche ich mir als Verbündeten durch die folgende Reise in die maskuline Welt des Sozialen, des Seelischen und des Körperlichen. Mit den vielen Zitaten dieses Buches will ich dich zum weiteren Erforschen deiner männlichen Seele ermuntern. Bücher wie Robert Bly's „Eisenhans", Sam Keens „Feuer im Bauch", Wilfried Wiecks „Männer lassen lieben" oder Walter Hollsteins „Nicht Herrscher, aber kräftig" gehören in die Bibliothek jedes Mannes.

Noch gibt es keine Männerbewegung, aber viele von uns bewegen sich. Walter Hollstein beschreibt in „Nicht Herrscher, aber kräftig" die Mühen der Ebene: „Die sich bewegenden Männer haben rasch begriffen, in welches Korsett der Eigenbeschränkung sie der traditionelle Männlichkeitsmythos gezwängt hatte. Wenn einmal die Korsetts geöffnet und schließlich abgelegt worden waren, vermochten diese Männer sich sukzessive aus dem maskulinen Verhaltenssyndrom von Aggressivität, Konkurrenzdenken, Statuskampf, Streß und gegenseitiger Feindseligkeit zu befreien und sich gleichzeitig neuen Erfahrungsbereichen von Offenheit, Hilfe, Toleranz und Lust zu öffnen, die bis dahin als primär weiblich galten." Hollstein macht keine Illusionen: „Es wäre indessen falsch, diesen Weg als idyllisch zu beschreiben: Die Männer,

16

die sich verändern wollen, müssen sich *gegen* gesellschaftliche Erwartungen, tradierte Schablonen und festgefügte Interessen verändern. All diese Männer müssen sehr bald begreifen, daß ihre Veränderung nicht nur sie als Individuen trifft, sondern soziale Strukturen tangiert."

Eines möchte ich an dieser Stelle als selbstverständlich voraussetzen: Es gibt, so viel wir auch privat herummurksen, keine individuellen Lösungen mehr. Die Gleichberechtigung und materielle Gleichstellung der Frau müssen, ebenso wie die Möglichkeit männlichen Erziehungsurlaubs, realpolitisch und gesetzlich durchgesetzt werden. Die Zukunftsform der Familie ist, wie die Soziologen prognostizieren, die „dual career family": Mann und Frau sind beide erwerbstätig und teilen sich Hausarbeit und Kindererziehung. Nur was Gesetzeskraft hat, was durchführbar und einklagbar ist, was Steuerrecht und curricular in Kindergärten, Schulen und Studienplänen fixiert ist, wird, einschließlich der Frauenquotierung, von Männern, vielleicht anfänglich mit Wutgeheul, geachtet.

Wir können auch noch viel über die Emanzipation der Frauen schönreden, solange noch Millionen geschiedener Frauen mit Kindern sowie Rentnerinnen am Rande der sozialen Armut herumkrebsen. Weiter muß der männlichen Gewalt in der Familie die Generalmobilmachung erklärt werden. Das alles ist hochpolitisch. Da müssen nicht nur Frauen, sondern auch endlich die – beim § 218 so vornehm abseits stehenden – Männer den Politikern, Kirchenmännern, Medienfürsten, Unternehmern und Verwaltungskadern kritisch auf die Finger schauen und draufklopfen.

Der andere Kampf und die alltägliche Liebesanstrengung findet in unseren Köpfen und Herzen, in der Partnerschaft, der Familie, in den Klassenzimmern, Hörsälen und am Arbeitsplatz statt. Der neue Mann, die gleichberechtigte Frau, die Geschlechterdemokratie sind die großen Herausforderungen an der Schwelle des dritten Jahrtausends.

Wie sagt doch Big Daddy in Tennessee Williams „Die Katze auf dem heißen Blechdach" so tröstlich zu uns Männern: „Mein ganzes Leben lang bin ich wie eine geballte Faust gewesen, die immer schlägt, sich durchboxt und Dinge mit Gewalt vorwärtstreibt. Jetzt will ich diese Hand entspannen und Dinge nur ganz zart berühren."

*

„Das, was die Eigentümlichkeit der männlichen Identität ausmacht (im Gegensatz zur weiblichen), hat seine Wurzeln in der Phase der Differenzierung vom mütterlich Weiblichen ... Ähnlichkeit und Solidarität der Männer konstituieren sich mittels einer Distanzierung von den Frauen, und zwar zunächst von der ersten unter ihnen, der Mutter."

ELISABETH BADINTER
Die Identität des Mannes

Der Mann – ein emotionales Sparschwein?

„An Ihrer Stelle würde ich nicht allzusehr den harten
Burschen spielen, Mr. Marlowe. Bei mir nicht, jedenfalls..."
„Ich bin nicht hart", sagte ich. „Nur männlich."
„Vielleicht mag ich männliche Männer nicht", sagte sie.
„Sie sind ein Suppenhuhn", sagte ich. „Auf Wiedersehen."

RAYMOND CHANDLER
Das hohe Fenster

Wer herrscht, der zeigt dem Untergebenen keine Gefühle.
Deshalb geben Männer Frauen gegenüber, aber auch den
männlichen Herrschaftsrivalen, keine Gefühle preis. So lautet im Kern die Kritik am Patriarchat und seinen Männern.
Die Hamburger Psychotherapeutin Sigrid Steinbrecher formuliert es in ihrem dezidiert feministischen Buch „Funkstille in der Liebe" so: „Dem Herrscher ist es zur Aufrecht-
erhaltung der eigenen Position geboten, sich weder mit der
eigenen noch mit der gefühlsmäßigen Seite des anderen auseinanderzusetzen und vertraut zu sein. Umgekehrt sind die
Frauen bei Hintanstellung der eigenen Gefühlslage sehr in-
tensiv bemüht, die Stimmungen des Mannes zu erfahren, um
entsprechend auf ihn eingehen zu können." Sigrid Steinbrecher benennt das männliche Defizit mit schneidender
Schärfe, sicherlich nicht für jeden Mann zutreffend, aber
doch für den Phänotyp Mann aufschlußreich: „Männer
sprechen kaum über ihre Gefühle – und was noch auffälliger
ist: Auf Befragen wissen sie auch nicht, was sie fühlen.
Männer sind in bezug auf emotionale Vertrautheit, Erkenntnis und Auseinandersetzung mit Amöben zu vergleichen,
die eindimensional nur Licht und Schatten als Orientierung
kennen. Entweder sind sie verliebt, was selten vorkommt,

19

oder sie sind wütend, beleidigt und depressiv, was häufiger der Fall ist. Schon Gefühle der Enttäuschung können sie sich nicht eingestehen. Meist dämmern sie gefühlsmäßig vor sich hin – und empfinden Gefühlsregungen bei sich und anderen als eher störend. Der Grund: Gefühle werden mit Schwäche assoziiert; sie vertragen sich nicht mit männlichem Prestigebedürfnis."

„Amöbe", „emotionales Sparschwein", ich räume ein, das sind harte Worte. Es ist wenig sinnvoll, uns hier darüber zu streiten, ob *der* Mann schlechthin emotional flach wie ein Surfbrett durch die Wellen des Lebens reitet. Viel fruchtbarer ist es, sich als männlicher Leser bei der Lektüre des Folgenden zu fragen: Was trifft auf mich zu? Will ich im Gespräch und Kontakt nur kämpfen und kontrollieren? Will ich Außen- und Innenwelt despotisch beherrschen? Scheue ich Abhängigkeit, Hilfe, Berührung, Weiblichkeit?

Wilfried Wieck hat in seinem unbequemen Buch „Männer lassen lieben" die emotionale Mangelkrankheit des Mannes unter anderem am maskulinen Sprechgestus sichtbar gemacht. Männer, beobachtet Wieck, reden nicht zugewandt, nicht kommunikativ; sie sind dabei laut, sie vermeiden den Augenkontakt mit der Partnerin und sie lassen sie nicht zu Wort kommen: „Männer hören sich gerne reden, sie dozieren und erklären gern. Außerdem kämpfen sie, schwätzen, wehren sich permanent und stören Gespräche." Der Mann geriert sich aber auch gerne als der große Schweiger. Er kriegt den Mund nicht auf. Er läßt nichts an sich heran. Wieck: „Eine Variante des männlichen Schweigens betrifft die Ablenkungsmanöver in der Maske des Gleichgültigen. Er steht über den Dingen, macht sich nie die Finger schmutzig, krempelt nie die Ärmel hoch. Dieser Mann wirkt borniert, auf manche Frauen wie ein Pascha... Er redet leise, distanziert, scheinbar beherrscht. Indem er sich so zurücknimmt, will er die Bemühung um sich erzwingen. Er sitzt aufgerichtet, geradeausguckend, und die Frauen neigen sich ihm zu, rutschen auf ihren Stühlen nach vorn, um ihn besser zu verstehen. Er lehnt sich zurück."

Der Mann, sagt Wieck, stellt keine Fragen. Warum? Weil Fragen stellen eigene Unkenntnis einräumt ("Das ist mir gar nicht klar"), weil es tieferes Interesse am anderen voraussetzt ("Wer bist du wirklich?) und weil es Gefühle impliziert ("Deine Antwort berührt mich, das habe ich gar nicht von dir gewußt..."). Fragen stellen verlangt nicht nur Intelligenz und Mut, sondern vor allem das, was Willy Brandt so schön mit dem englischen Wort "compassion" bezeichnete, was mit "Mitleid" und "Erbarmen" nur unzulänglich übersetzt ist. Männer sind in gewissem Sinne soziale Idioten (von altgriechisch idios = eigen, in sich verschränkt), weil sie nicht zuhören können. Zuhören verlangt Aufnahmebereitschaft, sich selbst zurücknehmen, auf die feinen Nuancen von Stimmodulation, Gestik und Gesprächsduktus zu achten. Das ist eine klassisch feminine, "unterwürfige" Qualität, die etwa männliche Journalisten oder Therapeuten professionell erwerben müssen.

Wieck dazu: "Realistische Beziehungen müßten auf andauernder gegenseitiger Pflege beruhen. Jede Pflanze geht ein, wenn sie nicht gepflegt wird, eine Beziehung noch schneller. Um sie am Leben zu erhalten, müßten wir uns regelmäßig sehen und zuhören. Vor allem die Enttäuschungen und die zu hoch gespannten Erwartungen wären zu besprechen. Das freilich ist des Mannes Sache nicht." Jedem Mann empfehle ich einmal die feministische Kritik der Herrensprache zur Kenntnis zu nehmen, etwa Luise F. Pusch "Das Deutsche als Männersprache" oder Senta Trömel-Plötz "Gewalt durch Sprache: Die Vergewaltigung von Frauen in Gesprächen".

Gegenwärtig gibt es eine psychologische Trendliteratur, in der Autoren wie Wolfgang Schmidbauer ("Du verstehst mich nicht!") und Deborah Tannen („Du kannst mich einfach nicht verstehen") den Nachweis zu führen suchen, daß Männer und Frauen, angeblich wegen unterschiedlicher Sprach- und Beziehungscodes, aneinander vorbeiredeten und sich beim besten Willen nicht verstehen könnten. Ich halte das für einen wissenschaftlichen Galimathias, für sinnloses Gerede, mit dem lediglich die männliche Kontaktverweigerung mystifiziert und entschuldigt wird. Zwischen Männern und Frauen, sagt Wieck zu Recht, „gibt es eine Fülle von gegenseitigen Beobachtungen, Wahrnehmungen und emotionalen Erkenntnissen, die niemals ausgesprochen werden, weil ein Gespräch darüber Ernsthaftigkeit und Kraft erfordert. Sprechen ist ein mühevoller, anstrengender, manchmal qualvoller Vorgang, nichts für Ungeduldige und Besetzte." Aus gutem Grund machen wir in Lahnstein bei unseren Paargesprächen und Paargruppen Frauen und Männer, vor allem aber die Männer, mit der Technik des „Zwiegesprächs" nach Lukas M. Moeller („Die Wahrheit beginnt zu zweit") vertraut. Nichts ist für manche Männer nämlich verblüffender als das, was der Soziologe Jürgen Habermas den „herrschaftsfreien Diskurs" nennt. Wo er zwischen Mann und Frau eingeübt wird, entwickelt er stupende Heilkraft für die Beziehung.

Wer in männlicher Überlegenheitsattitude schweigt, macht sich unsichtbar; er schneidet sich von anderen und eigenen Wahrnehmungen ab. Der Philosoph Sokrates bemerkt einmal einen hübschen jungen Mann, der lange schwieg. „Sag doch etwas!" forderte er ihn da auf, „damit ich dich sehen kann."

Das männliche Schweigen nach der Pose eines Humphrey Bogart ist um so grotesker zu einem Zeitpunkt, wo nichts mehr in der Beziehung zwischen Mann und Frau so bleiben kann, wie es war, wo der gesamte Geschlechtervertrag, ja die Liebe selbst, von beiden neu besprochen und definiert werden muß. Tatsächlich bindet gerade das männliche Verschweigen der Gefühle den Mann wie einen Bagnohäftling an die „Droge Frau". Denn zu wem sonst soll er aus der von ihm geschaffenen kalten Außenwelt der verschwiegenen Gefühle fliehen, wenn nicht zu der Wärme- und Sprachquelle Frau? Wieck formuliert das wie folgt: „Die Sucht nach der Frau hat ... den Menschen Mann als ganzen erfaßt. Immer will er alles von der Frau. Es ist paradox: Er flüchtet vor dem Streß und der Gewalt der patriarchalen Welt, die er selbst herstellt. Seine Gefühle und Handlungen sind sein Produkt, das sich nun gegen ihn wendet. Er flüchtet in die Geborgenheit bei der Frau vor den schwierigen Lebensaufgaben und Anstrengungen. Dazu benutzt jeder seine spezielle Droge. Alkohol, Fernseher, Tabletten, Hobbies, Männerbünde, Prestige usw., auch Autorität, Geld, Macht und Ehre scheinen unentbehrlich. Aber die Frau ist jedermans Droge. Sie wird in allen Fällen zusätzlich, besser gesagt, schon vorher, konsumiert."

Gefühle stellen offensichtlich die Schrecken des Mannes dar. Gottfried Kellers Wort scheint auf den Mann gemünzt: „Während man dem Geist immer mehr Nahrung gibt und die Köpfe erhellt, läßt man nicht selten das Herz erkalten." Wie sehr der Mann bei dieser Gefühlsflucht seelisch degenerieren kann, diagnostiziert der kalifornische Psychologieprofessor und Männertherapeut Herb Goldberg in „Der verunsicherte Mann" schonungslos: „Das Verhalten vieler heutiger Männer ist in mancher Beziehung den Verhaltensmustern autistischer Kinder analog. Bei solchen Kindern besteht eine extreme Abwehrhaltung gegen menschlichen Kontakt, während sie gleichzeitig von unbelebten Objekten fasziniert und ganz auf sie fixiert sind. Eine andere Person zu berühren, eigene Gefühle auszudrücken, überhaupt jede Beziehung zu anderen wird als traumatisch erfahren und möglichst gemieden. Der heutige Mann ist so in seine Autowelt eingekapselt, daß er oft mehr emotionale Kraft für seinen Wagen aufbringt als für irgendeinen Menschen... Er mag den Umgang mit Menschen sogar eher als Belästigung erfahren; will man ihn zornig sehen, so braucht man ihn nur beim Fernsehen oder beim Hantieren am Auto zu stören."

Goldberg charakterisiert die Gefühlsarmut vieler Männer – es gibt *den* Mann nicht, man sollte sich hüten zu generalisieren – an Hand mehrerer Modalitäten:

Abhängigkeit: Abhängigkeit identifiziert der Mann mit Schwäche, weil ihm schon der Vater Unabhängigkeit als bedingungslos höchstes Gut vor Augen gestellt hat. „Nur Frauen sind abhängig."

Passivität: Leben ist nach der harten Vätermaxime Konkurrenz und Kampf, sich faul ausstrecken ist unproduktiv und „weibisch". Mit dem natürlichen Rhythmus von Aktivität und Passivität, der „diastole" und „systole" des Ein- und Ausatmens (Goethe), können Männer mit ihrer Aktivitäts- und Arbeitssucht wenig anfangen.

Um Hilfe bitten: Das ist wohl das Schwierigste für den Mann. Goldberg: „In dem schwer zugänglichen Bereich interpersoneller und emotionaler Probleme verabscheut er es, sich an einen Freund oder auch nur an einen Fachmann zu wenden und zu sagen: ‚Hilf mir. Ich schaffe es nicht mehr.' Statt dessen leidet und kämpft er still und verbissen, und wenn er schließlich zusammenbricht oder gar Selbstmord begeht, sind selbst enge Freunde oft überrascht. Sie wußten gar nicht, daß etwas nicht stimmte."

Angst: Der Mann gleicht dem Jungen im Grimmschen Märchen, der auszog, das Fürchten zu lernen. Nur daß es der Mann nicht lernt – kleine Jungen dürfen ja schon keine Angst haben –, und statt dessen zu selbstzerstörerischem Verhalten greift. Ich werde nie den Mann, nennen wir ihn Alexander, vergessen, der zusammen mit seiner Frau in eine sich länger hinziehende Beratung zu mir kam. Alexander war ein spannender, gut sorgender, aber außerordentlich aggressiver Mann; er pflegte seine Frau, nennen wir sie Jutta, mit verbaler Gewalt zu bedrohen. Nicht zuletzt auch deshalb stand die Ehe auf der Kippe. Alexander war, so stellte sich heraus, als kleiner Junge von seiner Mutter verlassen worden, weil sie sich einem anderen Mann zuwandte und die Ehe „schuldhaft" verließ. Als Alexander in meiner Anwesenheit Jutta anschrie, fragte ich ihn mit leiser Stimme: „Wovor hast du Angst?" Alexander stutzte, verstummte, schwieg. Er verlor die Fassung. Dann wandte er sich zu Jutta. Mühsam brachte er heraus: „Ich habe Angst, daß du mich auch verläßt." Das rührende Bekenntnis dieses großen starken Mannes brachte vieles in der festgefahrenen Beziehung des Paares wieder in Bewegung. Alexander konnte die Aggression als Abwehr eigener Angst erkennen und abbauen, Jutta die tiefe Einsamkeit und Bedürftigkeit ihres Mannes fühlen und ihn nicht länger durch Flirts mit anderen Männern an seiner verletzlichsten Stelle treffen.

Traurigkeit und Tränen: Große Jungen weinen nicht, Männer erst recht nicht. Weinen ist für Männer meist gleichlautend mit „sich nicht beherrschen". Dabei haben noch die Männer der deutschen Klassik gerne und mit selbstreinigender Kraft geweint. Tränen galt als sensibler männlicher Gefühlsausdruck. Goethe schrieb im „Tasso": „Die Träne hat uns die Natur verliehen, / den Schrei des Schmerzes, wenn der Mann zuletzt / es nicht mehr trägt."

Nähe zu anderen Männern: Die kleine Tochter wird vom Vater geküßt und gestreichelt, mit dem Jungen kämpft und tobt er. Sich auf den Mund zu küssen, würde bei den meisten Vätern und Söhnen allergische Gefühle auslösen. Diese Prägung ist dauerhaft. Goldberg: „Der Wunsch, das maskuline Image aufrechtzuerhalten, hindert den Mann daran, anderen Männern gegenüber offen zu sein, seine verwundbaren Stellen und seine schwachen Seiten zu zeigen.

Daher bleibt zwischen Männern wenig Raum für echte Anteilnahme."

Berührung: Kommt der kleine Junge auf die Schule, ist es mit dem liebevoll Berührtwerden rasch vorbei. Prompt lernt der kleine Mann Umarmungen und Küsse als peinlich zu empfinden. Er darf ja kein „Weichling" sein. Was Hänschen nicht lernt, lernt Hans nimmermehr. Goldberg: „Ein Mädchen zu berühren, so lernt der Junge weiterhin, ist gleichbedeutend mit Sex – du faßt nur an, wen du auch mit ins Bett nehmen willst. Erwachsene Männer haben eine fast schon phobische Abneigung gegen Berührungen; bei Frauen ertragen sie es nur als Vorspiel zum Geschlechtsverkehr und bei Männern schon gar nicht. Einfach nur so umarmt und gestreichelt zu werden, ist ihnen eine unangenehme Vorstellung oder liegt sogar außerhalb ihres Begriffsvermögens. Der männliche Held unserer Zivilisation ist der ‚Unberührbare', kalt, beherrscht oder ohne Bedürfnis nach solchem ‚Getue'".

Weiblichkeit: Kochen, Nähen, mit der Puppe spielen ist Sache kleiner Mädchen. Das lernt schon der kleine Junge. Weiblichkeit heißt Unmännlichkeit. Seine weiblichen Anteile darf ein richtiger Mann nicht zulassen. Ich weiß noch, welchen Aufstand es in der Studentenrevolte 1968 unter uns Männern auslöste, als einige Studenten vom SDS während der grauslich langen Vollversammlungen die Stricknadeln herauszogen und sich skandinavische Pullover zu stricken begannen. Goldberg: „Die Angst vor dem weiblichen in ihm selbst macht den Mann oft grausam gegen Männer, die sich wie ‚schlaffe Typen' verhalten. Der Hang der Jungen, sich über andere, die sich ‚weibisch' benehmen, zu mokieren, bedeutet Selbstzerstörung und Selbstentfremdung."

Irrationales Verhalten: Männlichkeit heißt analytischer Sachverstand. Für alles gibt es eine Gebrauchsanweisung. Alles ist erklärbar. Was nicht sichtbar und rational deutbar ist, ist für den Mann „irrational" und daher ebensowenig existent wie Meister Rübezahl oder die Sieben Zwerge. Gegenüber Intuition, Ganzheitlichkeit, Spiritualität und den tiefen Kräften des Unbewußten verschließen sich viele Männer. Dem Mann geht nichts über die Vernunft jenseits der Gefühle. „Sei doch vernünftig" ist das beliebteste Argument des Mannes gegen die Gefühle der Frau. Friedrich Nietzsche warnte (in „Der Wille zur Macht"): „Die höchste Vernünftigkeit ist ein kalter Zustand."

Der Mann teilt die Welt nach manichäischer Art gerne in Hell und Dunkel, Schwarz und Weiß auf; Zwischentöne und Widersprüche läßt er nicht zu. Die emotionale Aushungerung des Mannes hat viele Konsequenzen: dürftige Beziehungen zu anderen Menschen. Anfälligkeit für Störungen von Euphorie über Depression, psychophysischen Störungen, vom Magengeschwür bis zu Herzschmerzen, Vereinsamung und Entfremdung, bis zur Ausfüllung der inneren Leere durch Drogen.

Der Weg zur erfüllten Mannwerdung ist nicht im Schnellkurs „Wilder Männer" im Waldcamp zu leisten. Tiefgreifender Wandel ist fast immer Ergebnis langer seelischer Prozesse und Arbeit an sich und seinen Beziehungsstrukturen. Männer brauchen hierfür jene Geduld, die sie sonst nur in ihre berufliche Qualifikation und Karriere zu investieren bereit sind. Als ersten Schritt muß der Mann seine Gefühlsaustrocknung spüren und Sehnsucht nach seiner Ganzheit bekommen. Irgendwo las ich einmal sinngemäß den Satz: Wenn man Menschen die Schiffahrt beibringen will, lehre man sie nicht, Schiffe zu bauen, sondern bringe ihnen die Sehnsucht nach dem Meer bei.

„Das größte unterentwickelte Land der Welt", sagt der amerikanische Theologe Sam Keen in seinem temperamentvollen Männerbuch „Feuer im Bauch", „liegt in der Psyche erfolgreicher Männer". Der Tillich-Schüler Sam Keen:

„Wenn Männer, die ihre entscheidenden Jahre mit lauter nach außen gerichteten Aktivitäten verbracht haben, zum erstenmal den Blick in ihr Inneres lenken, in das Unbekannte, ihre Seele, dann stoßen sie sehr bald auf eine große Leere – ein ödes, weites Nichts."

Wie wäre es, dieses Nichts zu füllen? „Ist es nicht Zeit, daß wir das Machoverhalten zerstören?" hat John Lennon 1980 gefragt: „Wohin hat uns das alles in den Tausenden von Jahren gebracht? Müssen wir damit fortfahren, uns zu Tode zu knüppeln? Muß ich erst mit dir einen Ringkampf machen, um mit dir als Mann eine Beziehung aufnehmen zu können? Muß ich sie verführen – nur weil sie eine Frau ist? Können wir nicht Beziehungen auf einer anderen Grundlage aufbauen? Ich habe keine Lust, durchs Leben zu gehen, indem ich so tue, als sei ich James Dean oder Marlon Brando."

*

„Pflicht, Beweise, Bewährungsproben, diese Worte besagen, daß man in der Tat eine Arbeit zu leisten hat, um ein Mann zu werden. Die Männlichkeit fällt einem nicht in den Schoß, sie will aufgebaut... werden. Der Mann ist also eine Art Artefakt, und als solches läuft er beständig in Gefahr, bei einer Unzulänglichkeit ertappt zu werden. Konstruktionsfehler, Unzulänglichkeit der männlichen Maschinerie, kurz: ein Versager."

ELISABETH BADINTER
Die Identität des Mannes

Geschlechterkrieg oder Liebesarbeit?

*„Eine Investition in die eigene Partnerschaft
ist die wichtigste Investition, die man
im Leben tätigen kann."*

PETER HAASS
Im Paradies läßt sich nicht leben

Bevor der Eindruck aufkommt, ich hacke im folgenden nur auf uns Männern herum, möchte ich der Klarheit halber grundsätzlich festhalten: Auch Frauen haben natürlich ihre Defizite, ihre Macken und neurotischen Geschichten. Sie machen oft sich und dem Mann das Leben schwer, sie treiben ihn oft noch in die Karriere und innere Entfremdung. Frauen haben eher Schwierigkeiten mit der energischen Besetzung der Außenwelt; sie neigen eher zur Verführung der Passivität, sie treten rascher berufliche Rückzüge an und weichen manchmal der Härte des offenen Lebenskampfes aus. Männer tun sich umgekehrt mit der Kultivierung der Innenwelt, der Gefühle und Kreatürlichkeit schwer. Aber in diesem Buch ist nun einmal die Rede von den Männern.

Sie haben ihre spezifischen – auch problematischen – Männereigenschaften nicht aus Bosheit oder Jux und Dollerei entwickelt, sondern unter dem ökonomischen und sozialpsychologischen Druck von Jahrtausenden. Der ganz normale Mann ist nicht nur Täter, sondern auch das Opfer oder, wie Karl Marx sagen würde, das Ensemble gesellschaftlicher Verhältnisse. Ein kluger Mann hat durchaus einen Blick für die Potenz männlicher Zerstörungskraft von der Kriegsmaschinerie der Serben am Balkan bis zur ökologischen Vernichtung des brasilianischen Regenwaldes und seiner Yanomami-Indianer. Aber er weigert sich zu Recht, die gesamte Geschichte männlicher Kulturleistung von Michelangelo über Mozart bis Thomas Mann als „Männerschrott" über Bord zu werfen. Für Männer sind das Drängen und die Unbequemheit der feministischen Frauenbewegung wichtig und für die Geschlechterdemokratie sind sie unerläßlich, aber Männer müssen den Weg zeitgerechter Männlichkeit selbst für sich herausfinden.

Wie wir sahen, befindet sich der Geschlechterkampf zwischen Frau und Mann in einer Art Pattsituation: Das Alte geht nicht mehr, das Neue ist noch nicht richtig da. Dabei neigt sich das Pendel in der historischen Fluchtlinie unweigerlich zugunsten der Frauen. Männer müssen beginnen, Macht abzugeben, die familiären Lasten mit den Frauen zu teilen und die Gewalt gegen Frauen – und gegen Kinder – ohne Wenn und Aber zu beenden. Nur wenn Männer sich mit den emanzipierten Frauen auseinandersetzen, sie ernst nehmen und wertschätzen, tut sich wirklich etwas. Die emanzipierte Frau ist, mit dem US-Psychologen Herb Goldberg zu sprechen, „ein Gottesgeschenk", weil sie spannender und kreativer ist und obendrein den Mann von der Alleinverantwortung für den Lebensunterhalt der Familie entlastet. Erst wenn eine Frau ein ausgefülltes Leben hat und weder als „Mammi" noch als Putzfrau des Mannes fungiert, wird sie erst wirklich interessant. „Wir sind alle Pioniere in dieser Zeit", sagt Herb Goldberg („Mann bleibt Mann"), „in der sich Definitionen der Geschlechter auf eine Weise verändern, daß sie menschlichen Bedürfnissen entsprechen und nicht irgendwelchen Klischeevorstellungen von Mann und Frau. Das ist aufregend und gleichzeitig bedrohlich."

Geschlechterkrieg oder Liebesarbeit? Diese Entscheidung muß jeder Mann heute für sich beantworten. Die Lösung des Problems beginnt ganz konkret im häuslichen Bereich.

Ein Mittelschichtmann, der heute noch versucht, in den häuslichen vier Wänden die Pascharolle zu spielen, gerät in höllische Auseinandersetzungen mit seiner Frau oder Freundin. Es ist kein Zufall, daß die meisten Männer deshalb in unsere Männergruppen kommen, weil, ich formuliere das einmal in der ruppigen Männersprache, die „Alte" nicht mehr will. Weil sie „motzt", Widerstand macht, sich im Bett verweigert, qualifizierte Ansprüche an den Mann stellt und ihm die Mobilmachung erklärt, wenn er sich nicht endlich die Haus- und Kinderarbeit ernsthaft teilt.

Männer pflegen in solchen Krisensituationen mit dem Argument zurückzuschlagen: „Ich kann doch nicht kochen." Tatsächlich habe ich in den Männergruppen schon ausgewachsene Diplomingenieure, Pastoren, Lehrer und hochspezialisierte Computerfachmänner erlebt, denen die Ehefrau, wenn sie auf Kur ging, die Mahlzeiten für vier Wochen vorkochte, im Klarsichtbeutel in der Tiefkühltruhe einfror und, Gipfel infantiler Idiotisierung, mit einem Termin zum Auftauen versah, damit der arme „Junge" auch ja nicht verhungerte. Gleichzeitig setzten sie generalstabsmäßig Schwiegermutter und Putzfrau für das „Hotel Mamma" in Marsch... Dabei ist die Sache einfach: Ein Mann, der nicht kochen kann, der soll es lernen! In der nächsten Volkshochschule oder bei uns in Lahnstein. Etwa im Männer-Kochkurs des fabelhaften Hobbykochs und Gesundheitsberaters GGB Hans Göschl, der sich später noch selbst hier vorstellen wird.

Die ganze männliche Abwehr, und dazu zählt auch die Weigerung männlicher Beamter, Erziehungsurlaub dort, wo er angeboten wird, für sich in Anspruch zu nehmen und das gemeinsame Kind zu betreuen, diese Männerbockigkeit provoziert schärfsten Zoff mit den Frauen. Männer müssen lernen, Macht und Privilegien, überdimensionierte Freizeit gegenüber der Frau zum Beispiel, aufzugeben. Sie müssen lernen, tief in die Scheiße der Windeln hineinzulangen, Hemden zu bügeln, Vorhänge abzunehmen, Böden zu pflegen, Haushaltseinkäufe regelmäßig zu betätigen, zu kochen, Schränke aufzuräumen, Fenster, Klos, Schubladen, Waschbecken, Wanne und Bidet zu putzen. Genau das wollen sie partout nicht. Das werten sie als „Weiberkram" ab. Auch die Betten neu zu beziehen oder die Wohnung kontinuierlich mit Blumen zu schmücken. Das ist öffentlich nicht angesehen. Wer zu Hause kocht und Kinder aufzieht, der arbeitet ja angeblich nicht... Wenn Männer auf eine „Nur-Hausfrau" stoßen, rutscht ihnen immer noch rasch der verräterische Satz heraus: „Ach, Sie arbeiten nicht..."

Im Erwerbsleben Macht abgeben, unter anderem durch die Frauenquotierung, und im privaten Leben deutlich mehr Pflichten übernehmen, das sind die äußeren Koordinaten eines emanzipierten Männerlebens. Innerlich gilt es für den Mann, jenseits religiöser und gesellschaftlicher Normen und ökonomischer Zwänge, die Fähigkeit zur freien und dauernden Liebe erst zu lernen. Gleichberechtigte Liebe ist das Abenteuer der Moderne – frühere Generationen hatten unter dem elenden Druck der Verhältnisse überhaupt keine Chance dazu. Im zeitgenössischen „Laboratorium der Gefühle" ist Liebe, nicht anders wie der Beruf, ein lebenslanges Lernen. Dabei habe ich die Binsenwahrheit zu verstehen, daß der andere *anders* ist. Die Frau ist uns Männern die Nächste und bleibt doch eine andere, Fremde. Man könnte es fast kommunikationstheoretisch sagen: Die Liebe wächst mit dem Grad echter Information übereinander. Mitempfinden, und nichts anderes heißt ja Sympathie wirklich, setzt voraus, daß wir voneinander wissen. Paaren, die in Krisen stecken, mangelt es fast immer an Austausch. Sie leiden, wie die Angelsachsen sagen, am „communication gap", an einer Kommunikationskluft.

Wir schwätzen in der Partnerschaft meist ein Leben lang,

wahre Tonnen von Wortfluten schütten wir übereinander aus, aber wir reden wenig miteinander. Viele Paare haben sich in der langen Geschichte ihrer Bindung noch nicht einmal seelisch nackt erblickt. Was heißt das? Ich will ein zugegeben drastisches Beispiel nennen, das mich schockte: Ein transsexueller Mann über sechzig suchte eines Tages meine Beratung auf, um sich über die Möglichkeit einer operativen Geschlechtsumwandlung zur Frau aus seelischer Sicht auszusprechen, nachdem er die juristischen und medizinischen Aspekte abgeklärt hatte. Er war seit einigen Jahren Witwer. Auf meine Frage, ob er oft mit seiner Frau über seinen Persönlichkeitskonflikt gesprochen habe, antwortete er: „Nicht ein einziges Mal. Das war nicht möglich zwischen uns. Über so etwas hätten wir nie gesprochen." Ich fragte weiter, ob sie nie etwas gemerkt habe. Er: „Doch einmal ertappte sie mich, als ich ihre Unterwäsche angezogen hatte. Sie schaute mich komisch an. Aber wir sprachen nie darüber."

Sich seelisch nackt erblicken, heißt, die Wahrheit des anderen zu begreifen. Ihn dort erleben, wo er am einsamsten, am ungeschütztesten, am ängstlichsten ist. Wo seine Not steckt („Keiner mag mich"), sein – vielleicht von Kindheit an – beschädigtes Selbstwertgefühl („Ich bin nicht schön", „Ich bin ungebildet"), seine tiefste, nicht auszusprechende Erwartung („Ich möchte endlich, so wie ich bin, angenommen und geliebt werden"). Wo ein Paar sich in dieser existentiellen Wahrheit begegnet, erlebt es seine Wiedergeburt, man könnte fast mit C. G. Jung sagen, seine „heilige Hochzeit", den „Hieros Gamos", das Eingebundensein in das schwere Geschick alles Kreatürlichen. Am Anfang der alttestamentarischen Weltdeutung steht ein Paar, Adam und Eva. „Das Verhältnis der Geschlechter", so befindet Arthur Schopenhauer in seiner „Metaphysik der Geschlechtsliebe", „ist der unsichtbare Mittelpunkt aller

Handlungen". Sich in der Nacktheit, seiner Bedürftigkeit, aber auch seiner Gefühlsstärke zu begegnen, eröffnet die Chance, sich einander der unverbrüchlichen Verbundenheit und Unterstützung gegenüber der „Angst vor dem Sein" (Kierkegaard) zu versichern.

Der alltägliche Geschlechterkampf zwischen Mann und Frau zementiert die Hilflosigkeit. Sie macht vor allem den Mann hart und zynisch. Männer lernen, wo es um Berufliches geht, im allgemeinen gerne, ja mit Begeisterung. In der Beziehungsarbeit stehen sie vor der ungewohnten Lernaufgabe, die gestörte Kommunikation wieder in Gang zu bringen. Wenn die Ehe oder Freundschaft trostlos vor sich hindümpelt, dann haben wir es meist nicht gelernt, aus der Tiefe miteinander zu sprechen, uns radikal ehrlich über unsere Kränkungen, Bedürfnisse und Sehnsüchte zu verständigen. So als ob wechselseitig die Rundfunkstation, der Sender, und das Radio, der Empfänger, gestört wurden. Da läuft nichts mehr, nur mehr Buschkrieg. Beide Partner können nicht mehr aufeinander hören. Sie wollen nur mehr verzweifelt den Schlagabtausch bestehen. Liebe ist aber à la longue kein romantisches Alpenglühen. Auf die Phase der Verliebtheit folgen die Etappen der Ent-Täuschung („Jutta ist meckerig", „Franz hat Mundgeruch"), des Terrainkampfes, der Koexistenz, der Ko-Evolution, der gemeinsamen Entwicklung, und, im positiven Fall, der „zweiten Hochzeit". Beziehung verlangt beinharte Arbeit, „error and trial", Irrtum und Versuch, Streit, Versöhnung, unaufhörliche, gelegentlich schmerzhafte Entwicklung. Dazu gibt es keine Alternative. Wie schön und faszinierend ist es, wenn Paare den unvermeidlichen Frust und die sexuelle Saure-Gurken-Zeit gemeinsam angehen, zusammenbleiben, reifer, wasserdichter und schüttelfester werden. Solche Paare finde ich immer wieder großartig. Der Schweizer Therapeut Jürg Willi schrieb über diese zäh erarbeitete gemeinsame seelische

„Behausung" das hilfreiche Buch „Was hält Paare zusammen?" Ein echtes Handbuch für Pannen und Glück in der Partnerschaft.

Partnerschaften leben, nicht anders als Kinder, Tiere oder schöne alte Häuser, von der in sie gesteckten Pflege. „Eine Investition in die Partnerschaft", sagt der Psychologe und Sexualberater Peter Haass in seinem Buch „Im Paradies läßt sich nicht leben. Die Illusion der perfekten Partnerschaft", „ist die wichtigste Investition, die man im Leben tätigen kann". Haass betont, in kritischer Wendung gegen alle Harmoniesüchtigen: „Nur wenn ich zum Streit mit dem anderen bereit bin, werde ich meine Beziehung fortentwickeln können." Nur durch Auflehnung, Tabuverletzung und Schuld werden wir erwachsen. Beziehung heißt Entwicklung zu zweit. Entwicklung kennt keine Sicherheit: Alles fließt. Es hat nie das Paradies der reinen Liebe gegeben. Wut, Eifersucht, Machtkampf, Rivalität gehören *auch* zum Realismus der Liebe. Die Tendenz, Liebe mit immerwährender Lust und Wohlgefühl gleichzusetzen, entspricht der glatten Werbeideologie der Konsumgesellschaft.

Wir müssen akzeptieren, daß wir auch in der Verschmelzung der Liebe zwei verschiedene Persönlichkeiten bleiben. Nietzsche meint (in „Vermischte Sprüche"): „Was ist denn Liebe anders als verstehen und sich darüber freuen, daß ein andrer in andrer und entgegengesetzter Weise als wir lebt, wirkt und empfindet? Damit die Liebe die Gegensätze durch Freude überbrücke, darf sie dieselben nicht aufheben, nicht leugnen." Wir müssen und dürfen, bei aller Anstrengung der Annäherung, auch die Fremdheit des anderen und die „Freude der Distanz" zulassen. Auch daß einer der Partner mehr liebt als der andere, ist nicht mehr als realistisch: Die Liebe kann man nicht auf der Apothekerwaage austarieren.

Nur glückliche Paare, die sich nie gestritten haben, gibt es nicht. Was wäre das auch für ein süßliches Marzipanschwein-Glück! Sich realistisch zu lieben, muß auch heißen, sich gelegentlich engagiert zu streiten und den Casus so lange zu klären, bis die Luft aus der Wut heraus ist. Sich erwachsen zu lieben, heißt von Zeit zu Zeit, sozusagen juristisch, die „Geschäftsbedingungen" des „Beziehungsvertrages" auf „Treu und Glauben" nüchtern zu prüfen und, wo nötig, durch neue „Klauseln" zu ergänzen. Dann ist wieder Platz für Liebe und Großzügigkeit. Das Unausgesprochene, Hinuntergeschluckte ist es, was die Liebe wie Zyankali erstickt. „Ich merke wohl", sagt Goethes Eduard in den „Wahlverwandtschaften", „im Ehestand muß man sich manchmal streiten, denn dadurch erfährt man was voneinander."

Beziehungsarbeit läuft, neben dem „konkludenten Handeln", also dem faktischen, verläßlichen Tun, vor allem über partnerschaftliche Gespräche. Diese Gesprächsführung beherrschen wir nicht. Wir müssen sie lernen. Lutz Schwäbisch und Martin Siems verweisen in ihrem Klassiker „Anleitung zum sozialen Lernen" auf elf wichtige Kommunikationsregeln:

1) Äußere deine Interessen.
2) Experimentiere mit dir.
3) Störungen haben Vorrang.
4) Bitte bei defensiver Kommunikation um eine Pause.
5) „Ich" statt „man" oder „wir".
7) Keine Vorwürfe.
8) Keine „alten Hüte".
9) Versuche, partnerzentriert zu reagieren, bevor du deine eigene Meinung sagst.
10) Gibt Feed-back, wenn du das Bedürfnis hast.
11) Wenn du Feed-back erhältst, höre ruhig zu.

In einer vor einigen Jahren vorgelegten Studie über 5000 Paare wurde festgestellt, daß sie nach sechs Jahren Ehe nur noch neun Minuten täglich miteinander sprechen!

Das Miteinander-sprechen-können entscheidet aber über die Qualität von Beziehung. Nietzsche meinte (in „Also sprach Zarathustra") sogar: „Glaubst du, dich mit dieser Frau bis ins Alter gut zu unterhalten? Alles andere in der Ehe ist transitorisch (vorübergehend – M. J.), aber die meiste Zeit gehört dem Gespräche an." Männer mögen sich auf das Sprechen über Gefühle und Beziehungen nicht einlassen. Sie fühlen sich schnell bedroht, mit Anforderungen konfrontiert. Sie spüren instinktiv, das Über-Intimes-Sprechen ist die Domäne der Frau. Auf diesem für sie schlüpfrigen Grund bewegen sie sich nicht gerne. „Bleib' mir vom Hals mit deinem Psycho-Kram", maulen sie.

Wie man das Miteinander-Sprechen lernen kann, das führt der Frankfurter Professor für Medizinische Psychologie, Michael Lukas Moeller, in seinem Paarbuch „Die Wahrheit beginnt zu zweit" in der von ihm entwickelten Technik des „Zwiegesprächs" vor. Das sollte jeder Mann einmal lesen und mit seiner Frau/Freundin erlernen. Kurz gefaßt und etwas simplifiziert läuft das Zwiegespräch etwa so ab: Mann und Frau einigen sich auf einen Anderthalb-Stunden-Termin pro Woche, wenigstens aber einmal im Monat. Die Situation muß völlig ungestört sein – also Telephonschnur durchschneiden, Hund erschießen, Kinder ins Eisfach stekken. Das Paar einigt sich auf den Ablauf. Sagen wir, die Frau beginnt. Sie spricht die erste halbe Stunde. Zwei Regeln sind wichtig: Der Mann hört ihr nur zu, sagt kein Wort, sitzt zugewandt gegenüber. Sie spricht nur von sich, gebraucht nur die „Ich"-Form, beschuldigt und „kolonialisiert" nicht den Partner („Du wolltest mich kränken"). Wenn ihr nichts einfällt oder wenn sie ihren Gedanken und Gefühlen nachhängen will, schweigt sie. Der Mann hört nur zu, gibt keinerlei Zeichen von sich.

Dann, nach einer halben Stunde, schrillt die Uhr. Der Mann ist an der Reihe. Er spricht über sich. Was ihn beschäftigt, was ihn bedrängt, was ihn freut, was ihm unklar ist, wie er sich verletzt oder geborgen fühlt. Er hat die gesamte halbe Stunde für sich. Die Frau hört, Knie an Knie, nur zu. Es wird nicht getrunken, nicht geraucht, nicht umherspaziert. Die Zuhörerin ist, wie zuvor der Mann, ganz achtsam gegenüber der inneren Gestimmtheit des Mannes, dem Ausdruck seiner Stimme, seiner Augen, seiner Bewegtheit. Es können und dürfen auch Tränen fließen.

Die Uhr schrillt. Die dritte halbe Stunde gehört dem ruhigen Dialog zwischen beiden. – Mann und Frau können sich spontan in das Zwiegespräch begeben, sie können aber auch ein anstehendes Problem, ihre Sexualität oder eine gemeinsame Lebensherausforderung, zum vorgegebenen Thema machen. Wichtig ist, sich in den Zwiegesprächen immer wieder zu versichern, was auf dem „Planeten" des anderen vorgeht, sich selbst bei dieser Gelegenheit zu fühlen und aus dem ewigen Karree der Schuldvorwürfe und des luftnehmenden Schlagabtausches herauszukommen. Statt der anödenden, endlosen Geschichte der Beziehungsdiskutiererei bleiben beide Partner bei sich selbst, erfahren in dieser „Redekur" (Freud) die Intimität des anderen und öffnen die Fenster zum gemeinsamen Unbewußten: Was mich bewegt, das bewegt auch dich.

Moeller nennt diese Sprechschule der Gefühle eine „Werkstatt der Selbstentwicklung". Wer einmal den Brauch der – meist abendlichen – Zwiegespräche in seine Ehe oder Freundschaft eingeführt hat, der mag sie nicht mehr missen. Viele Paare, denen ich in Lahnstein die Technik dieses existentiellen Dialogs im Sinne Martin Bubers beibringe, bestätigen mir: Ein gutes Zwiegespräch stimmt intim und warm wie nach der Liebe.

Das Geschlechtergemetzel läßt uns verrohen wie jeder Krieg. Noch nie war das Problem endemisch auftretender Trennungen und Scheidungen so groß wie heute, noch nie

aber auch die Chance für eine gleichberechtigte Liebe so
stark. Nähe zuzulassen, uns aber auch die Distanz für unsere Individualität einzuräumen – das müssen wir lernen.
Der libanesisch-amerikanische Dichter Khalil Gibran
(1883–1931) rückt in seinem 1923 entstandenen Sinnbuch
„Der Prophet" die Dialektik von Hingabe und Eigenständigkeit zwischen Mann und Frau poetisch kühn ins Bild:

"Vereint seid ihr geboren
und vereint sollt ihr bleiben immerdar.
Doch lasset Raum zwischen eurem Beieinandersein,
Und lasset Wind und Himmel tanzen zwischen euch.
Liebet einander,
doch macht die Liebe nicht zur Fessel:
Schaffet eher daraus ein webendes Meer
zwischen den Ufern eurer Seelen.
Füllet einander den Kelch,
doch trinket nicht aus *einem* Kelche.
Gebet einander von eurem Brote,
doch esset nicht vom gleichen Laibe.
Singet und tanzet zusammen und seid fröhlich,
doch lasset jeden von euch allein sein.
Gleich wie die Saiten einer Laute allein sind,
erbeben sie auch von derselben Musik.
Gebet einander eure Herzen,
doch nicht in des anderen Verwahr.
Und stehet beieinander,
doch nicht zu nahe beieinander:
Denn die Säulen des Tempels stehen einzeln,
Und Eichbaum und Zypresse wachsen nicht
im gegenseitigen Schatten."

Nimm dir Zeit und nicht 'ne Neue
Trennung und Scheidung

„Als sie einander acht Jahre kannten
(und man darf sagen: sie kannten sich gut),
kam ihre Liebe plötzlich abhanden.
Wie anderen Leuten ein Stock oder Hut. (...)

Sie gingen ins kleinste Café am Ort
und rührten in ihren Tassen.
Am Abend saßen sie immer noch dort.
Sie saßen allein, und sie sprachen kein Wort
und konnten es einfach nicht fassen."

ERICH KÄSTNER
Sachliche Romanze, 1929

In der Beratung von Paaren erlebe ich häufig die gleiche Situation: Eher beiläufig stellt sich heraus, daß der Mann bereits eine Ehe hinter sich hat. Auf meine Frage, ob er das Ende dieser Beziehung verarbeitet habe, trifft mich ein erstaunter Blick und die sinngemäße Antwort: „Wieso, ich habe doch jetzt eine neue Frau!" Tatsächlich hat sich der Mann der Bilanz seiner ersten Ehe nicht gestellt. Wieviel Ehen werden solcherart, vor allem von Männern, „ex und hopp entsorgt"! Wieviele Männer laufen erbittert aus Beziehungen. Dabei hat jede Trennung, wie der Psychoanalytiker Igor A. Caruso sagt, „den Geschmack des Todes – im Leben". Solche unbehandelten Trennungswunden vernarben kaum. Jeder trägt dann seine ureigenen Schwierigkeiten und neurotischen Lebensregieskripte mit sich zum nächsten Partner: „Ich muß helfen." „Nur aggressiv setze ich mich durch!" „Ich mag keine Konflikte."...

Trennung gehört zum Leben. Die Trennung vom symbiotischen Mutterleib markiert unsere Geburt, die Trennung vom Bereich des Organischen unseren Tod. Der Tod, sagt Goethe, ist ein Kunstgriff der Natur, um neuem Leben Platz zu machen. Trennungen können Verstümmelungen sein, von denen wir uns nie wieder erholen. Trennungen können aber auch Ablösungen, Zäsuren und tapfere Befreiungen sein, die, zunächst schmerzhaft erlebt, unserer Entwicklung Raum geben. Die Pubertät ist der Abschied von der Kindheit, das Erwachsenwerden ist ein Verlassen der Adoleszenz, das Alter bedeutet das Ende der Lebensmitte. Auch die schöpferischen Trennungen müssen wir meist mit Leid, Trauer und Verunsicherung bezahlen. Die Qual der Geburt stellt sozusagen das Ursymbol von Trennung und Neuentstehen dar. „Inter faeces et urinam nascimur", sagt das römische Sprichwort, zwischen Kot und Harn werden wir geboren. Jede Trennung zeigt uns unsere Schutzlosigkeit, die Vergänglichkeit aller unserer Bindungen und die Endlichkeit unserer Lebenszeit.

Die Scheidung vom bisherigen Lebensgefährten ist oft ein „kleiner Tod". Für den Verlassenen ist die Trennung, so paradox es klingt, oft schlimmer als der physische Tod des Partners, weil der Gegangene ja noch lebt, aber nicht mehr greifbar ist und jegliches Liebeswerben abwehrt. Der „Hinterbliebene" muß sozusagen um jemanden Trauer aushalten, der gar nicht gestorben ist. Deshalb schafft Scheidung auch so viel fassungslose Wut. Sie ist narzißtische Kränkung und bedeutet das unwiderrufliche Ende einer Lebensphase. Nichts wird mehr so sein, wie es war. Etwas ist zu Ende. Hinter den Kulissen des Lebens wird der Tod sichtbar.

Männer sollten Trennung und Scheidung existentiell ernst nehmen und den ungeheuren Schmerz zulassen. In der amtskirchlichen katholischen Auffassung wird die Scheidung immer noch als Katastrophe, als Verstoß gegen ein Sakrament und als „Sünde" diskriminiert und Geschiedenen die Wiederverheiratung mit kirchlichem Segen verweigert (wenn es sich nicht gerade um die wohlbetuchte Prinzessin von Monaco handelt). Das ist eine lebensfeindliche und lieblose Haltung. In Wahrheit ist die Trennung doch kein böswilliger Sündenfall, sondern eine seelische Zerreißprobe. Sie läßt sich gut nur bestehen, wenn die Phasen des Wut- und Trauerprozesses zugelassen und durchgearbeitet werden. Das Heiratsversprechen „bis daß der Tod euch scheidet" ist eine gewaltige, fast metaphysische Formel. Wundervoll, wenn ein Paar sie lebenslang einzulösen vermag. Für viele Menschen ist die Formel jedoch ein Härtetest, der nur mit Lüge und Selbstbetrug zu bestehen ist. „Wohl brach ich die Ehe", sagt Nietzsche (in „Also sprach Zarathustra"), „aber zuerst brach die Ehe – mich".

Für die Trennung gilt vieles, was Verena Kast in ihrem Werk „Trauern" über die Phasen des Abschieds beim Tod eines geliebten Menschen geschrieben hat. Diesen Trauer- und Lösungsprozeß sollten Männer nicht unterdrücken und verschleppen. Die Schweizer Psychologin spricht von vier Etappen des Trauerprozesses: die Phase des Nicht-wahrhaben-Wollens. Die Phase der aufbrechenden Emotionen. Die Phase des Suchens und Sich-Trennens. Die Phase des neuen Selbst- und Weltbezugs. Verena Kast grundsätzlich: „Weil wir sterblich sind, müssen wir ,abschiedlich' existieren, verbunden mit der Trauer, mit dem Schmerz und der Möglichkeit, unsere Situation immer wieder neu zu gestalten, auch angesichts unserer Abschiede immer neu uns aufzufalten. Dazu ist aber die Trauer unabdingbar."

Was es in der Seele auslöst und welcher Chancen man sich als Mann begibt, wenn man eine Trennung umgeht, statt sie anzugehen, habe ich selbst vor über zwanzig Jahren erlebt. Meine Freundin, die erste Frau, mit der ich in einer Wohnung zusammenlebte, verließ mich über Nacht. Ich hatte sie heiraten wollen. Mein Schmerz, die Kränkung wie die Verlassenheit, waren abgrundtief.

Mein Verlassenwerden rührte an uralte Internatsängste. Meine Familie reagierte besorgt; mein Bruder Christoph, ein warmherziger Kinderarzt, schrieb mir einen der tröstlichsten Briefe meines Lebens. Ich machte mich jedoch zu wie eine Auster. Die Verwundung steckte ich weg, indem ich rasch neue Freundinnen mobilisierte und ein Jahr später meine heutige Frau, Katharina, kennenlernte und blitzschnell „an Land zog". Durch mein Zumachen und das Nichthinterfragen der gescheiterten Beziehung erfuhr ich auch nichts über mich und meinen Anteil an der gestrandeten Liebe. Die Folge: Ich mußte alle meine Fehler und Hilflosigkeiten in der Ehe wiederholen. Schlimmer noch: Mein Schmerz kapselte sich ein. Rund 15 Jahre später hatte ich den Mut, zusammen mit Katharina, die alte Freundin zu besuchen. Sie hatte einen jüngeren Mann geheiratet. Als ich eintraf, hatte sie gerade ihr jüngstes Kind an der Brust und stillte es. Dieses Bild bewegte mich. „Es hätte dein Kind sein können", dachte ich. Ich fühlte den stechenden Schmerz, kein eigenes Kind zu haben. Den Besuch überstand ich halbwegs mit Fassung. Beim Rückweg auf der Autobahn brach ich hinter dem Steuer in Tränen aus. Ich mußte anhalten und einen Parkplatz ansteuern. Ich habe noch nicht oft in meinem Leben so bitterlich geweint wie auf diesem Rastplatz. Alle Pein, alles Unverständnis, alle Demütigung brachen sich Bahn...

Wir Männer sollten nicht eine gescheiterte Beziehung damit vergessen wollen, indem wir im Schweinsgalopp zur nächsten Frau, möglichst einem jüngeren „Modell", breschen. Für den Mann ist es lebenswichtig zu erspüren, was seinen Part an der Krise und dem Tod der alten Beziehung ausmacht. Denn mit *sich* muß der Mann weiterleben, lebenslang, und nicht mit der verflossenen Frau.

Oft macht die verantwortungsvolle Seelenarbeit statt der Scheidung auch das *Ausscheiden* alter Zwänge und Fehleinstellungen möglich. Es ist viel einfacher, dem Traum nach dem absoluten Gefühl der Verliebtheit nachzujagen, als sich auf eine Paarsynthese, die Arbeit an der gemeinsamen Beziehung, mit dem Gegenüber einzulassen. „Die Suche nach dem Traumbild" schreibt Marina Gambaroff in „Utopie der Treue", „kann erregender sein als die Auseinandersetzung mit dem konkreten Partner".

Männer tun gut daran, die Krise in ihrer Beziehung als Chancen zu nützen. Das altgriechische Wort „krisis" bedeutet nichts mehr und nichts weniger als Streit, Scheidung, Entscheidung. Ehekrisen sind oft Abschiede von unserer Wahrnehmung des anderen und der Eigenwahrnehmung. Sichtbar wird dies, wenn einer der beiden Partner eine Außenbeziehung eingeht. Ich bevorzuge diesen Ausdruck, weil er das ganze amtskirchliche und juristische Strafvokabular außen vor läßt. Nicht selten gesteht in unseren Lahnsteiner Selbsterfahrungsgruppen eine verheiratete Frau oder ein verheirateter Mann, daß sie/er die Liebe emotional und erotisch außerhalb der Ehe gefunden hat. Das ist nicht selten ein Zeichen wiedergewonnener Lebendigkeit und faktischer Kritik an der lieb- und reizlos gewordenen Partnerschaft. Männer reagieren, im Unterschied zu ihrer eigenen Doppelmoral, auf einen „Seitensprung" der Frau meist panisch wie auf eine Schiffskatastrophe: „Rette sich, wer kann, Boote über Bord!"

Man mag für sich eine strenge Form der Unauflöslichkeit der Ehe und der Sexualität über Jahrzehnte ausschließlich innerhalb der Ehe akzeptiert haben, aber man muß doch, möglicherweise sogar beim eigenen Partner, zur Kenntnis nehmen, daß es andere Formen der Liebesauffassung, vor allem aber andere Sehnsüchte und unerwartete Liebesbegegnungen „draußen", gibt. Wenn rund 80 Prozent aller deutschen Männer und über 70 Prozent aller Frauen unter 50 bei einer demoskopischen Befragung die Existenz mindestens einer Außenbeziehung während der Ehe einräumen, dann führen uns moralische Bigotterie und Überheblichkeit nicht weiter. Ich erlebe in den Beratungen zuviele Männer und Frauen, die mit ihren wundervollen vitalen Strebungen mit der ehernen Institution Ehe so herzzerreißend kollidieren, daß mir die Hybris rigider moralischer Wertungen vergangen ist und einer barmherzigen Betrachtungsweise Platz gemacht hat.

Der französische Sozialkritiker und Romancier Guy de Maupassant (1850–1893) hat 1884 einmal Gedanken zur Ehe notiert, die man nicht teilen muß, aber doch, bei aller Zuspitzung, als Ausdruck der psychischen, oft neurotisierenden Schwere der Institution Ehe zur Kenntnis nehmen sollte: „Halten wir also zunächst einmal fest, daß die Ärzte und Philosophen in ihrer Mehrheit die Auffassung vertreten, daß wir Menschen polygam und nicht monogam veranlagt sind. Den Frauen wäre demnach eine Neigung zur Vielmännerei eigen. Genau so wäre jedes männliche Individuum, das sich ein Leben lang mit einer Frau begnügt, außerhalb der Naturgesetze, wie jemand, der sich nur von Salat ernährt." Wirklich „unschuldig" ist kaum ein Mensch: Tatsächlich haben in der Bundesrepublik, laut Erhebung, über zwei Drittel der heute heiratenden Männer und Frauen zwischen einer und fünf vorehelichen sexuellen Beziehungen hinter sich. Maupassant fährt fort: „Ich will nicht pauschal dem Ehebruch das Wort reden. Ich lege nur Wert auf die Feststellung, daß die Ehe eine absolut ungerechte Situation schafft…, und mit dieser kann man nur über unendliche Entsagungen, mittels einer überdurchschnittlichen Tugend, kraft absoluter überirdischer Verdienste fertig werden."

Wie gesagt, man muß Maupassants Auffassung nicht tei-

len – sie findet sich übrigens ähnlich in Goethes „Wahlverwandtschaften" von 1809 –, aber daß die Ehe *auch* ein hartes
Brot ist, diese Einsicht sollte man sich und dem Partner
gönnen und nicht vorschnell in die Haltung des moralischen
Scharfrichters verfallen. Wegen einer Außenbeziehung, der
eigenen oder der der Frau, sollte kein Mann gleich die Flinte
ins Korn werfen. Außenbeziehungen verweisen immer auf
einen Mangel in der Ehe/Freundschaft. Eine Außenbeziehung kann – dankenswerterweise – ausdrücken, was in der
eigenen Beziehung fehlt und zu erarbeiten wäre: Mangel an
Spannung, die nicht mehr zu ertragende Dominanz des Partners, eine ineinander verbackene Symbiose beider Partner,
Lieblosigkeit, mangelnde Pflege gemeinsamer Interessen
usw. Das Feld der Verweisungen ist unerschöpflich. Oft
wird auch gerade das, was die Paare einst zusammenführte
– die Bemutterung durch die Frau, die väterliche Überlegen-
heit des Mannes ... –, mit dem Mündigwerden des einen
Partners zur unerträglichen Fessel; der „Betrug" mit einer/
einem Dritten signalisiert Entlastung.

Die Krise, in die eine Außenbeziehung oft führt, impliziert durchaus nicht naturnotwendig Trennung und Scheidung. Sie läßt unter positiven Umständen vielmehr beide
Partner erkennen, was in der Liebe möglich ist. Der Stutt-
garter Paartherapeut Hans Jellouschek beschreibt dieses
„metanoeite", dieses „Kehrt-um", so: „Ich erlebe sehr oft,
daß in einer Außenbeziehung plötzlich eine tiefere Möglichkeit des Menschseins, eine tiefere Möglichkeit von Liebe
und Hingabe erlebt wird, wie sie vielleicht noch nie oder
schon lange nicht mehr erlebt worden ist. Die Menschen
werden plötzlich aus ihrem Alltag herausgerissen und entdecken Fähigkeiten, an die sie nicht geglaubt haben. Durch
die neue Liebe geraten sie in eine ganz neue Lebenssituation.
Der Mensch erkennt, was ihm in der Liebe möglich wäre.
Vergleichbar mit der Intuition eines Künstlers leuchtet die-

ses Erkennen zwar nur momenthaft auf. Doch vielleicht liegt der Sinn in diesem Momenthaften, sich auf den Weg dorthin zu begeben. Es leuchtet also ein Stück Hoffnung auf, daß doch mehr möglich sein könnte, als man bislang in seinem Leben für möglich gehalten hätte" (H. Jellouschek, Semele, Zeus und Hera. Die Rolle der Geliebten in der Dreiecksbeziehung; Kreuz Verlag).

Oftmals lebt die Geliebte, sagt Jellouschek in der gleichen Studie, Seiten des Frauseins, die die Ehefrau verweigert oder nicht mehr zu leben vermag. Sie muß sich dann fragen: Was ist mit meiner Weiblichkeit? Soll es so weitergehen? Verliebt sich umgekehrt die Frau in einen anderen Mann, muß sich der Ehemann fragen: Was gebe ich meiner Frau nicht? Warum gebe ich es ihr nicht? Was lebt mir der andere Mann beispielhaft vor? Anstatt den Rivalen „platt zu machen", wie ein Mann in meiner Beratung einmal mit apoplektisch zornrotem Gesicht drohte, sollte er den Dritten als die Positivfolie seiner selbst ernst nehmen und studieren. Paartherapeuten warnen übrigens Paare, den Verrat ausschließlich an der sexuellen „Untreue" festzumachen. Emotionale Treue ist das wahre Gütesiegel einer guten Partnerschaft. Der kleine, alltägliche, schmutzige Verrat äußert sich oft unauffälliger in Unredlichkeit, Ausweichen und Gefühlspanzerung. Viele Paare, die sexuell treu sind wie Konrad Lorenz' Graugänse, betrügen sich emotional auf das barbarischste.

Männer können lernen, aus Krisen die innere Bereitschaft zum radikal offenen Gespräch, dem bereits erwähnten „Zwiegespräch" nach Lukas M. Möller etwa, zu gewinnen und die abgebrochene Kommunikation mit der Frau wieder anzuknüpfen. Frauen klagen mir oft in der ehelichen Krisensituation: „Er spricht überhaupt nicht mit mir." Oder: „In die gemeinsame Beratung will er nicht." Männer springen eher aus viertausend Meter mit dem Fallschirm ab, als eine Stunde Paartherapie zu riskieren. Das Durcharbeiten der

Krise gibt dem Mann zwei alternative Chancen: Die Liebe kann vielleicht gerettet und, in der Regel, großartig vertieft werden („Wir haben uns durchgeboxt, jetzt sind wir neu verliebt!"). Es kann aber auch die Trennung am Ende dieses Weges anstehen. Dann ist die Trennung ein Segen. Nach aller Wut, Trauer und Angstbewältigung können sich die Partner am Ende sagen: „Ich habe dir weh getan. Du hast mir weh getan. Von dir nehme ich aber auch viel Gutes mit. Dafür danke ich dir. Ich wünsche dir alles Gute für deinen weiteren Weg." Die Beziehung wird nicht abgebrochen, sondern ab-gelöst. Sich wirklich trennen, erfordert Diszi-plin, Verantwortung, Beziehungsarbeit. Nur dann verlassen nicht zwei Krüppel das Schlachtfeld.

Männer erleben nach Scheidungen häufig, daß sie unver-sehens auch von den Kindern geschieden wurden. Selten habe ich Männer so weinen sehen wie nach diesem Verlust ihrer Kinder. Frauen ahnen oft nicht, welche „verbrannte Erde" der Entzug der gemeinsamen Kinder in der männli-chen Seele hinterläßt. Weil der Mann aber die Scheidung zum Kriegsfeld macht, instrumentalisiert die Frau die Kin-der zur scharfen Munition für die offene Feldschlacht. Kin-der werden zu Koalitionären und Schildknappen des verlas-senen Elternteils gemacht. Welche lebenslange Beschädigun-gen diese „Scheidungswaisen" davontragen bis hin zur Bin-dungsunfähigkeit und dem Verlust des Urvertrauens, das dokumentieren nicht nur einschlägige psychologische Erhe-bungen, das kennt jeder, der als Kind oder Jugendlicher eine bösartige Scheidung der Eltern erleben mußte.

Für eine „Scheidung mit Vernunft" gibt es, wenn es denn so weit ist, vielfältige Hilfen von der Lebensberatung bis zur „Mediation"; sie sollte ein Mann für sich in Anspruch neh-men, anstatt Amok zu laufen („Dich mache ich klein!"). Der Begriff „Mediation", der in den USA entstand, besagt: Das Paar erarbeitet mit Hilfe des/der geschulten Vermittlers/Vermittlerin eine materielle und ideelle Trennungslösung, die vor Gericht nur noch abgesegnet werden muß. Wer sich informieren will, sollte das Buch von John M. Haynes und Koautoren „Scheidung ohne Verlierer" durcharbeiten. Haynes: „Mediation ist ein zielgerichteter, problemlösender Prozeß, in dem die Konfliktpartner eine Vereinbarung aushandeln sollen, die die Probleme in einer für alle annehmbaren Weise löst... Darüber hinaus ist die Vereinbarung so strukturiert, daß eine Beziehung zwischen den Konfliktpartnern erhalten bleiben kann. Deshalb ist Mediation besonders für Familienkonflikte oder für Familien in Trennung oder Scheidung geeignet." Auch Diane Vaughans gründlich elaborierten Ratgeber möchte ich jedem Betroffenen ans Herz legen: „Wenn Liebe keine Zukunft hat. Stationen und Strategien der Trennung".

Ungeachtet der stützenden Rahmenbedingungen von Liebe und Partnerschaft bin ich letztlich ein Individuum, das seinen mühsamen Weg zur persönlichen Reife selbst gehen muß. Das macht die Dramatik bei der Auseinandersetzung um gemeinsame Weiterentwicklung oder Trennung aus. Nietzsche findet das kühne Wort (in „Schopenhauer als Erzieher"): „Es gibt in der Welt einen einzigen Weg, auf welchem niemand gehen kann außer dir: wohin er führt? Frage nicht, gehe ihn!"

*

„Ich habe gelernt, daß wir im Lauf unseres Lebens andere Menschen verlassen und selbst verlassen werden und uns von vielem lösen, das wir lieben. Der Verlust ist der Preis, den wir für das Leben bezahlen. Es ist auch der Ursprung eines großen Teils unserer Weiterentwicklung und dessen, was wir gewinnen."

JUDITH VIORST
Mut zur Trennung

Die vier Grundformen, ein Mann zu sein: schizoid, depressiv, zwanghaft, hysterisch

*„Die Nachentwicklung zunächst schicksalhaft ungenügend entwik-
kelter, vernachlässigter, fehlgeleiteter oder überfremdeter und un-
terdrückter Teilaspekte unseres Wesens kann die erworbene Struktur
verändern und vervollständigen zugunsten jener vorschwebenden
Ganzheit oder Reife, Abrundung, in dem Ausmaß, wie der einzelne
für sich zu erlangen vermag."*

FRITZ RIEMANN
Grundformen der Angst

Ich weiß nicht, ob Du das kennst, lieber Leser, aber ich bin
viele Jahre meines Lebens nicht schlau aus mir geworden.
Ich habe ziemlich lange gebraucht, um das Einfache zu
erkennen, daß andere Männer (und Frauen) anders sind als
ich. Manchmal hat mich das richtig unglücklich gemacht.
Ich habe gehadert mit mir, fühlte mich als Außenseiter und
sehnte mich danach, ein „normaler" Mann zu sein.

Gibt es diesen „normalen" Mann überhaupt? Wenn wir
als Mann die Arbeit am Charakter leisten wollen, müssen wir zuerst einmal wissen, was unseren Charakter- und
Persönlichkeitstypus ausmacht. Nur dann vermögen wir uns
selbst und andere zu begreifen. C. G. Jung bemerkte in
seinem Schlußwort zu „Psychologische Typen" 1921: „Es
ist eine Tatsache, die mir in meiner praktischen Arbeit immer wieder überwältigend entgegentritt, daß der Mensch
nahezu unfähig ist, einen anderen Standpunkt als seinen
eigenen zu begreifen und gelten zu lassen... In wichtigen
Dingen ... und besonders in solchen, wo die Ideale des
Typus in Frage kommen, scheint eine Verständigung meist

zu den Unmöglichkeiten zu gehören... Eine Basis zur Schlichtung des Streits der Auffassung könnte nach meiner Überzeugung die Anerkennung von Typen der Einstellung sein, aber nicht nur der Existenz solcher Typen, sondern auch der Tatsache, daß jeder in seinem Typus bis zu dem Grade befangen ist, daß er des völligen Verständnisses eines anderen Standpunktes unfähig ist."

Bereits der Arzt Hippokrates, vor allem aber der im Jahre 129 n. Chr. im kleinasiatischen Pergamon geborene Arzt und Gelehrte Galen entwickelte die klassische Temperamentenlehre der vier Persönlichkeitstypen „cholerisch", „sanguinisch", „phlegmatisch" und „melancholisch". Im 20. Jahrhundert legten E. Kretschmer und C. G. Jung, beide im Jahre 1921, berühmt gewordene Typenlehren vor. Kretschmer belegte in seinem Werk „Körperbau und Charakter" die Korrespondenz somatischer („leptosom", „pyknisch" etc.) und seelischer Merkmale („schizothymisch", „zyklothymisch" etc.). C. G. Jung zentrierte seine Typologie auf die extra- und introvertierten Phänotypen und untersuchte in einem komplexen System die je nach Typ unterschiedlich gelagerten psychologischen Hauptfunktionen Denken, Fühlen, Empfinden und Intuition. Sorgfältig ordnete er den Charaktertypen die mögliche Gefährdung durch Neurosen und Psychosen zu. „Die Existenz von Typen zu leugnen", konstatiert C. G. Jung, „hilft nichts gegen die Tatsache ihres Daseins".

Eine für den Laien verständliche, außerordentlich faszinierende und in ihrer Klarheit evidente Typenlehre legte der 1979 verstorbene, bedeutende Psychoanalytiker Fritz Riemann in seinem 1961 erstmals verlegten Werk „Grundformen der Angst" vor. Das Buch, das bis heute, ohne jede Werbung, in einer Auflage von rund 500 000 Exemplaren verlegt wird, scheint mir ebenso gescheit wie barmherzig. Ich lege es immer wieder, vor allem Männern auf ihrem Weg

der Selbsterkenntnis und der Beziehungsarbeit in Partnerschaft, Freundeskreis und Beruf, ans Herz. Angst, stellt
Riemann fest, gehört unvermeidlich zu unserem Leben: „Es
bleibt wohl eine unserer Illusionen, zu glauben, ein Leben
ohne Angst leben zu können; sie gehört zu unserer Existenz
und ist eine Spiegelung unserer Abhängigkeiten und des
Wissens um unsere Sterblichkeit." Riemann stützt sich hier
auf Sigmund Freud, der in seinen „Vorlesungen zur Einführung in die Psychoanalyse" konstatierte: „Es steht außer
Frage, daß das Problem der Angst ein Knotenpunkt ist, an
dem die verschiedenen und wichtigen Fragen zusammentref-
fen, ein Rätsel, dessen Lösung zwangsläufig eine Lichtflut
auf unsere ganze geistige Existenz werfen würde."

Jeder Mensch erfährt, sagt Riemann weiter, seine ureigene individuelle Form der Angst, „die zu ihm und seinem Wesen gehört, wie er seine Form der Liebe hat und
seinen eigenen Tod sterben muß". Angst tritt nach Riemann immer dort auf, wo wir uns in einer Situation befinden, der wir nicht oder noch nicht gewachsen sind. Am
schwersten belastend sind Ängste, die in der Kindheit erlebt wurden, in einem Alter also, in dem das Kind noch
keine Abwehrkräfte gegen sie entwickeln konnte. Riemann:
„Je ausgeprägter und einseitiger die zu beschreibenden Persönlichkeitsstrukturen sind, desto wahrscheinlicher ist es,
daß sie aufgrund frühkindlicher Entwicklungsstörungen
entstanden sind." Das heißt, ausgeprägte neurotische Persönlichkeiten spiegeln nur in extremster Form allgemein-
menschliche Daseinsformen, die wir alle kennen und zum
Teil in uns haben.

Riemann unterscheidet vier Arten des In-der-Welt-Seins
und des Sich-gegen-die-Angst-Schützens. Das Kind und
der Heranwachsende kann, vereinfacht gesagt, vier mögliche Charakteroptionen ergreifen, um seiner Urangst und
seiner Liebesdefizite Herr zu werden. Er kann sich eine

schizoide, eine depressive, eine zwanghafte oder eine hysterische Charakterstruktur aneignen. Das Kind tut dies natürlich unbewußt und wird, das betont Riemann ausdrücklich, nie eine einzige unverfälschte Persönlichkeitsstruktur, ein isoliertes „Pattern", entwickeln, sondern immer Mischformen; diese können sich je nach Lebenssituation unterschiedlich korrelieren. Ein depressiv-hysterischer Mensch zum Beispiel wird in Krisen eher die depressiven Persönlichkeitsanteile leben, in himmelhochjauchzenden Phasen eher die hysterisch-inszenatorischen Selbstdarstellungsmomente.

Riemann denunziert keinen der vier Charaktertypen – auch wenn dies die Terminologie der Begriffe „schizoid", „depressiv", „zwanghaft", „hysterisch" nahezulegen scheint. Er vertritt vielmehr eine humanistische Entwicklungspsychologie: „Nicht nur, weil ich einen bestimmten Körperbau habe, bin ich so oder so, sondern weil ich eine bestimmte Einstellung, ein bestimmtes Verhalten zur Welt, zum Leben habe, das ich aus meiner Lebensgeschichte erworben habe, prägt das meine Persönlichkeit und verleiht ihr bestimmte strukturelle Züge. Was daran schicksalshaft ist … ist in gewissen Grenzen durch uns selbst zu gestalten, kann verändert werden."

Die erste Grundform der Angst ist nach Riemann die Angst vor der Selbsthingabe. Hingabe, Verschmelzung erfährt der schizoide Mensch rasch als die Gefahr von Ich-Verlust und Abhhängigkeit. Kühle, Distanz, Kontrolle und nüchterner Realismus („Nicht sentimental sein") sind hohe Werte für den schizoiden Menschen. Als Kind hat sich der schizoide Typ oft als ungeliebtes und unerwünschtes Kind erfahren; ihm wurde Hautkontakt, Schmusen und der Ausdruck seiner Gefühle verwehrt („Reiß Dich zusammen!"). Damals hat das Kind begonnen, seine Gefühle abzuspalten (altgriechisch „schizein" = spalten) und hinter einer dicken Panzerung zu verstecken. Es spürte, es ist gefährlich, Gefühle zu zeigen. Sie werden nicht erwidert, ja vielleicht lächerlich gemacht.

Der erwachsene schizoide Mensch ist beileibe nicht gefühllos, er kann Empfindungen nur nicht zeigen. Hinter den Burgmauern seiner abwehrbereiten Persönlichkeit schwappt, von außen nicht wahrnehmbar, oft ein Meer von Gefühlen. Der schizoide Mensch wirkt schwer ansprechbar, etwas unpersönlich, kalt. Er ist in der Regel tüchtig, autonom, in seinem Humor eher ironisch, er steckt voller Bindungsangst und tut sich schwer, seine Liebesfähigkeit zu entwickeln. Zuverlässig wie die Deutsche Bank mutet er mit seiner äußerlichen Gefühlskargheit dem Partner viel zu. Wie Riemann beobachtet, dient dem Schizoiden oftmals sogar – und sehr vertrackt – seine Aggressivität dazu, sich selbst zu spüren und mit dem geliebten Menschen in Kontakt zu treten. „Aggressivität fällt ihm leichter als das Äußern von Zuneigung und anderen positiven Gefühlen." Ich darf um nichts in der Welt meine Blößen zeigen, ich muß mich unverletzlich machen, sagt sich der Schizoide und tief in seinem Innern kann er nicht glauben, daß er um seiner selbst willen liebenswert ist. Also imponiert er durch Leistung, Klarheit, Kompetenz.

Angst vor Nähe treibt den schizoiden Menschen um; sein Verstand ist gegenüber seiner Gefühlswelt hypertroph entwickelt. Der solcherart gespaltene Mensch ist tief im Gefängnis seiner verschlossenen Persönlichkeit eingekerkert. Positiv, und das betont Riemann, bringt der schizoide Mensch Selbständigkeit, Unabhängigkeit, Mut zu sich selbst, scharfe Beobachtungsgabe, affektlos-kühle Sachlichkeit, kritisch-unbestechlichen Blick und Lebensbewältigung in Partnerschaft und Umfeld ein. Er haßt allen Überschwang und „Gefühlsduselei" und beeindruckt durch seine analytische Kraft und kompromißlose Klarheit. Bei einem schizoiden Partner holt man sich oft blaue Gefühlsflecken, aber man darf sich in seiner Verläßlichkeit und Akuratesse sicher fühlen.

Ich erinnere mich an eine lebendige, gefühlvolle und bunt gekleidete Frau, die mir ihren Mann, einen tüchtigen korrekten Verwaltungsbeamten im grauen Anzug mit den Worten in die Sprechstunde brachte: „Er weint nie und zeigt seine Gefühle nicht. Dabei fühlt er sich einsam und macht sich und der Familie das Leben schwer." Der Mann, nennen wir ihn Johannes, erwies sich in den folgenden Gesprächen als ein zwar äußerlich verschlossener, aber, sobald er sich öffnete, ungemein liebenswerter Mensch mit einem wahren Reichtum von Innenwelt. In einer nur auf Leistung bedachten Akademikerfamilie hatte Johannes früh lernen müssen, seine Gefühle zu verbergen und seine Sehnsüchte nicht zu zeigen. Nur ein ihn das ganze Leben begleitendes chronisches Erröten verriet die ungeheure Anstrengung, die das Aufrechterhalten dieser Charakterpanzerung als Schutzmechanismus ihm abverlangte. Es dauerte fast sechzig Jahre, bis Johannes, knapp vor der Pensionierung stehend, diese schizoide Panzerung selbst nicht mehr aushielt und in eine depressive Gestimmtheit absackte. Natürlich konnte Johannes auch keinen Menschen richtig umarmen, obwohl er voller Sehnsucht nach Menschen war. Es war für mich wundervoll, zu erleben, wie Johannes später in einer Männergruppe sich öffnete, in Tränen ausbrach, die Liebe der Gruppe annehmen konnte und sich vorsichtig wie „Hans mein Igel" im gleichnamigen Grimmschen Märchen in die Zukunftsrichtung bewegte: sein Igelkleid abzulegen und seine nackte Haut wieder an der Sonne und an den Menschen zu wärmen.

Gemeinhin ändert sich der Mensch in seiner tiefliegenden Charakterstruktur nur unter starkem Leidensdruck. Das ist normal und kein Vorwurf. C. G. Jung sah das in seinem Vortrag „Vom Werden der Persönlichkeit" 1923 nüchtern:

„Ohne Not verändert sich nichts, am wenigsten die menschliche Persönlichkeit. Sie ist ungeheuer konservativ, um nicht zu sagen inert (träge, faul – M. J.) Nur schärfste Not vermag sie aufzujagen. So gehorcht auch die Entwicklung der Persönlichkeit keinem Wunsch, keinem Befehl und keiner Einsicht, sondern nur der Not; sie bedarf des motivierenden Zwanges innerer oder äußerer Schicksale."

Das gilt auch für den zweiten Typus, den Depressiven. Ihn treibt nach Riemann die Angst vor der Selbstwerdung um. Sein Ich energisch zu leben und der Welt, wo es notwendig ist, auch aggressiv und grenzensetzend entgegenzutreten, das fürchtet er als Ungeborgenheit und Isolierung. Auch der depressive Typus hat als Kind eine unbefriedigende Liebessituation erlebt, sie aber anders beantwortet. Er erlebte sein Dasein eher als Schuld, sich selbst als Zumutung und für seine Eltern als Last. Sich selbst nicht liebenswert fühlend, muß er sich Lebensrecht und Existenzberechtigung erkaufen, dadurch, daß er für andere lebt, seiner Mutter zum Beispiel jeden Wunsch von den Lippen abliest, sich klein und pflegeleicht macht („Mir geht es gut"), sich notorisch zurückstellt und ganz früh eine „Helferkarriere" einschlägt. Aggressionen wagt der Depressive nicht zu leben, er flüchtet bevorzugt in die masochistisch gefärbte Dulderrolle („Das geschieht meiner Mutter/Frau recht, wenn ich mir die Finger abfriere"), er weicht ins Jammern und Klagen aus („Die Menschen sind böse"), er neigt zur Selbstbestrafung, kurz er führt die Triebenergie als Autoaggression gegen sich selbst ab.

Gibt es unter den Schizoiden gehäuft Hautkranke im Sinne der Störung des zentralen Kontaktorgans, so neigt der Depressive eher zum Herunterschlucken seines Grolls und damit zur Störung des Magen-Darm-Traktes. Auch der berühmte „Kummerspeck" stellt eine klassische depressive Somatisierung psychischer Konflikte dar. Ein depressiver

Mann, Junggeselle um die vierzig mit beträchtlichem Übergewicht, der sich selbst „Mobby Dick" nannte, gestand mir: „Wenn es mir dreckig geht, stehe ich kurz vor Mitternacht vor dem Eisschrank, schlinge ein halbes Dutzend kalte Frankfurter Würstchen aus der Dose in mich hinein und lasse die Tränen in mein Hemd laufen."

Den Depressiven quält, wie Riemann analysiert, die trennende Kluft zwischen Ich und Du, also just jene Distanz, die der Schizoide so lebenswichtig braucht. Der Depressive sucht, besonders in der Partnerschaft, eine hermetisch abgeschlossene Symbiose nach Art eines Zweikomponentenklebers. Die Freude an der Distanz ist ihm nicht nur wesensfremd, sondern sogar bedrohlich. Nur Nähe bedeutet ihm Sicherheit – so wie sie den Schizoiden als Autarkieeinschränkung bedroht. Der Depressive hat es nicht gelernt, seine Eigenständigkeit und Unabhängigkeit zu entwickeln. Er begreift sich selbst immer nur in der absoluten Verwiesenheit auf einen Partner. Um dieses Beziehungsschema aufrechtzuerhalten, stehen ihm zwei Wege offen: Er kann sich etwa der Frau gegenüber völlig kindlich-hilflos und abhängig gerieren („Ich kann nicht ohne Dich leben") oder er kann die Frau von sich abhängig machen, sie zum Kind oder zur chronisch Kranken verkleinern und dann sozusagen den sekundären Krankheitsgewinn einstreichen mit der erpresserischen Formel: „Du mußt mich lieben, weil ich alles für dich tue!" „Nichts", sagt Freud 1911, „stabilisiert kranke Ehen besser als die Krankheit." Manche Depressive neigen dazu, aus der Ehe eine Intensivstation zu machen.

Je weniger der Depressive ein Eigen-Sein entwickelt, desto mehr braucht er den und die anderen. Er bezahlt dieses Ausweichen vor seiner notwendigen Individuation teuer – mit einem passiven, lähmenden Lebensgefühl, Selbstabwertung und Fremdbestimmung bis hin zur klinisch manifesten Form der Co-Abhängigkeit. Natürlich, sagt Riemann, hat der Depressive, wie alle vier Grundtypen, auch hinreißende Charakterseiten, er kann ein wahrer Kachelofen voller Wärme sein, mütterlich-sorglich, dienend, pflegerisch, sich verschwendend, sozusagen mit der vielzitierten Tiefe der russischen Seele. Man findet den depressiven Charaktertypus auch bevorzugt in helfenden Berufen, von der Krankenschwester über den Sozialarbeiter bis zum Kinderarzt, Therapeuten oder Erzieher.

Wie der Depressive sein souveränes, lebensberechtigtes Ich entwickeln muß, so steht der Zwanghafte vor der Aufgabe, sich für das Lebendig-Wandelbare zu öffnen. Die Angst vor der Wandlung ist nach Riemann die Selbstblokkade des Zwanghaften. Für ihn ist der dialektische Fluß des Lebens keine Faszination und Herausforderung, sondern macht ihm Angst vor der Wandlung; er erlebt sie als Vergänglichkeit und Unsicherheit. Als Kind ist der Anankast (von altgriechisch „ananke" = der Zwang), wie Riemann beobachtet, meist Opfer rigider Sauberkeitserziehung und einer „schwarzen Pädagogik" der Anpassung und Dressur durch Strafen. Alle vitalen Impulse des Kindes werden von Vater und Mutter unverzüglich gebremst und als böse verpönt. Spontaneität gilt nicht, der „Eigensinn" des Kindes muß gebrochen werden.

Riemann: „Der zwanghafte Mensch hat also in seiner Kindheit zu früh die Erfahrung gemacht, daß in der Welt vieles nur in einer ganz bestimmten Weise getan werden darf, und daß vieles verboten war, was er gerne getan hätte. So entstand in ihm auch die Vorstellung, daß es offenbar immer so etwas wie das absolut Richtige geben müsse, woraus sich sein Hang zum Perfektionismus entwickelt." Es kann jedoch auch, worauf Riemann hinweist, eine umgekehrte Ätiologie der Zwanghaftigkeit geben: Wo ein Kind nur Chaos und wechselnde Beziehungspersonen vorfindet, kann es sich, aus Angst vor den ständigen Liebesverlusten, jenen Halt des zwanghaften privaten Mikrokosmos schaffen, den es in der unzuverlässigen Außenwelt nicht findet.

Als Erwachsener geht uns dieser Mensch auf die Nerven, weil er alles nach Art eines Zugfahrplanes programmiert und die Bleistifte stets scharf gespitzt und in paralleler Anordnung auf seinem Schreibtisch arrangiert. Wehe, wenn diese Ordnung im Arbeitszimmer oder im Auto, in der Fotozubehörtasche oder im Hobbykeller nur um ein Fitzelchen gestört wird, dann wird der Zwanghafte zum tobenden Ekelpaket: Die Angst hat ihn in ihren Klauen.

Das Grundproblem des zwanghaften Menschen ist, so Riemann, sein überwertiges Sicherungsbedürfnis. Der Zwanghafte fürchtet das Vergänglich-Fließende wie den Tod, denn es signalisiert ja in der Tat die „Unzuverlässigkeit" und Endlichkeit alles Seienden. Friedrich Engels und Friedrich Nietzsche haben auf philosophischer Ebene das Zwanghafte des hermetischen Systemdenkens als lebensfeindlich und widersprüchlich in sich charakterisiert. Der Wille zum System, meinte Nietzsche (in „Die Unschuld des Werdens"), sei „bei einem Philosophen eine Charakterkrankheit". Friedrich Engels wiederum nahm Georg Friedrich Wilhelm Hegels (1770–1831) gewaltiges und geistvolles System von der Geschichte als Genesis des sich dialektisch entfaltenden „Weltgeistes" zum Anlaß einer grundsätzlichen Replik: „Bei allen Philosophen ist gerade das ‚System' das Vergängliche, und zwar gerade deshalb, weil es aus einem unvergänglichen Bedürfnis des Menschengeistes hervorgeht: dem Bedürfnis der Überwindung aller Widersprüche. Sind aber alle Widersprüche ein für allemal beseitigt, so sind wir bei der sogenannten absoluten Wahrheit angelangt, die Weltgeschichte ist zu Ende..." (Engels, „Ludwig Feuerbach und der Ausgang der klassischen deutschen Philosophie").

Der Zwanghafte will, gottgleich, die Welt, die Frau, seine

Kinder, das Arbeitsfeld formen nach seinem Bilde. Wo kein Zwang ist, fürchtet er das Chaos. Wie der Schizoide ist er bemüht, seine Gefühle „unter Kontrolle" zu halten; Gefühle gelten ihm als schwankend und daher verdächtig. Der Zwanghafte ist in der Partnerschaft eher betonhaft treu, er neigt zum ethischen und religiösen Fundamentalismus. Seine Sexualität soll, wie Riemann beschreibt, funktionieren „wie eine gut geölte Maschine", und genau das tut sie natürlich nicht. Denn Sexualität ist immer auch Wildheit, Spontaneität, ein Hauch von Gesetzlosigkeit. Der Zwanghafte findet schwer zu unbefangener Sinnenfreude. „Wo Leben erstarrt", schreibt Nietzsche (in den „Bruchstücken") „türmt sich das Gesetz."

Die Aggression des Zwanghaften verbirgt sich hinter übermäßiger Korrektheit, die bis ans Sadistische grenzen kann. Eine Frau berichtete mir einmal völlig aufgelöst, daß ihr Mann, ein Polizeibeamter, morgens punkt halb acht von zu Hause wegfährt – wenn die beiden Töchter nicht akkurat vor dem Garagentor bereit stehen, fährt er auf die Sekunde genau ab – ohne sie.

Den zwanghaften Typus findet man überrepräsentiert in Berufen wie Militär, Polizei, Beamte, Richter, Geistliche, Staatsanwälte, Vertreter der weltlichen und geistlichen Autorität und Macht also. Barmherzig betrachtet, ist der Zwanghafte bei allem autoritären Charakter innerlich ein armer Kerl. Riemann: „Bei den späteren zwanghaften Persönlichkeiten finden wir in ihrer Lebensgeschichte mit großer Regelmäßigkeit, daß in ihrer Kindheit altersmäßig zu früh und zu starr die lebendigen, aggressiven, affektiven, die gestaltenden und verändern wollenden Impulse, ja oft jede Spontaneität, jede Äußerung gesunden Eigenwillens gedrosselt, gehemmt, bestraft oder unterdrückt wurden."

Positiv garantiert der zwanghafte Mensch Genauigkeit, Solidität, Verantwortung, gründlichen Sachverstand, ob als

Handwerker, Bankkaufmann, Naturwissenschaftler oder Laborarzt. Er ist konsequent, verläßlich, gut einschätzbar. Riemann appelliert an den eher zwanghaft strukturierten Menschen, die Chance der Nachreifung anzunehmen: „Die Gefahr dieser Menschen liegt also immer darin, daß sie ihr Bedürfnis nach Dauer und Sicherheit zu einseitig betonen... Sie sollten den Gegenimpuls der Bereitschaft zur lebendigen Wandlung mehr integrieren... Sie sollten es mehr lernen, nicht immer nur zu wollen, sondern auch mit sich geschehen zu lassen."

Solltest du, lieber Leser, solche zwanghaften Züge bei dir entdecken, magst du die lösende Botschaft von Hermann Hesses Gedicht „Stufen" für dich realisieren: „Wir sollen heiter Raum um Raum durchschreiten, / An keinem wie an einer Heimat hängen, / Der Weltgeist will nicht fesseln und engen, / Er will uns Stuf' um Stufe heben, weiten. / Kaum sind wir heimisch einem Lebenskreise / Und traulich eingewohnt, so droht Erschlaffen, / Nur wer bereit zum Ausbruch ist und Reise, / Mag lähmender Gewöhnung sich entraffen."

Bleibt der Hysteriker, der, so Riemann, die „Angst vor der Notwendigkeit" als Endgültigkeit und Unfreiheit erlebt. Pünktlichkeit, Zeitplanung erscheinen ihm, im Gegensatz zum Zwanghaften, pedantisch und lästig. Der Hysteriker – der Begriff ist von Riemann nicht abschätzig gemeint – möchte möglichst lange ein Kind der Unverbindlichkeit bleiben, das Alter verbergen, den narzistischen Rausch seiner bravourös inszenierten Auftritte genießen, frei nach dem Wort des französischen Romantikers François René Chateaubriand (1768–1848): „Ich möchte in einer Eremitenklause leben. Aber sie sollte auf einer Bühne stehen." Der hysterische Mensch liebt die Liebe als dionysischen Rausch, höchste Egozentrizität und Bestätigung seiner selbst. Er braucht seine Gegenüber weniger als Partner, sondern als Claqueure und Publikum. Ohne Zuhörer löst sich der Hysteriker sozusagen ins Nichts auf. Meist steckt hinter dem Hysteriker Depression, immer das Gefühl der Leere, die Angst des Nicht-wahrgenommen-werdens. Als Kind, führt Riemann aus, hat er oft nur ein fassadäres Elternhaus gekannt, in dem allein Prestige, Glanz, Vermögen, Titel und Selbstdarstellung galten. Das Kind fühlte sich nicht um seiner selbst willen wahrgenommen; es *mußte* auf sich aufmerksam machen, um seelisch zu überleben. In der Schule sucht ein solches, tief innen von Einsamkeit und Minderwertigkeitsgefühlen gepeinigtes Kind, als Zappelphilip und Klassenclown Aufmerksamkeit auf sich zu ziehen, als Erwachsener durch das Dauerinszenario seiner wahrhaft hinreißenden und amüsanten Auftritte.

Menschen mit hysterischer Struktur sind fabelhafte Unterhalter, oft Künstler mit geballter Ausstrahlung und farbiger Suggestivität; wo sie auftreten, wird die Gesellschaft munter, und ein Kreis schart sich um sie. „Ich bin der, wofür ich bewundert werde", lautet die Maxime des Hysterikers. Ist er ein Mann, neigt er dazu, den „puer aeternus" bis zum Tod zu spielen, wie die C. G. Jung-Schülerin Marie-Louise Franz das in ihrer Studie „Der ewige Jüngling" eindrucksvoll belegt hat. M. L. Franz über den schauspielerischen, geltungssüchtigen und „flüchtigen" Charakter des Hysterikers: „Am meisten fürchtet sich ein solcher Mann davor, an etwas gebunden zu sein. Er hat schreckliche Angst davor, festgenagelt zu werden, vollständig in Raum einzutreten und das menschliche Wesen zu sein, das er ist. Immer ist die Angst da, in einer Situation gefangen zu sein, aus der es kein Entfliehen geben könnte." Und: „Sie besitzen den Charme der Jugend und die anregenden Eigenschaften eines Glases Champagner. Pueri aeterni sind meistens sehr angenehme Gesprächspartner…"

Der hysterische Mann, der in seiner Kindheit nicht selten

als „Mütterchens Sonnenschein" fungierte und, mit Martin Walser zu sprechen, der „Vergnügtheitspflicht" des Mutter-Sohnes genügen mußte, leidet unter dem kardinalen Problem, daß er die Identität mit sich selbst nicht gefunden hat. Wenn er auf einer Party sein verbales und gestisches Feuerwerk abgebrannt hat, überfällt ihn oft hinterrücks ein ausweglosen Gefühl der Leere und Nichtexistenz. Die Realität biegt er sich gerne zur Pseudorealität nach eigenen Gnaden zurecht; er ist im Konfliktfall unlogisch, schrill, affektiert und rasch gekränkt. Wo jedoch der Mensch mit hysterischer Mitgift seine Exzentrizität abschleift, wo er lernt, in einer Gruppe auch einmal den Mund zu halten und, sich geborgen fühlend, einfach nur dabeizusitzen, wo er seine Liebwertigkeit ohne Konfettiparaden und Showeffekte akzeptiert, da hat er die Chance, sich zu einem lebensfrohen, sprühenden und risikofreudigen Mann zu entwickeln, der gleichzeitig Gewicht und Standfestigkeit besitzt. Der moderne Künstler, so erkannte Nietzsche in seinem „Wille zur Macht", ist „in seiner Physiologie dem Hysterismus nächstverwandt".

Es ist für jeden Mann wichtig, sich mit Typus und Wesensart auseinanderzusetzen und seine seelischen Eigentümlichkeiten, Stärken und Unarten nicht einfach dumpf hinzunehmen. Das „Erkenne dich selbst" ist der erste Schritt zur Veränderung. Ist es nicht ebenso beschämend wie fruchtlos, wenn sich Frauen zu Therapeutinnen von uns erwachsenen Männern genötigt fühlen? Zu erkennen, welche Struktur und Mixtur ich aus den vier genannten Persönlichkeitsstrukturen „schizoid", „depressiv", „zwanghaft" und „hysterisch" in mir habe, eröffnet mir aber auch die aufregende Möglichkeit, hinter das Geheimnis meiner Partnerschaft zu kommen. Riemann deutet an, daß sich neben dem Modus „Gleich und gleich gesellt sich gerne", auch das „les extrêmes ses touches", die Anziehung der Gegensätze, gilt. Daß nämlich „je zwei sich antinomisch ergänzende Persönlichkeitsstrukturen oft eine instinktive Anziehung aufeinander ausüben, eine Faszination – denn nichts pflegt uns stärker zu faszinieren, als wenn ein anderer überzeugend das lebt, was wir selbst auch als Möglichkeit in uns ahnen, aber vielleicht unterdrückt haben, oder nicht zu leben gelernt haben, bzw. nicht leben durften. Es scheint so zu sein, daß wir durch den jeweiligen Gegentyp zur ‚Ganzheit' kommen möchten, zu einer Vollständigkeit, die uns aus unserer individuellen Begrenztheit und Einsichtigkeit befreien soll, was ja auch einen wesentlichen Teil der geschlechtlichen Faszination ausmacht".

So ziehen sich nach Riemann schizoide und depressive Partner oft instinktiv an. Das erlebe ich auch in der Paarberatung. Als ich einmal den rundlich-depressiven Bernd und seine hager-schizoide Frau Doris (Namen geändert) fragte, was sie aneinander schätzen, kamen ihre Antworten wie aus der Pistole geschossen: „Ich liebe ihre Abgrenzung, Klarheit und Verläßlichkeit", sagte Bernd. „Ich mag seine unerschöpfliche Hilfsbereitschaft, Weichheit und Wärme", meinte Doris. Der Schizoide ahnt, wie Riemann formuliert, beim Depressiven „die Chance der Erlösung aus seiner Isolierung, die Möglichkeit, am Partner etwas nachzuholen, was er nie erleben durfte... Und andererseites fasziniert den Depressiven am Schizoiden, daß dieser etwas lebt, was er sich nicht zu leben gewagt hat, bzw. nicht leben durfte: unabhängiges Individuum zu sein, ohne Verlustangst und Schuldgefühle".

Das gilt auch für die Kohäsionskraft etwa zwischen Hysteriker und Zwanghaftem. In einer sich über ein halbes Jahr wöchentlich erstreckenden Männergruppe fiel mir ein spannender, unzweifelhaft hysterisch agierender Mann auf, weil er immer über seine „mausgraue" Frau klagte, aber wie Pech und Schwefel an ihr hing und jeden Gedanken an eine Trennung wie eine Gotteslästerung zurückwies. Nennen wir ihn Dieter. Auf meine Frage, was ihn an seine Frau so binde, meinte Dieter: „Weißt Du, ich bin so ein Traumtänzer. Die tut mir mit ihrer Nüchternheit und Ordnung so gut. Sonst ginge ich baden!" Was denn umgekehrt seine Frau an ihn kette, insistierte ich. Dieter antwortete, unter dem Gelächter der Gruppe: „Sie sagt immer: Du bist ja eine Dauerkatastrophe. Aber ohne dich sterbe ich vor Langeweile!"

In der Krise werden wir unweigerlich mit unserem Charakter konfrontiert. Männer sollten deshalb persönliche Krisen nicht als Panne und Peinlichkeit verdrängen, sondern als „Grundformen der Angst" (Riemann) und damit als Chance und Arbeit am Charakter. „Es ist wesentlich", sagt die großartige Therapeutin Verena Kast in „Angst und Krise", „daß man dem Menschen in der Krise deutlich machen kann, daß seine Angst durchaus begründet ist; daß es menschlich ist, Angst zu haben vor dem Unbekannten, vor großen Veränderungen. Kann die Angst angenommen werden, dann kann sie auch angesehen, dann kann auch entschieden werden, welche Hilfe notwendig ist."

*

„Die Tatsache, daß die Konventionen immer in irgendeiner Art blühen, beweist, daß die erdrückende Mehrzahl der Menschen nicht den eigenen Weg, sondern die Konventionen wählt und infolgedessen nicht sich selbst entwickelt, sondern eine Methode, und damit ein collectivum (allgemeine Norm – M. J.) auf Kosten der eigenen Ganzheit... Das Unternehmen der Persönlichkeitsentwicklung ist in der Tat ein unpopuläres Wagnis, ein unsympathisches Abseits von der breiten Straße... Die Größe der historischen Persönlichkeit hat niemals in ihrer unbedingten Unterwerfung an die Konvention, sondern im Gegenteil in ihrer erlösenden Freiheit von der Konvention bestanden. Sie ragten wie Berggipfel aus der Masse, die sich an kollektive Ängste, Überzeugungen, Gesetze und Methoden klammerte, hervor und wählten den eigenen Weg."

C. G. Jung
Vom Werden der Persönlichkeit (1932)

Das starke Geschlecht?
Krankheit, Sucht, Depression

*„Viele Menschen, besonders Männer, isolieren sich emotionell und hal-
ten diese Isolation fälschlich für Freiheit. Sie sublimieren ihre Gefühle
und versperren sich ihren emotionalen Bedürfnissen, bis sie schließlich an
Herzinfarkten, Schlaganfällen oder anderen Krankheiten sterben."*

LEN BERGANTINO, Psychotherapeut

Macht die Männerrolle krank? Alle Indizien sprechen dafür,
daß das „starke Geschlecht" in Wahrheit das schwächere ist.
Männer sterben statistisch sieben Jahre früher als Frauen.
Männer bringen sich dreimal so häufig um wie Frauen. Vier
bis fünfmal häufiger sterben Männer an Bronchialkrebs und
der verdrängten Angstkrankheit Asthma als Frauen. Dop-
pelt so viele Männer sterben am Bluthochdruck und Leberzirrhose als Frauen. Laut Statistik der Weltgesundheitsorganisation (WHO) von 1993 sterben jährlich in den Industrieländern 1,5 Millionen Männer, vor 500000 Frauen, an den
Folgen ihres Tabakkonsums. Herz- und Kreislaufkrankheiten sind vorrangig Männerkrankheiten. 150 Prozent mehr
männliche als weibliche Patienten bevölkern die Tuberkulo-
sekliniken; der männliche Prozentsatz in den alkoholischen
Entzugskliniken dürfte noch höher liegen.

Männer sind oft gußeisern. Sie fressen, saufen, kettenrau-
chen oder schuften ihr Leid und ihre Bedürftigkeit jahrzehn-
telang in sich hinein, bis die Seele den Zusammenbruch
somatisiert. Die Gesundheitsexperten stimmen überein, daß
vorwiegend in der Altersgruppe der 15- bis 35jährigen die
Grundlagen für später auftretende chronische Erkrankungen
gelegt werden. Doch Männer geben auf Gesundheitspflege
wenig, besonders in diesem Alter. Vielmehr wird, wie der

Direktor der LVA Rheinprovinz, Klaus Schenke, auf dem Düsseldorfer Gesundheitsforum im Juni 1993 es ausdrückte, von ihnen „Gesundheit noch sorglos als Selbstverständlichkeit verbraucht".

Während Frauen schon durch ihr biologisches Schicksal der Fortpflanzung, der Verbundenheit mit dem Leben und der eigenen Körperlichkeit Krankheitssignale wichtig nehmen und über größere Widerstandskräfte verfügen, wohl auch mit Trennung und Tod des Partners besser fertig werden – alleinstehende Rentner sterben statistisch drastisch früher –, kurz während Frauen ihre kreatürliche Verletzlichkeit besser annehmen und damit behutsam umgehen können, bevorzugen Männer das ebenso forcierte wie unsinnige Bekenntnis „Ich bin nie krank!" Ist es so, wie Eugen Drewermann in „Psychoanalyse und Moral" ausführt, daß Männer zu den Menschen zählen, für die Krankheit eine Inflation ihres Selbstwertgefühls darstellt? Empfinden sie, mit Drewermann zu sprechen, das „Nicht-perfekt-sein", das „Mängel-haben" als „narzißtische Kränkung"?

Wer als Mann immer noch den Typus des starken Mannes von Franz Josef Strauß bis Manfred Wörner anhimmelt, dem empfehle ich, gelegentlich das Enthüllungsbuch von Janice Halper „Stille Verzweiflung. Die Wahrheit über erfolgreiche Männer" zu lesen. Bei seiner Beschäftigung mit der „Herzinfarkt-Persönlichkeit" fiel dem – inzwischen emeritierten – Gießener Psychosomatiker Prof. Horst-Eberhard Richter bereits vor Jahren schon auf, daß sie „ziemlich exakt mit dem Idealbild des supermännlichen Mannes der Leistungsgesellschaft übereinstimmt. So sieht der energiegeladene, ehrgeizbesessene Tatmensch aus, der sich durchsetzt und nirgends kleinkriegen läßt." Nur durch den Herzschlag. Im Sarg hat er dann viel Zeit zum Nachdenken, warum ihm die Karriere wichtiger war als Gesundheit und Familie...

Männer behandeln ihren Körper bestenfalls wie ihr Auto.

Er hat zu funktionieren. Falls er „nicht pariert", kommt er zur Reparatur. Der Mann denkt nicht daran, was ihm die Seele vielleicht durch den Körper sagen will. Ganz grotesk zeigt sich das, wenn Männer zum Arzt rennen, weil der erigierte Penis, dieses „ehrwürdige Symbol an sich" (Nietzsche) schlapp macht. Daß diese „erektile Dysfunktion" möglicherweise auf einen allgemeinen Erschöpfungsgrad des Mannes, eine gestörte eheliche Beziehung oder verborgene Ängste hinweist, das wollen diese Männer nicht wissen. Das „Ding" muß, koste was es wolle, repariert werden wie eine defekte Wasserleitung. Obwohl die Impotenz mehrheitlich multifaktorell verursacht ist und ihre Behandlung mehrdimensional sein und einen Psychotherapeuten einbeziehen müßte, ist das Exekutionsorgan männlicher Sexualität fest in urologischer Hand. Patient und medizinischer Klempner beugen sich sozusagen bei geöffneter Motorhaube fachmännisch über den kaputten Kolben. Der urologische Monteur offeriert denn auch – statt hilfreicher Gespräche – hydraulische Penisprothesen, Vakuumpumpen und Hilfen aus Silikon. Neuerdings offerieren US-Chirurgen sogar zum Preis von 3000 Dollar eine Operationsmethode, den Penis aus dem Bauch „herauszuschälen" und damit um bis zu vier Zentimeter zu verlängern...

Es sind besonders Unter- und Oberschichtenmänner, die den „Männlichkeitsverlust" als schmachvoll empfinden und den urologischen Schnelldienst aufsuchen. Beide Gruppen wollen die Erektionsstörung, wie der Psychotherapeut Peter Diederichs beobachtet, nicht als „körpersprachliches Signal für einen interpersonalen Konflikt verstehen" (Spiegel, 11/93). Dabei wäre doch gerade die Impotenz ebenso wie die vielzitierte „Frigidität" der Frau – in Wahrheit oft ihre Fähigkeit, mit dem Körper nein zu sagen – Anlaß für kritische Fragen nach der – natürlich unbewußten – Partnerdynamik: Ziehen beide Partner einen Nutzen aus der sexuel-

68

len Störung? Delegiert der „Ungestörte" die Funktionsstörung an den Partner, um eigene Probleme zu verdecken oder eine Außenbeziehung für sich zu legitimieren? Wird mit der sexuellen Störung ein Machtkampf, eine Verweigerung, gegen den Partner, inszeniert? Dient die Sexualstörung, vor allem, wenn sie nicht chronisch, sondern intermittierend ist, nicht dazu, je nach Bedürfnis Nähe („Ich will") oder Distanz („Ich kann jetzt nicht") herzustellen? Steht männliche Potenz nicht für Jugendlichkeit und Macht? Steht die männliche Impotenz also dafür, der Angst vor dem Alter und der Sterblichkeit auszuweichen?

Ein Mann definiert sich negativ, mit großer Härte und wie eine Maschine. Das sagt Herb Goldberg in seinem Fundamentalwerk „Der verunsicherte Mann". Ich bin, beobachtet Goldberg, als Mann um so männlicher:

je weniger Schlaf ich benötige,
je mehr Schmerzen ich ertragen kann,
je mehr Alkohol ich vertrage,
je weniger ich mich darum kümmere, was ich esse,
je weniger ich jemanden um Hilfe bitte und von jemandem abhängig bin,
je mehr ich meine Gefühle kontrolliere und unterdrücke,
je weniger ich auf meinen Körper achte.

Man mag sich über die Disziplin einer „Andrologie", einer Männerheilkunde als Analogon zum Frauenarzt/ärztin streiten. Spezialisierung bedeutet auch immer einen Ganzheitsverlust. Nietzsche meinte, „jeder Spezialist hat einen Bukkel". Aber überall dort, wo epidemiologische Studien zur Häufigkeit von Männerkrankheiten durchgeführt und dokumentiert wurden, wie etwa in den USA von John Nicholson „Men and Women", Esther Greenglass „Geschlechterrolle als Schicksal" oder Joseph H. Pleck „The Myth of Masculinity", überall dort wurde der „Störfall Mann", das heißt die Krisenanfälligkeit des Auslaufmodells Mann, signifikant. Der Sozialpsychologe Joseph H. Pleck faßt zusammen: „Aggressivität und Wettbewerbsstreben verursachen, daß sich der Mann in gefährliche Situationen begibt. Die Unfähigkeit, sich emotional auszudrücken, bedingt psychosomatische und andere Gesundheitsprobleme. Männer sind gezwungen, größere Risiken einzugehen. Ihre Berufe setzen Männer größeren körperlichen Gefahren aus. Ihre Berufe setzen Männer größerem psychischen Streß aus. Männlichkeit sozialisiert Männer zu Persönlichkeitsmerkmalen, die mit höherer Sterblichkeit korreliert sind. Verantwortung für die Familie und vor allem für den Unterhalt setzt Männer größerem Streß aus. Männlichkeit beinhaltet bestimmte Verhaltensweisen, die, wie z. B. Rauchen und Alkoholkonsum, die Gesundheit des Mannes stark beeinträchtigen. Männlichkeit entmutigt die Männer, sich rechtzeitig und angemessen um ihre Gesundheit zu kümmern und ärztliche Hilfe in Anspruch zu nehmen" (Frankfurter Rundschau, 20. 8. 88).

Für alle diese Formen der Entfremdung steht auch das männliche Suchtverhalten. Die Suchtformen sind vielfältig: Süßigkeitssucht, Freßsucht, Alkoholsucht, Nikotinsucht, Sexsucht, aber auch Arbeitssucht („Workaholic"), Konsumsucht, Kleptomanie (ein nicht seltenes Thema in Männergruppen), Spielsucht, das heißt „Süchte ohne Drogen". Man kann fast alle Tätigkeiten zur Sucht machen, selbst Bergsteigen, Computern, Fotografieren, Fernsehen. Natürlich ist der Alkoholismus, eine typisch männliche Domäne, noch immer die auffälligste Suchtform und zahlenmäßig wohl über hundertfach stärker als die harte Drogensucht der Fixerszene, die ein bevorzugtes Sensationssujet der Medien darstellt.

Psychologen sprechen von zwei Suchtformen, dem „Luxusrausch", also dem Wunsch, sich – das Gläschen Sekt zu einem Dutzend Gelegenheiten am Tag – ununterbrochen „happy" zu fühlen. Dem „Elendsrausch" der äußeren und inneren Not, um etwas zu vergessen und zu verdrängen. Die Sucht ist wie eine Art Pflaster auf eine vernachlässigte, nie behandelte Wunde, die nicht heilen kann. Die Sucht hat zudeckende Funktion. Da der Mann seine innere Bedürftigkeit zudeckt, hat er eine besondere Affinität zur Sucht. Wer nicht befreit Gefühle zeigen, lachen, aus sich herausgehen kann, der braucht den Alkohol als Enthemmer und „zweite Wirklichkeit". Die meisten Männer können sich überhaupt nicht vorstellen, daß man auch bis zwei Uhr nachts ohne Alkohol ausgelassen und zugewandt feiern kann. Männer halten sich meist am Bierglas fest wie der Rentner am Krückstock.

Mir scheint, neben dem „Luxusrausch" und dem „Elendsrausch" gibt es noch eine Form von Rausch, den ich als „Ganzheitsrausch" bezeichnen möchte. C. G. Jung führte in einem Wortspiel über das zwanghafte Trinken aus: „Spiritus contra spiritum". Das könnte man vielleicht frei so übersetzen: „Geist statt geistige Getränke." In einem Brief an Bill Wilson, den Gründer der Anonymen Alkoholiker, schrieb C. G. Jung am 30. 1. 1961 über seinen Patienten Roland H.: „Sein Drang nach Alkohol war auf einer niederen Stufe der Ausdruck des spirituellen Durstes unseres Wesens nach Ganzheit." Man muß nicht unbedingt die berühmte „Jellinneksche Tafel" mit ihrem Kontrolltest zum alkoholischen Suchtverhalten befragen. Man kann einfach prüfen: Welches Verhalten von mir ist süchtig? Welche Sehnsucht steckt hinter meiner Sucht? Als es mir selbst einmal schlecht ging und ich Kontakte zu Menschen dramatisch einschränkte, las ich in einem Vierteljahr fast hundert Bücher; ich klammerte mich förmlich an Büchern fest. In den Büchern suchte ich das Leben, das ich mir draußen nicht holen konnte. Als mir das klar wurde, legte ich die Bücher beiseite und öffnete mich wieder vorsichtig für Menschen. Mein Lesen normalisierte sich...

Frauen berichten mir in der Sprechstunde häufig von den Alkoholproblemen ihrer Männer. Ich empfehle den Männern, sich nicht erst auf das erniedrigende Spiel einzulassen, von den Frauen geschubst, geschimpft und mit (berechtigten) Drohungen zur Behandlung getrieben zu werden. In Gruppen, seien es die „Anonymen Alkoholiker" oder sei es eine Männergruppe, können Männer alle Probleme besprechen, die sie zu Hause nicht anzuschneiden wagen. Ich erlebe das in den Männergruppen immer wieder. So wie Frauen in Frauengruppen ureigene, intime Probleme ansprechen, für die sie Frauen als Adressaten brauchen, so sind Männer dankbar, endlich offen, das heißt ohne Rücksicht, Scham und Aggressionshemmung ihre Nöte und Wünsche artikulieren zu können: Ihre Trauer, ihre Wut, ihre Geilheit, ihre sexuellen Phantasien, ihre Potenzängste, ihre Zärtlichkeitsbedürfnisse, ihre Überforderung im Beruf, die verdammte Alltagsrivalität, ihre nachlassende Gesundheit, ihre Todesangst, ihr vielfältiges Suchtverhalten, ihren Hunger nach der Wildheit, dem Unkonventionellen, ihr Partnerelend, ihre Kindersorgen, ihre kleinen Freuden. Männer verstehen sich – nicht anders als Frauen unter sich – sofort und spontan untereinander. Wie befreiend ist der Ausbruch aus dem einsamen Vor-sich-hin-brüten in das Angenommensein einer Gruppe! Doch dazu mehr im Schlußkapitel dieses Buches.

Vier bis fünf Prozent der 13–16jährigen Schüler, vor allem Jungen, betreiben bereits Alkoholmißbrauch oder sind bereits alkoholkrank. Das teilte Claudia Nolte, die jugendpolitische Sprecherin der CDU/CSU-Bundestagsfraktion, im August 1993 in Bonn mit. 53 Prozent der Schüler von gymnasialen Oberstufen, überwiegend junge Männer, zählten zu den Dauerkonsumenten „weicher Alkoholika". Die Abgeordnete erläuterte, sensible, verschlossene und leicht verletzliche Jugendliche seien besonders gefährdet. Claudia Nolte: „Der Griff zur Flasche oder zur Zigarette geschieht häufig unter großem Gruppendruck, einem empfundenen Zwang zur sozialen Konformität und aus Unsicherheit." Wer von diesen Jugendlichen weiß eigentlich, daß der „dienstälteste" Marlboro-Werbemann Anfang der 90er Jahre an seinen Krebsmetastasen einging und der markige Humphrey Bogart („Schau mir in die Augen, Kleines") 1957 elendiglich an einem Lungenkrebs starb? Klarheit statt blauer Dunst bekäme Männern besser.

Männer, das stelle ich immer wieder fest, flüchten nicht nur in Suchtverhalten, sondern gehen auch über ihre depressive Gestimmtheit einfach hinweg, sie „übersehen" sie. Ein Mann, so hat es den Anschein, darf nicht depressiv sein, sonst ist er in seinen eigenen Augen ein Versager. Dabei verrät oft schon der Ausdruck seiner Augen, die fehlende Muskelspannung und eine allgemeine Glanzlosigkeit seine Depression (von lat. deprimere = herabdrücken, tief hineingraben, unterdrücken). Nicht selten drücken aber auch körperliche Symptomatiken wie chronische Kopfschmerzen, Herzsymptome, Druck- und Beklemmungsgefühle im Bereich der Atmungsorgane, Schlafrhythmusstörungen, Störungen der Sexualfunktionen die sogenannte larvierte, sprich maskierte Depression aus.

Tatsächlich ist eine akute, reaktive Depression eine durchaus „gesunde" Antwort auf eine schwere Lage, Überforderung oder Veränderung im Leben eines Mannes. Der Verlust eines Partners durch Tod oder Scheidung, eine demütigende Situation im Beruf, die Ablehnung durch ein Kind, die Versagung von Sexualität, das Nachlassen der Kräfte, die Sinnlosigkeit eines Tuns, das Verlassen einer alten Lebenssituation und das bedrohliche Wagnis einer neuen Lebensoption – alles das kann Angst und Depression auslösen. Depression ist solcherart die Warnung vor einem nicht mehr auszuhaltenden Zustand und der Hinweis, neue Schritte zu tun. Der amerikanische Psychiater Frederic F. Flach betont in seinem Buch „Depression als Chance" diesen Aspekt: „Die Erfahrung einer akuten Depression ist für den Menschen nicht nur eine Gelegenheit, mehr über sich selbst zu lernen, sondern auch mehr er selbst zu werden."

Wo ein Mann seine depressive Gestimmtheit nicht wahrnehmen will, verharrt er im Sumpf der alten Psychodynamik, frei nach dem Therapeutenwort: „Der Neurotiker zieht sein bekanntes Unglück dem unbekannten Glück vor." Er schlägt die Chance aus, sein Leben neu zu ordnen, kreativer, sensibler und authentischer zu werden. Er schlägt die Botschaft der Depression aus: Ändere deine selbst geschaffenen Umstände! Ändere dich! Statt dessen sucht der Mann lieber einen äußeren Sündenbock für seine Situation („meine Frau", „mein Chef", „die Politik"). Akzeptieren, daß man depressiv gestimmt ist, ist der erste Schritt aus der eigenen Verleugnungsfalle. Männer agieren, wie die Psychologie sagt, ihre Depression lieber aus – in Aggression, Grobheit, Alkohol, Arbeitswut oder promiskem Frauenwechsel. Sie tun alles, um der Auseinandersetzung mit der Depression auszuweichen.

In Wahrheit ginge es darum, die Depression anzunehmen, eine Lebenszwischenbilanz zu ziehen und – für den Mann so unsäglich schwierig – sich helfen zu lassen. Bei einer guten Beratung gehört die Hinzuziehung mindestens der Ehefrau hinzu. Eigentlich immer wirkt sie gerne an der Aufdröselung des mentalen Knotens mit. Mit ihr zusammen kann das depressiogene Milieu, das den Mann herabdrückt, erkannt und beseitigt werden.

In schweren Fällen erhält der Mann klinische Hilfe, um wieder liebes- und arbeitsfähig zu werden. Der depressiv gestimmte Mann muß oft lernen, seine eheliche Beziehungsstruktur zu durchschauen. Denn häufig entspricht dem depressiven Mann eine dominante Partnerin und umgekehrt. Das heißt, der Depressive ermöglicht es in der ehelichen Kollusion, dem unbewußten Zusammenspiel, der Partnerin, ihre depressiven Anteile zu verleugnen. Nicht selten hat der depressiv gewordene Mann sich auch in das fiktive System seiner Ängste verstrickt. Der stoische Philosoph Epiktet meinte einmal: „Nicht die Dinge selbst beunruhigen die Menschen, sondern die Vorstellungen von den Dingen."

Der depressive Mann bekämpft seine eigene Freudlosigkeit und Apathie meist mit dem martialischen inneren Ruf „Reiß dich zusammen". Aber eben das vermag er ja im Tal der Depression nicht mehr zu leisten. Ausdruck männlichen Machbarkeitsdenkens ist es, Depression wie einen Kriegsgegner zu bekämpfen und mit der chemischen Kriegsführung der Psychopharmaka außer Gefecht zu setzen, anstatt ihrer Botschaft nachzuspüren und in einem geduldigen Prozeß dem Sinnverlust Sinngewinnung gegenüberzustellen. Was natürlich nicht gegen eine verantwortungsvolle Medikation spricht. Ein afrikanischer Stamm beschreibt die Schwere depressiver Gefühle mit den Worten: „Mein Herz ist in einer hölzernen Schachtel." Ein Mann sollte diese Schachtel mit zarten Fingern öffnen.

Männer stehen auf Kriegsfuß mit der Krankheit. Einen positiven Sinn vermögen sie ihr nicht abzugewinnen. Sie haben eine Chance, zu sich zu kommen, wenn sie André Gides Wort beherzigen: „Ich glaube, daß die Krankheiten Schlüssel sind, die uns gewisse Tore öffnen können. Ich glaube, es gibt gewisse Tore, die einzig die Krankheit öffnen kann. Es gibt jedenfalls einen Gesundheitszustand, der uns nicht erlaubt, alles zu verstehen. Vielleicht erschließt uns die Krankheit einige Wahrheiten; ebenso verschließt uns die

Gesundheit andere oder führt uns davon weg, so daß wir uns nicht mehr darum kümmern."

Was das konkret bedeutet? Ich habe Max Otto Bruker mit seiner nunmehr über sechzigjährigen ärztlichen Praxis danach gefragt. Der erfahrene Internist und Seelenarzt meint: „Ich spreche lieber vom kranken Menschen als vom kranken Körper oder der kranken Seele. Bei jeder Krankheit ist der ganze Mensch krank. Was der Mensch erlebt, die Lebensprobleme, äußert sich in den Dysfunktionen seiner Organe. Nicht der Körper und die Seele sind an sich krank, sie werden durch die Lebensumstände im weitesten Sinne krank gemacht." Krankheit – ein Appell? Bruker: „Und ob! Sie signalisiert zum Beispiel drastisch! ‚Wenn du nicht den Alkohol läßt, dann heilt deine Leber nicht.‘ In jeder Krankheit liegt mit anderen Worten ein tieferer Sinn verborgen. Sie warnt den Menschen: ‚Mein lieber Freund, irgend etwas stimmt nicht mit dir. Du machst etwas falsch. Du ernährst dich falsch. Du lebst unter falschen Lebensumständen. Deine Umwelt ist krank. Ich, Krankheit, bleibe so lange, bis ich es fertiggebracht habe, dich zu einer anderen Lebensführung zu bringen."

Krankheit, um es noch einmal und mit anderen Worten uns notorischen männlichen Verdrängern zu sagen, muß nach Elisabeth-Kübler-Ross „nicht unbedingt von einem negativen Standpunkt aus bewertet werden, sondern kann manchmal ein wichtiger Zeitabschnitt im Leben eines Menschen sein – eine Zeit, in der man seelische Leiden heilen kann, eine Zeit, in der man neue, weniger zerstörerische Wege finden kann, und auch eine Zeit seelischen Reichtums". Vorbeugen ist besser als heilen. Über richtige Ernährung, männliche Kochkünste, über das Übel Prostata-„Vorsorge" und die „Männermacht Medizin" sprechen in den folgenden Interviews, die ich mit ihnen geführt habe, die Medizinprofessoren Dr. Max Otto Bruker und Dr. Julius

Hackethal sowie der Gesundheitsberater GGB Hans Göschl. Sie alle dürften der – frei übersetzten – Empfehlung des Apostel Johannes 5,6–8 zustimmen: „Willst du gesund werden? Dann Arsch hoch und auf die Füße!"

*

„In meiner Kindheit haben wir Fleisch überhaupt nur am Sonntag gegessen. Im übrigen werden heute die Schweine und Kälber überwiegend chemisch gedopt – diese schädlichen Fremdstoffe muten wir bei jedem Schnitzel unserem armen, geschundenen Körper zu.
Der Fabrikzucker wiederum ist ein todsüßer Feind unserer Arterien und Herzkranzgefäße. Wenn Sie aber zu einem Arzt mit einer Haut- oder Rheumakrankheit oder Bluthochdruck in die Sprechstunde kommen, dann erklärt er Ihnen in neun von zehn Fällen: ‚Das hat mit Ernährung nichts zu tun. Sie können alles essen.'"

MAX OTTO BRUKER
in: Mathias und Katharina Jung
Die aufgekratzte Seele. Neurodermitis

Das Übel Prostata-„Vorsorge" oder Männermacht Medizin

Ein Gespräch mit Prof. Dr. med. Julius Hackethal

Mit seinem ersten Buch „Auf Messers Schneide. Kunst und Fehler der Chirurgen" scheuchte Julius Hackethal seine selbstgefällige Zunft auf. Hackethals leidenschaftliches Engagement für radikale Reformen im Gesundheitswesen wie sein beherztes Eintreten zugunsten geschädigter Patienten als Sachverständiger in zahlreichen Kunstfehlerprozessen machten den „rebellischen Chirurgen" zum bekanntesten deutschen Arzt. Die Schulmediziner und die konservativen Medien verfolgen den unbequemen Kritiker als „Scharlatan im weißen Kittel". Der „Kämpfer in Weiß" resigniert nicht. Nach einem halben Dutzend medizinkritischer Bücher („Nachoperation", „Sprechstunde", „Krankenhaus", „Operation – ja oder nein?", „Humanes Leben bis zuletzt. Für ein Selbstbestimmungsrecht des Patienten") warnt der Leiter des gastlichen Krankenhauses „Eubios-Zentrum" in Riedering nahe dem Chiemsee noch in seinem jüngsten Werk „Der Meineid des Hippokrates" vor der „Verschwörung der Ärzte". Der 1921 geborene Sohn eines Großbauern, Hackethal, bekennt als Credo seines Wirkens: „Der Patient ist meine oberste Instanz, er ist der König."

> *„Ich gelobe, jeden Kranken zu lieben, mehr, als wenn es meinen eigenen Leib betreffe."*
>
> PARACELSUS (1494–1541)

Lieber Prof. Julius Hackethal, 1971 verfügte das Bundes-
gesundheitsministerium die Vorsorgeuntersuchung auf
Prostatakrebs als Pflichtleistung der gesetzlichen Kran-
kenkassen. Sie machte sie damit für fast rund neunzig
Prozent der deutschen Männer ab 45 Jahren kostenlos
zugänglich. Was halten Sie von dieser als „Krebsvorsorge" propagierten Untersuchung beim Urologen?
Hackethal: Zunächst einmal ist der Begriff völlig irrefüh-
rend. Untersucht wird nicht „der" Krebs beim Mann, also
Carzinome vom Bauchspeicheldrüsenkrebs bis zum Gehirn-
tumor, sondern ausschließlich die Prostata. Die wichtigste
Vorbeugungsmöglichkeit für Krebserkrankungen ist immer
noch eine gesunde und natürliche Lebensweise. Wenn Sie
wissen, worauf Sie sich nicht einlassen dürfen, ist eine Untersuchung der Vorsteherdrüse in Ordnung. Das heißt aber,
Sie dürfen nicht zu einem Urologen gehen, der eine Horn-
haut auf dem Zeigefinger hat und der wie ein Wilder in den
Darm hineinbohrt.

Meine Patienten pflegen mich am Ende der Untersuchung
oft zu fragen, „Sie wollten mich doch noch rektal untersuchen". Sie haben meine sanfte Untersuchung gar nicht mit-
bekommen, weil sie gewohnt sind, daß sie laut aufschreien
müssen beim Urologen. Tatsächlich fühlt man beim Untersuchen doch nur, wenn man ganz zart zudrückt. Die Prosta-
ta-Vorsorgeuntersuchung ist nur dann zu empfehlen, wenn
man einen „GIMP", einen Gut Informierten Patienten, vor
sich hat, sonst bitte nicht. Sonst ist die anschließende Gefahr
viel größer als die Untersuchungsgewißheit.

Warum?
Dazu muß ich etwas Grundsätzliches sagen. In jungen
Jahren und im mittleren Alter denkt kaum ein Mann an seine
Prostata. Man spürt sie nicht, und das Organ erkrankt in
dieser Zeit auch nur verhältnismäßig selten. Erst im höheren

Alter bereitet die Prostata Probleme, wenn der Prostatakropf, eine altersbedingte gutartige Wucherung der Innendrüse, zum Harnstau durch Harnröhrenverengung führen kann, aber nicht muß. Das Risiko, an Prostatakrebs zu sterben, ist relativ klein. Zur besonderen Krebsfurcht besteht hier für Männer kein Anlaß. Das Risiko an Prostatakrebs zu sterben, betrug 1978, dem letzten vom Statistischen Bundesamt erfaßten Jahr, für die Altersgruppe 70–75 Jahre 1,6 Prozent, 75–80 3,1, 80–85 4,9, 85–90 6,4 und über 90 Jahre 7,1 Prozent.

Eigentlich gefährlich ist der heute praktizierte medizinische Zugriff auf die Prostata im Gefolge der „Vorsorgeuntersuchung". Die Prostata gehört zu den von der Schulmedizin am häufigsten unnötig verstümmelten Organen. Nach meiner Beobachtung in Praxis und Klinik sind zwei Drittel aller praktizierten Prostataoperationen bei uns und wahrscheinlich weltweit unnötig und schädlich. Die Urologen haben in ihrem Angebot fast nur die Entmannungsoperation. Wenn sie von der „Radikaloperation" sprechen, meinen sie, daß nicht nur die Prostata, sondern auch die anhängenden Bläschendrüsen, bis hin zur Großen Lymphbahn-Ausräumung hinter der Bauchhöhle, mitherausgeschnitten werden müssen, womit sowohl Erektions- und Zeugungsunfähigkeit des Mannes eintreten. Die Männer werden fast zu hundert Prozent entmannt, und das obwohl oft nur ein Haustierkrebs vorliegt.

Was verstehen Sie unter den von Ihnen entwickelten Begriffen „Haustierkrebs" und „Raubtierkrebs"?
Wir benutzen das Wort Krebs in der „Eubios"-Klinik nicht, weil es zu schweren Mißverständnissen führt. In dem Wort Krebs steckt immer die totale Bösartigkeit, sozusagen das versteckte Todesurteil. Das trifft jedoch nur auf den „Raubtierkrebs" zu. Dagegen gehört der „Haustierkrebs"

zum normalen zellulären Geschehen. Krebskrankheit ist Kranksein durch einen „Bürgerkrieg" zwischen Krebszellen und Zellstaat Mensch mit allen seinen Folgen. Eine Krebszelle für sich allein macht nicht krank. Anhäufungen von Krebszellen zu Krebsherden, zu Krebszellhorden, stellen anfangs nur eine Krankheitsdrohung dar. Ob der „Krebsherdträger" dadurch krank wird, hängt von der Gegenreaktion des Zellstaates, der erfolgreichen oder erfolglosen Generalmobilmachung seiner Eingreiftruppen, ab. Günstigenfalls wird der Krebsherd durch Einkapselung unschädlich gemacht – ich selbst habe einen Prostata-„Haustierkrebs", der sich ruhig verhält und mir keine Sorgen macht. Ich denke nicht daran, ihn durch eine Operation oder eine Probeexzision, also eine verletzende Gewebeentnahme, zu „wecken" und damit verstärkt streuen zu lassen. Ungünstigenfalls behält der Krebsherd die Oberhand gegen die Abwehrtruppen, wächst und wächst und überfällt asozial und verbrecherisch die Zentralorgane des übrigen Zellstaates. Dann haben wir einen „Raubtierkrebs" vor uns. Den kleinen Krebsherd nennen wir Krebsid. Das läßt erst einmal offen, ob der Bösartigkeitsgrad 1 oder 100 vorliegt. Was unter zehn ist, ist „Haustierkrebs".

Der Bösartigkeitsgrad eines Krebsherdes hängt von über dreißig Faktoren ab. Aus einem histologischen Befund können Sie nicht den Bösartigkeitsgrad erkennen. Insoweit ist die von der Schulmedizin so hingebungsvoll betriebene Zell- oder Gewebebiopsie eine Bionekropsie, das heißt die optische Untersuchung einer zwar dem Lebenden entnommenen, inzwischen aber toten Gewebsprobe einer Zell-Leiche. Der Krebsherd, der ein Prozeß in einem ganzheitlichen Gesundheits-Krankheits-Geschehen ist, ist zunächst nur als Krebsid zu diagnostizieren. Denn das Problem der Beurteilung des Zellausstrichpräparates ist doch, daß es kein Kainsmal der krebsigen Zellentartung, kein einziges krebstypisches Signal, gibt, das eine zweifelsfreie Einordnung als Krebszelle möglich macht. Und ist es nicht humaner dem Patienten gegenüber, wahrheitsgemäß von einem Krebsid zu sprechen als von einem Krebs, der zwangsläufig die Radikaloperation oder die Eröffnung des Strahlen- oder Chemokrieges impliziert? Mit dem gutartigen Krebsid kann man hundert Jahre alt werden.

Sie lehnen eine Zell- oder Gewebebiopsie mittels einer Feinnadel-Punktion scharf ab. Warum? Für den Laien stellt sich das doch eher als ein behutsamer Eingriff dar...

Das Gegenteil ist der Fall. Die Feinnadel-Punktion führt zu einer erheblichen Verletzung des getroffenen Zellverbandes. Bei einem Volltreffer in einen erbsengroßen Krebsknoten werden viele Millionen Krebszellen losgestochen und davon viele Hunderttausend auf dem Lymph- und Blutwege verschleppt. Außerdem besteht bei der Prostata-Exzision die Gefahr einer massiven Übertragung von Kotkeimen, da die Nadel vom Mastdarm aus eingeführt wird. Eine bessere Unterscheidungs-Diagnose zwischen Haustier- und Raubtierkrebs läßt sich, wie gesagt, durch den histologischen Befund nicht erzielen. Bezeichnend in diesem Zusammenhang ist für mich, daß mich noch kein Patient angezeigt hat, daß ich wegen des Verzichts auf eine Biopsie eine verspätete Diagnose gestellt hätte. Und dies, obwohl ich allein in den letzten zehn Jahren mehr als zehntausend Prostata-Tastuntersuchungen durchgeführt habe.

Allein durch die Biopsie-Operationen dürften Hunderte von Haustier-Krebsen zu Raubtier-Krebsen gemacht worden sein. Zahlreiche gesunde Prostatakrebsträger landen auf dem Operationstisch zur angeblich notwendigen Radikalen Prostatektomie. Der größte Teil wird mit Gift-Chemikalien attackiert. Nachdem bekannt ist, daß rund ein Drittel aller

Männer ab 45 einen – harmlosen – Krebsherd in der Vorsteherdrüse hat, ohne daß daraus ein Raubtierkrebs wird, bleibt der zufällige Nachweis von Krebsherden in einem herausoperierten Prostataadenom ohne wesentliche praktische Bedeutung.

Ich rate dringend ab, sich aufgrund dessen zu einer verstümmelnden Therapie überreden zu lassen. Es ist weder eine zusätzliche Operation, noch eine Bestrahlung, also eine Atomsprühfeuer-Kanonade, noch eine Chemotherapie zweckmäßig. Noch einmal: Die kollektive Prostata-Krebsmusterung ist viel gefährlicher als Abwarten. Die Massenmusterung stellt darüber hinaus eine Verschwendung von Krankenkassen-Mitgliedsbeiträgen und Steuergeldern dar. Der gesamte Prostata-Behandlungskomplex ist eine gewaltige Angst- und Geschäftemacherei. Es ist grotesk zu sagen, aber im allgemeinen wird erst ein mit Biopsie, also gewaltsamer Gewebeentnahme, mißhandelter und diagnostizierter Prostatakrebs, in Wahrheit ein Krebsid, zur Gefahr für den Patienten. Der Krebs wird durch die „Vorsorge-Untersuchung" nachgerade provoziert, wie ein Fuchs künstlich aus dem Bau gelockt.

Sie sprechen in diesem Zusammenhang von sechs Kardinalfehlern der schulmedizinischen Krebsbekämpfungsstrategie...

Der erste Kardinalfehler ist, daß man nicht unterscheiden will zwischen gutartigem und bösartigem Krebs, Haustierkrebs und Raubtierkrebs. Kleine und kleinste Krebsherde finden sich in der zweiten Lebenshälfte bei sehr vielen Menschen. Nach den Diagnosen der etablierten Pathologen hat jeder dritte Mann ab fünfundvierzig einen Prostatakrebs und jede vierte Frau ab vierzig einen Brustkrebs. Darüber hinaus gibt es verborgene kleine Krebsherde – die US-Mediziner sprechen von „silent cancer", dem schweigenden Krebs, also dem Haustierkrebs. Es gibt die latenten kleinen Krebsherde in vielen Organen, wahrscheinlich in allen. Man kann sich ausrechnen, was geschähe, wenn alle diese „silent cancers" entdeckt würden. Das dürfte in Kürze möglich sein, nachdem die Gerätemedizin bereits mit Stolz vermeldet, man könne stecknadelkopfgroße Krebsherde mit der Kernspintomographie entdecken. Müssen wir mit Verstümmelungen fast aller Menschen in der zweiten Lebenshälfte durch die Krebsvorsorge rechnen?

Ich weiß, das Folgende hören die Herren der Schulmedizin nicht gerne: Seit dem Großeinsatz der schulmedizinischen Radikalstrategie – Skalpell, Strahlung, Chemovergiftung – in den letzten dreißig Jahren und insbesondere seit der Einführung der Gesetzlichen Krebsvorsorge wurden Millionen Menschen mit Kleinem Krebsherd unnötig verstümmelt, viele Tausend unnötig getötet. Mit Shakespeare zu sprechen: Ist's Wahnsinn auch, so hat es doch Methode.

Die jährlichen Ausgaben für die schulmedizinische Krebsbekämpfung in Höhe von vielen Milliarden Mark haben letzten Endes mehr geschadet als genützt. Wenn Männer vor der sogenannten transurethralen Prostata-Resektion, der mit 90 000 Operationen pro Jahr häufigsten Prostata-Operation, dem „Abhobeln" des „störenden Prostata-Gewebes", zurückschrecken, liegen sie völlig richtig. Das Problem des vermehrten Harndrangs und des lästigen Resturins läßt sich oft auch sanft, durch die Verordnung von Sexualhormonen, „Liebeshormonen", lösen, wie wir es im Eubios-Zentrum hier praktizieren. Dabei kommt es zur vorübergehenden Impotenz, die jedoch sofort nach Absetzen des Präparates „Suprefakt" zurückkehrt.

Was ist der zweite Kardinalfehler bei der schulmedizinischen Antikrebs-Mobilmachung?

Das ist, wie ich schon ausführte, die planmäßige „Zündung" einer Krebszellenexplosion durch Probeentnahmen mit Feinnadel, Stanze, Zange oder Messer. Jede Feinnadelpunktion dieser Brutaldiagnostik vergrößert die Metastasierungsgefahr vieltausendfach. Aus den vergleichsweise riesigen Biß- und Schnittwunden im Krebsherd stürmen die fluchtbereiten Krebszellen in Divisionsstärke in den Kreislauf. Biopsieoperationen, bei denen nicht der ganze Krebsherd behutsam ausgeschnitten wird, müßten als schwere Körperverletzung bestraft werden.

Sie zählen das Diagnose-Set selbst zu den Krebserzeugern?
Und ob! Das ist ja gerade der Skandal. Als dritten Kardinalfehler der High-tech-Krebskriegsstrategie bezeichne ich die riskante Überdiagnostik wie Mammographie, Szintigraphie, Computertomographie und andere mehr. Zu den stärksten Aktivatoren einer Zellteilung gehört die niedrigdosierte radioaktive Strahlendiagnostik. Die deutschen Ärzte sind, wie eben zum Zeitpunkt unseres Gesprächs der SPIEGEL (32/1993) in einer Titelgeschichte moniert, „Weltmeister im Röntgen". Das Blatt schreibt, ausgehend vom Strahlenskandal an Patienten der Hamburger Universitätsklinik, wörtlich: „Nicht Atombombenversuche, nicht kosmische Strahlungen, Kernkraftwerke oder der Fallout aus dem Unglücksreaktor von Tschernobyl verursachen in den Industrieländern den Hauptanteil der Strahlenbelastung. Die größte Strahlenbelastung für die Gesundheit geht in Deutschland von den weit mehr als 50 000 medizinischen Röntgengeräten aus."
Sie schreiben zwar ein Männerbuch, aber es dürfte unsere Geschlechtsgenossen interessieren, was passiert, wenn ihre Frauen wohlgemut und „gesundheitsbewußt" zur Mammographie gehen. Diese Mammographien werden ja periodisch wiederholt. Immer wieder werden die Brüste der Frau den

Röntgenstrahlen ausgesetzt. Da aber, wie erwähnt, bei jeder Frau über vierzig ein kleiner Krebsherd in der Brust nachgewiesen ist, besteht bei jeder von ihnen die Gefahr, daß mit einer oder mehreren Mammographien aus einem inaktiven ein aktiver Krebsherd in der Brust entsteht. Dabei kann jeder erfahrene Arzt, ja beinahe eine intelligente Frau, einen gutartigen oder kritischen Knoten in der Brust selbst ertasten und unterscheiden. Die Zahl unnötiger Brusteingriffe und -Amputationen durch diese Art radiologischer Überdiagnostik läßt sich nur ahnen.

Besonders große Gefahr der Vermehrungsaktivierung von Krebszellen geht von der Szintigraphie aus. Bei dieser Flimmerbilddiagnostik mit Hilfe der Einspritzung von radioaktiven „Glühwürmchen" ins Blut, die wie Wunderkerzen sprühen, wird die Strahlung über den ganzen Körper verteilt. Zwar ist, wie die Radiologen richtig konstatieren, die Halbwertzeit der radioaktiven Substanzen sehr kurz, der Strahlungsrest bleibt trotz des ständigen Zerfalls Wochen bis Monate wirksam. Das verschweigen die Kollegen Röntgenärzte ihrer Klientel. Meine Patienten warne ich vor der Szintigraphie mit dem drastischen Slogan „Tschernobyl für ein halbes Jahr!" Auch bei der so frenetisch gefeierten Computertomographie mit ihren tatsächlich großartigen Querschnittdarstellungen wird das Gewebe kurz hintereinander mehrfachem Strahlenbeschuß ausgesetzt.

Sollen wir uns nicht röntgen lassen?

Das wäre auch falsch. Selbstverständlich gehe ich nicht so weit, jede Röntgendiagnostik für schädlich zu erklären. Im Gegenteil: Röntgenkontrollen sind bei der Krebskrankheit zur Verlaufskontrolle unentbehrlich. Auch bei uns im Eubios-Zentrum gehören sie zur Routine. Aber wir geizen mit jeder einzelnen Röntgenaufnahme. In jedem Einzelfall wird überlegt, ob nicht doch mindestens auf *eine* Aufnahme verzichtet werden kann. Sehr oft genügt zum Beispiel bei Röntgenaufnahmen der Lungen die Aufnahme in der Richtung von vorn nach hinten. Ähnliches gilt auch für Röntgenaufnahmen anderer Körperabschnitte.

Ich bin übrigens auch gegen die Ultraschalldiagnostik mißtrauisch. Natürlich benützen wir sie selbst hier für die Diagnostik, etwa von Lebermetastasen. Aber sehen Sie, der amerikanische Chirurg Prof. Rupert Turnbull stellte fest, daß seine Patienten, wenn sie von seinen Medizinstudenten häufig voruntersucht wurden, ungleich öfters Metastasen hatten als nicht voruntersuchte Patienten. Turnbull entwikkelte daraufhin die „No-touch-isolation-technic". Er schärfte seinen Kollegen und Medizinstudenten ein: „Berühren Sie nie eine Krebsgeschwulst – weder bei der Diagnose, noch bei der Operation!" Bereits das einfache Drücken eines Krebsherdes hält er für gefährlich. Das heißt aber doch, wenn ich durch bloßes Anfassen einen Krebs stimulieren kann, wieviel problematischer ist dann möglicherweise die Erschütterung des Krebsherdes durch Ultraschall!

Auch bei den Kernspintomographen mit ihren riesigen Magnetströmen werden wir erst in circa fünf Jahren wissen, was sie im Krebsgeschehen ausmachen. Stellen Sie sich vor, die Geräteindustrie drückt demnächst in Bonn durch, daß die Kernspintomographie – mit ihrer zugegeben phantastischen diagnostischen Evidenz – zur Vorsorgeuntersuchung gehört, dann haben wir nur noch Amputierte in Kürze.

Bei diesem hochapparativen Kampfeinsatz wird der ganzheitliche Charakter der Krebskrankheit mißachtet...

Genau. Das ist der vierte Kardinalfehler schulmedizinischer Krebsbehandlung. Der Krebsherd ist doch nur der Auswuchs einer im Blut steckenden Krebskrankheit. An der Ganzheit ist jede Zelle beteiligt. Im zellulären Gesamtorganismus wogt ein Menschenleben lang der Bürgerkrieg zwischen entarteten „Verbrecherzellen" und den „Polizeitruppen" der Abwehrzellen. Aufschlußreich ist in diesem Zusammenhang eine Information, die ich 1992 aus den USA erhielt. Nach C. A. Hackethal werden im Laufe eines „statistisch normal langen Lebens" allein in der Leber 500 Millionen Krebszellen gebildet, die in der Regel von den Abwehrkräften unschädlich gemacht werden. Der gleiche Autor verweist auf die Selbstversuche von Dusty Rhodes, Chefarzt am Memorial Center in New York. Er injizierte sich unter die Haut seines Unterarms 5 Millionen Zellen eines menschlichen Bronchialkrebses. Nach drei Wochen war ein Knoten an der Stelle der Injektion fühlbar und auch ein Lymphknoten in seiner Achsel schmerzhaft angeschwollen. Beide wurden ausgeschnitten. Die mikroskopische Untersuchung zeigte, daß alle Krebszellen aufgelöst worden waren, sowohl an der Injektionsstelle wie im Lymphknoten. Was ich damit sagen will, ist: Wenn die Verdachtsdiagnose „Aktiver Krebsherd" gestellt wird, muß ein behutsames, ganzheitliches Behandlungsprogramm eingeleitet werden.

Was heißt das konkret?

Im „Eubios-Strategie-Programm für behutsame und fürsorgliche Krebshilfe" konzentrieren wir uns in sechs Schritten auf das „eu-bios", das gute Leben.
- Ratschläge zur Erreichung eines Maximums an seelischem Wohlbefinden, also des Optimums an Lebensfreude, Leistungsfähigkeit, Lebensdauer und Fortpflanzung.
- Maximale Nutzung und Anregung der guten, heilungsfördernden Naturkräfte und einer ergänzenden Therapie mit Naturprodukt-Arzneien und Berücksichtigung der Leib-Seele-Einheit.
- Einschränkung belästigender und gefährdender technischer Eingriffe und stark wirkender Medikament-Chemi-

kalien auf das nach Dosis und Dauer unumgängliche Minimum.
- Exakte Wirkungskontrolle und gezielte Verordnung nach wissenschaftlichen Grundsätzen.
- Systematische Gesundheits-Information, das heißt Gesundheits-Fortbildung und -Erziehung der mündigen Patienten.
- Langzeit-Nachsorge durch Korrespondenz und mit Kontrolluntersuchungen.

Das bedeutet eine Absage an den „Totalen Krebskrieg" der High-tech-Medizin...

Das haben Sie aber vornehm formuliert. Ich spreche von der „Strategie der verbrannten Erde" mittels Radikaloperation, Atomsprühfeuerkanonade und Chemischem Giftkrieg. Wenn der Krebs eine Ganzheitskrankheit des Billiarden-Zellstaat Mensch ist, dann kann man den Organismus nicht noch damit belasten, daß man riesige Operationen macht. Jede Radikaloperation schadet mehr als sie nützt, gleichgültig, ob es sich um die Achsellymphknoten oder ob es sich um die Brustdrüse handelt. Der Rieseneingriff verschlechtert nicht nur den Gesundheitsgrad des Patienten erheblich, sondern begünstigt die Wachstumsbedingungen für die ohnehin stets versteckten Krebsstreuherde.

Vergessen Sie nicht, jeder Krebsherd streut in einem bestimmten Umfang. Gefährlich wird es, wenn die körpereigenen Abwehrkräfte nicht mehr damit fertig werden. Krebs ist eine Ganzheitskrankheit, die Operation kann immer nur an zweiter Stelle kommen. Je mehr ich den Organismus durch die Operationsgröße belaste, um so mehr schade ich den Teilen, wo bereits Krebszellen ausgestreut sind. Die Abwehr wird dann noch schwächer. Fast keiner stirbt am Erstherd seines Prostata-Krebses oder am Brustkrebs direkt, jeder stirbt an den Metastasen – genau diese werden durch den Totalen Krebskrieg aktiviert. Dazu zählt die Radikaloperation durch Totbestrahlung. Hier wird „weit im Gesunden" bestrahlt; beim Brustkrebs beschießt die Atomsprühfeuerkanonade den Bereich der Brustdrüse, der Achselhöhle, der Unterschlüsselbeingrube und der Oberschlüsselbeingrube. Rippen, Lungen und Schulterknochen werden mitbestrahlt. Wenn der Patient an den Strahlenfolgen stirbt, lasten die Schulmediziner das nicht der Bestrahlung, sondern der Krebskrankheit an.

Schließlich halte ich die Zellkiller-Chemotherapie für die schrecklichste Erfindung, die je zur Bekämpfung von Krebs gemacht wurde. Die Zahl derjenigen, die weltweit mit der Chemotherapie gequält, verstümmelt und getötet wurden, geht inzwischen in die Millionen: 90 Prozent der Zellkiller-Chemotherapien haben dem Patienten mehr geschadet als genutzt.

Ebenso schlimm ist, daß die Strategen dieses Totalen Krebskrieges die Arbeit mit der Seele des Patienten, die Psychotherapie, vollständig aus den Augen verlieren. Wir sprechen mit den Patienten hier viel und ausführlich über ihre seelischen Konflikte. Wir geben ihnen etwas ganz Altmodisches: Liebe. Wir drücken sie ans Herz. Krebs ist ein ganzheitliches Leib-Seele-Geschehen und verlangt nach einer psychosomatischen therapeutischen Antwort. Das verstehe ich unter meinem Begriff „Patientenarzt aus Liebe".

Das heißt, Sie begleiten den Patienten mit sanfter Medizin über einen längeren Zeitraum?
Das tun wir hier. Das werfe ich als sechsten Kardinalfehler der Schulmedizin vor – sie vernachlässigt die Nachbehandlung in den fünf kritischen Jahren nach der Erstentdeckung des Krebses.

Aber im Krankenhaus wird doch ein Krebsoperierter in bestimmten Abständen nachkontrolliert? Das gehört doch zum medizinischen Standard, auf den wir stolz sind.

Nein. Im Normalfall bekommen Sie in regelmäßigen Abständen die alte Überdiagnostik mit riskanten Methoden, insbesondere in Form von Röntgenuntersuchungen, verpaßt. Nur wenn im Rahmen dieser Pauschaldiagnostik etwas entdeckt wird, geschieht etwas: Der Totale Krebskrieg wird wieder eröffnet. Wir setzen dagegen auf die regelmäßige Wiederholung von Heilhilfe-Kompaktprogrammen. Eine Wiederholung ist im ersten „Krebsjahr" beim Ein-Organ-Herd-Krebs(id) nach drei Monaten und nach weiteren sechs Monaten erforderlich. Später vergrößern sich die Zwischenzeiten. Im Stadium des Mehrorgan-Vielherd-Krebs(id) hängt die Notwendigkeit zur Wiederholung des Kompaktprogramms vom erreichten Besserungsgrad ab. Wir arbeiten mit der Krebshemmung durch Sexualhormonblocker, aber auch mit Ozon-Sauerstoff-, Thymus- und Milz-Frischextrakt-Therapie, Frema-Magnetfeldbestrahlungen, Ultrarot-Hyperthermie, aber auch mit so tradierten Hausmitteln wie Sonnenbädern und heißem Heublumensack.

Was haben Sexualhormonblocker mit Krebstherapie zu tun?

Meine These lautet: Ohne Sexualhormone gibt es keine Fortpflanzung, auch nicht der „Terroristin" Krebszelle. Wir verabreichen die halbsynthetischen Gestagenpräparate Suprefact und Farlutal beziehungsweise MPH-Hexal. Diese „Liebeshormon-Blockade" führt, kombiniert mit den anderen sanften therapeutischen Methoden, oft zu Besserungen und Stillständen der Krebskrankheit. Ich bin jedoch kein „Wunderdoktor", sondern Realist. Wenn der Krebs schon in vielen Organen große Zerstörungsherde verursacht hat, dann können auch wir nur hinhaltenden Widerstand leisten, aber keine langdauernde Heilung erreichen. Ein weiteres Problem steckt auch in der Schwierigkeit, den Sexualhormon-Blocker an sämtliche Krebszellen heranzubringen und dies in ausreichend hoher Dosierung. Manche Krebszellen werden vom Blut- und Lymphstrom nur begrenzt erreicht. Ein zweites Problem ist das Taubwerden der Krebszellen gegenüber dem Hormon nach unterschiedlicher Zeit. Aber das schließt, meine ich, die Richtigkeit unseres Ansatzes nicht aus: „Eine kastrierte Krebszelle bekommt keine Kinder."

Sie sprechen gelegentlich von der „Männermacht Medizin"? Was meinen Sie damit?

Ich meine zunächst einmal die sogenannte Heldenchirurgie. Mein Gesamturteil über die Chirurgie von der Steinzeit bis zum Anfang des 20. Jahrhunderts habe ich einmal in meinem Buch „Operation – ja oder nein?" wie folgt zusammengefaßt: „Die Geschichte chirurgisch-operativer Kunst ist eine Geschichte des Grauens, eines schrecklichen Patienten-Martyriums. Sie ist in ihrer ganzen Brutalität eigentlich nur Kriegen vergleichbar. Bis vor kurzem waren die Operationen in aller Regel blutige Schlachten mit unzähligen Verletzten und Toten, mit letztlich sinnlos Verwundeten und Getöteten – gemessen an Wohl und Wehe der direkt Betroffenen in ihrer Gesamtheit. Ausnahmen gibt es, aber sie sind selten."

Das ist „Männermacht Medizin" genauso wie das Verstrahlen, Verpfuschen, Verkrüppeln und wie der Gesundheits-„check-up" ab fünfunddreißig auf Kassenrezept. Schon der Begriff stammt ja aus der männlichen Technikterminologie. Aber das Wunder unseres ganzheitlichen Organismus ist doch kein seelenloses Auto, das man zum Reparieren in die Werkstatt schickt und aus dem Ersatzteillager bedient. Der gewaltige medizinisch-industrielle Komplex lebt doch vom hemmungslosen Profit und, verzeihen Sie, auch vom Betrug!

Der Medizinkritiker und Augenarzt Hans Biermann spricht in seinem Werk „Die Gesundheitsfalle" von der „Megabranche Gesundheit" mit insgesamt 2 Millionen Beschäftigten in Praxen, Apotheken, Krankenhäusern, pharmazeutischen und medizin-technischen Betrieben. Er schätzt die Summe der Gesundheitsaufwendungen für die Bundesrepublik Deutschland des Jahres 1992 auf über 400 Milliarden Mark, nicht gerechnet die Aufwendungen der privaten Haushalte für einfache Arzneien. Die Medizinkritikerin und frühere Olympionikin Dr. med. Heidi Schüller wiederum kommt in ihrer Analyse der Hightech-Medizin und ihres Big Business zu dem alarmierenden persönlichen Fazit: „Was ich in einem hochmodernen Gesundheitsbetrieb vorfand, war eine wissenschaftlich orientierte, technokratisch und inhuman werdende Medizin, die keine Zeit mehr ließ für eine sorgfältige Betreuung der Patienten und das Maß an Zuwendung, das ihnen zusteht." Was setzen Sie der Flucht in die „metrische Medizin", die, mit Heidi Schüller zu sprechen, „alles vermessen und bestimmen will", entgegen? Was können Sie den Männern für ihre Gesundheit raten?

Auf keinen Fall das manische Gerenne zum Gesundheits-„check-up". Die Zahl der durch den „Check-up" zu Kranken erklärten und krank gemachten Bundesbürger steigt dadurch nur lawinenartig an. Schon kritisierte die „Ärztezeitung" (13. 2. 91): „Check-up fördert bei fast jedem Zweiten eine neue Diagnose zutage". Ich halte es mehr mit Pfarrer Kneipp, der erkannte: „Erst als ich Ordnung in die Seelen meiner Patienten brachte, hatte ich Erfolg."

Ich empfehle Männern wie Frauen die „33 Eubios-Gesundgebote". Da heißt es unter anderem: „Gib viel Liebe,

US-Ärzte gegen Anstieg der Prostata-Operationen

Amerikanische Ärzte haben Bedenken gegen den Anstieg von Operationen bei Prostatakrebs in den USA geäußert. Es sei nicht klar, ob das Entfernen der Prostata die Überlebenschancen der Patienten verbessere, sagte ein Sprecher des Centers for Disease Control and Prevention (CDC) in Atlanta (Bundesstaat Georgia). Die Zahl der Eingriffe hat sich nach einer Studie des CDC von 1984 bis 1990 in den USA versechsfacht. Während der medizinische Nutzen nicht bewiesen sei, verursachten die zahlreichen Operationen hohe Kosten

dpa, 28. 8. 1993

auch damit Du viel Liebe bekommst. Aber sei hart gegen Böse. Iß und trink mit Bedacht. Bevorzuge Naturbelassenes. Vergiß das Fasten nicht. Treibe Sport, aber mit Maß. Kleide Dich mit Naturstoffen. Tanke viel Sonne und Licht. Schlaf täglich 8 Stunden. Wähle Deinen Beruf wie Deine Braut. Ergreif die Flucht vor einem Arbeitsplatz, der Dich nur ärgert. Vertiefe Deine Gesundheitsinformation beizeiten. Lerne Krankheitssignale werten. Stärke Deine Lebens- und Gesundkraft durch regelmäßige Selbstkuren, insbesondere nach den Regeln von Sebastian Kneipp. Vorsicht: Nur-Medizintechniker, Krankenhausfabriken, Vorsorgeuntersuchungen und ganz besonders Klinische Versuchsstudien. Je riskanter, eingreifender und verstümmelnder die vom Arzt empfohlene Diagnostik und Behandlung, um so mehr Ärzte mußt Du befragen. Beug vor, daß Du nicht qualvoll stirbst. Bestimm einen Patientenanwalt für Dich zum Schutz vor Roboter-Ingenieuren und einem Maschinendasein."

Entwarnung für Männer also, die ihre Gesundheit durch Prophylaxe sichern, statt auf „Reparaturen" zu setzen...

Hackethal lacht:

Gesundheit ist ein hohes Gut,
sie dient dem Glück und bringt Pläsir,
krank wird man nur, wenn man nichts tut.
Nun tu mal was, Du faules Tier!

*

„Das Rauchen (...) macht dumm; es macht unfähig zum Denken und Dichten. (...) Zum Rauchen gehört auch das Biertrinken, damit der erhitzte Gaumen wieder abgekühlt werde, (...) so werden die Nerven abgestumpft und das Blut bis zur Stockung verdickt. Wenn es so fortgehen sollte, wie es den Anschein hat, so wird man nach zwei oder drei Menschenaltern schon sehen, was diese Bierbäuche und Schmauchlümmel aus Deutschland gemacht haben (...). Und was kostet der Greuel! Schon jetzt gehen fünfundzwanzig Millionen Taler in Deutschland in Tabaksrauch auf, die Summe kann auf vierzig, fünfzig, sechzig Millionen steigen. Und kein Hungriger wird gesättigt und kein Nackter gekleidet. Was könnte mit dem Gelde geschehen! Aber es liegt auch im Rauchen eine arge Unhöflichkeit, eine impertinente Ungesellligkeit. Die Raucher verpesten die Luft weit und breit und ersticken jeden honetten Menschen, der nicht zu seiner Verteidigung zu rauchen vermag. Wer ist denn imstande, in das Zimmer eines Rauchers zu treten, ohne Übelkeit zu empfinden? Wer kann darin verweilen, ohne umzukommen?"

GOETHE
Gespräche, 1806

Wir essen uns krank oder
Was der Mann unbedingt von der Ernährung wissen muß

Ein Gespräch mit Prof. Dr. med. Max Otto Bruker

> *„Meine Erfahrung als Arzt hat mich gelehrt, daß die Ernährungsschädigung der unsichtbarste, aber gefährlichste unter allen Feinden der Menschheit ist. Deshalb verlangt mein ärztliches Gewissen von mir, daß ich diesen Feind bis zum letzten Atemzug bekämpfe.“*

Max Bircher-Benner

Lieber Max Otto Bruker, mit rund 20 Büchern und einer Buchauflage von drei Millionen bist du der wohl bedeutendste medizinische Erfolgsautor Deutschlands. Dein Hauptwerk „Unsere Nahrung – unser Schicksal" ist seit 30 Jahren ein Long- und Bestseller. Du hast als Chefarzt und in 60jähriger ärztlicher Tätigkeit zehntausenden Patienten durch Ernährungsumstellung geholfen. Scherzhaft „Vollwertpapst" genannt, füllst du noch mit 84 Jahren Säle mit über tausend Zuschauern. Dein ärztliches Credo, das dir glühende Feinde in den Reihen der Nahrungsmittelkonzerne eingebracht hat, lautet: „Der Mensch wird krank, weil er sich falsch ernährt."

Bruker: Das ist unvollständig zitiert. Ich ergänze: Der Mensch wird auch krank, weil er falsch lebt. Und weil ihn die „toxische Gesamtsituation" schädigt.

Kannst du diese drei kardinalen Krankheitsursachen einmal grundsätzlich charakterisieren?

Gerne. Teilt man die Krankheiten nach ihren Ursachen ein, so muß man drei große Gruppen unterscheiden:

1) Ernährungsbedingte Zivilisationskrankheiten, die durch Fehler in der Ernährung entstehen. Zum Beispiel: Ein Schulkind schleckt fortwährend Gummibärchen, ißt zum Frühstück Nutella aufs Brot und trinkt in der Schulpause fabrikgesüßte Cola – prompt werden seine Zähne kariös. Der vornehme Begriff stammt vom lateinischen „cariosus" und heißt dort „morsch", „mürbe".

2) Lebensbedingte Krankheiten – das sind Krankheiten, die der Arzt nur verstehen kann, wenn er die Lebensgeschichte des Patienten in der Anamnese erforscht und berücksichtigt. Zum Beispiel: Ein beruflich und familiär überlasteter und an seiner lieblosen Ehe leidender Mann frißt alle Probleme in sich hinein – und wird magenkrank.

3) Gesundheitsschäden, die durch Vergiftung der Umwelt, also die „toxische Gesamtsituation" entstehen. Zum Beispiel: Im Atomreaktor Tschernobyl kommt es 1986 zum radioaktiven GAU, dem Größten Anzunehmenden Unfall, – bald darauf schnellt die Rate der Leukämie bei Männern, Frauen und Kindern in der Umgebung auf das Zigfache. Aber wir brauchen gar nicht bis in die Ukraine zu schweifen – allein in Deutschland beziffern die Wissenschaftler die Zahl kanzerogener, also krebserregender chemischer Stoffe, auf über Sechzigtausend!

Welche Krankheiten zählt man zu den historisch „neuen", nämlich ernährungsbedingten Zivilisationskrankheiten?
Ich muß dich da schockieren, es handelt sich etwa um zwei Drittel aller herkömmlichen Krankheiten. Man schätzt die Kosten dieser Stoffwechselkrankheiten, wie die „Medical Tribune" am 30. 10. 1992 belegte, in Deutschland auf rund 80 Milliarden Mark jährlich. Zu den ernährungsbedingten Zivilisationskrankheiten gehören:

- der Gebißverfall, die Zahnkaries und die Parodontose;
- die Erkrankungen des Bewegungsapparates, die sogenannten rheumatischen Erkrankungen, die Arthrose und
  die Arthritis, die Wirbelsäulen- und Bandscheibenschäden;
- alle Stoffwechselkrankheiten wie Fettsucht, Zuckerkrank-
  heit, Leberschäden, Gallensteine, Nierensteine, Gicht
  usw.;
- die meisten Erkrankungen der Verdauungsorgane wie
  Stuhlverstopfung, Leber-, Gallenblasen-, Bauchspeichel-
  drüsen- sowie Dünn- und Dickdarmerkrankungen, Ver-
  dauungs- und Fermentstörungen;
- Gefäßerkrankungen wie Arteriosklerose, Herzinfarkt,
  Schlaganfall und Thrombosen;
- mangelnde Infektabwehr, die sich in immer wiederkeh-
  renden Katarrhen und Entzündungen der Luftwege, den
  sogenannten Erkältungen, und in Nierenbecken- und
  Blasenentzündungen äußert;
- die meisten der sogenannten Allergien;
- manche organischen Erkrankungen des Nervensystems;
- manche Krebsarten, besonders Darmkrebs.

**Das ist ja eine schauerliche Liste. Wir essen uns also
krank. Woran essen wir uns denn krank?**

Das kann ich im einzelnen gar nicht aufführen. Summa-
risch gesagt: an den industriell erzeugten, das heißt fabrikatorisch hergestellten, denaturierten, „entnatürlichten", „toten" Nahrungsmitteln. Die Nahrungsmittelindustrie stopft
jährlich über 10000 neue Produkte in die Regale der Kauf-
häuser und Supermärkte. Tatsächlich „hungern" wir heute
mitten im Luxus. Wir Bewohner der reichen Industrieländer
sind in gewissem Sinne „unterernährt". Laß mich dies an
drei Beispielen erläutern. Das ist übrigens spannend wie ein
Krimi. Nur daß am Schluß nicht die Gerechtigkeit siegt,

sondern der alltägliche Raubbau an der Gesundheit von 80 Millionen Menschen triumphiert.

Beginnen wir mit dem täglichen Brot, um das wir Christen im Vaterunser so gläubig beten. Es bildet eine der wichtigsten Krankheitsursachen. Bis weit in das 19. Jahrhundert hat man in aller Welt das Brot, gleichgültig, ob aus Gerste, Hafer, Roggen, Weizen oder Hirse gewonnen, aus dem vollen Korn gebacken. Mit der Industriealisierung änderte sich das schlagartig. Weil das aus dem vollen Korn hergestellte Mehl durch den Fettgehalt des Keims in wenigen Wochen ranzig wird, entfernte man als „revolutionäre Lösung" den ölhaltigen Keim, aber auch die Randschichten. Man schuf damit das fast unbegrenzt haltbare „Auszugsmehl", eine Mehlkonserve.

Was ist schlimm daran?

Dieser industrielle „Fortschritt", mit dem man das Mehl lange lagern und über große Distanzen transportieren konnte, hatte seinen unsichtbaren, aber teuren Preis: Man entfernte nämlich weitgehend mit dem Getreidekeim das für den Kohlenhydratstoffwechsel unentbehrliche Vitamin B 1, ferner B 2, B 6, Pantothensäure, Nikotinsäureamid, Folsäure und Biotin; außerdem Vitamin E, Vitamin K, Inosit, die Mineralien Phosphate, Kalium, Kalzium, Magnesium, die Spurenelemente Kieselsäure, Eisen, Zink, Mangan, Kupfer, Bor, Aluminium, Selen, Molybdän, Nickel, Arsen, Fluor, Jod, Kobalt, Chrom, Blei, Brom, Titan und Silber. Das niedrig ausgemahlene, sogenannte „feine" Auszugsmehl wird ohne den Keim und die Randschichten vitalstoffarm – unlebendig wie ein Stück Styropor. Allein die Verarmung an Vitamin B ist bereits imstande, alle ernährungsbedingten Zivilisationskrankheiten hervorzurufen.

Das ist schwer zu glauben. Hast du Beweise?

Und was für traurige! Forscher fütterten Ratten im Labor, die einen Ratten mit Auszugs-, die anderen mit Vollkornmehl. Die „Vollkornratten" lebten und vermehrten sich fröhlich, die „Auszugsmehlratten" starben allesamt nach wenigen Wochen. Daß die Menschen am Auszugsmehl nicht zugrunde gehen, sondern nur krank werden, verdanken sie dem Umstand, daß sie außer Brot noch andere Nahrungsmittel zu sich nehmen.

Außerdem brauchen Ernährungskrankheiten – außer der rasch einsetzenden Karies und Parodontose nach Genuß von Fabrikzucker – mindestens zwanzig Jahre, bis sie manifest werden. Der Laie und die Schulmedizin sprechen daher oft von Ernährungskrankheiten fälschlicherweise als „Alterskrankheiten" oder, noch grotesker, als „Verschleißkrankheiten" – in Wahrheit braucht die Stoffwechselkrankheit nur so lange bis zu ihrem Ausbruch. Einen Infarkt kriegt man nicht, weil die Herzkranzgefäße „alt" geworden sind, sondern weil es aufgrund jahrzehntelanger Fehlernährung zu krankhaften Ablagerungen an den Wänden der Herzkranzgefäße kommt, bei denen unter anderem das an sich lebensnotwendige Cholesterin eine wesentliche Rolle spielt.

Simpel gesprochen, kannst du dir das so vorstellen: Wenn du deinen schönen Volvo jahrelang statt mit dem erforderlichen „Super" mit Normalbenzin tränkst, dann geben seine Kolben mit absoluter Sicherheit ihren Geist auf. Der Unterschied zwischen einem Volvo und einem Menschenkörper ist nur, daß der erste mit Hingabe gepflegt, der Körper dagegen wie Schrott behandelt wird.

Was schadet uns außer dem Auszugsmehl-Brot noch?

Der Zucker, genauer der Fabrikzucker. Das erstaunt zunächst. Denn die bekanntesten Fabrikzuckerarten sind dieselben, die auch in natürlichen Lebensmitteln vorkommen: Rohrzucker, Traubenzucker, Fruchtzucker, Milchzucker und Malzzucker. Doch zwischen beiden Gruppen gibt es einen riesigen, zerstörerischen Unterschied: Während der Naturzucker in den unverfälschten Lebensmitteln als Bestandteil in ein organisches Ganzes eingebettet ist, wurde der Fabrikzucker aus diesem Gefüge herausgenommen, „raffiniert". Der Vorgang ist wirklich raffiniert. Denn dieser Fabrikzucker enthält in seiner hundertprozentigen Konzentration und Isolierung nicht einmal mehr Spuren von Vitalstoffen.

Aber es kommt noch schlimmer. Zum Abbau dieses entnatürlichten Fabrikzuckers im Körper werden Vitamine des B-Komplexes benötigt. Zucker ist also ein Vitamin-B-Räuber!

Was passiert dann im Organismus?

Wenn nun ohnehin im Organismus durch den Konsum von Auszugsmehlen und den Mangel an Frischkost nur kleinste Mengen an Vitamin B 1 vorhanden sind, entzieht der Fabrikzucker bei seinem Abbau allen übrigen Stoffwechselprozessen, unter anderem der Regeneration der Nervenzellen, das dringend benötigte Vitamin B 1. Mitten im Wohlstand leidet somit das Gros der zuckerversessenen deutschen Bevölkerung an Unterversorgung mit Vitamin B 1.

„Der Mensch braucht Zucker", behaupten die Zuckerkonzerne...

Das stimmt höchstens in einem ganz perversen Sinn. Der Fabrikzucker erzeugt, je mehr man davon ißt, desto mehr Verlangen. Das stellt ihn auf die gleiche Stufe wie die anderen Genuß- und Suchtmittel Alkohol, Kaffee und Nikotin.

Psychologisch fungiert Zucker als Ersatzbefriedigung. Zuckersucht ist, neben der Behandlung des zugrundeliegenden seelischen Notstandes, auch auf der Ernährungsebene zu beheben. Nimmt man als Zuckersüchtiger süße Früchte anstelle der mit Fabrikzucker gesüßten Nahrungsmittel und industriellen Schleckereien zu sich und ißt dazu Vollkornprodukte und täglich reichlich Obst und Salate, so löst sich das angeblich „natürliche Verlangen nach Zucker", wie es die einschlägige Werbung suggeriert, über Nacht wie ein Spuk auf.

Du bist seit Jahrzehnten einer der schärfsten deutschen Kritiker der Zuckerindustrie, ihrer Lobby und getarnten Instituten und Arbeitskreise. Sie hat dich auch durch Prozeßandrohungen nicht einzuschüchtern vermocht. Du sprichst in deinem Buch „Zucker, Zucker... krank durch Fabrikzucker" sinngemäß von einem Verbrechen an der Gesundheit. Ist das nicht ein starkes Wort?

Von wegen. Die zahnmedizinischen Statistiken sprechen Bände: Bei einem Drittel der bundesdeutschen Kinder liegen behandlungsbedürftige Zähne vor, so daß bereits Zweijährige den Zahnarzt aufsuchen müssen. Neun von zehn Schulanfängern betreten das Klassenzimmer mit wenigstens einem faulen oder plombierten Zahn. Als Chefarzt der Behindertenanstalt Eben-Ezer in Lemgo habe ich in den 50er Jahren Hunderte von Zähnen gezogen. Ich war entsetzt über den Zustand der Zähne meiner Zöglinge. Als ich das Essen auf Vollwertkost und frisches Gemüse umgestellt hatte, ging die Rate der Zahnerkrankungen rapid zurück.

In einem ernährungswissenschaftlichen Werk stieß ich übrigens auf das Zitat aus einer Schrift des Jahres 1772, in dem bereits das Verbrechen des erstmals manufakturell gewonnenen und massenhaft vertriebenen Fabrikzuckers mit

Empörung dokumentiert wird: „Kinder, die viel Zucker und mit Zucker gesüßte Speisen genießen, frißt er die Zähne schon in der Jugend an. Man kann sich durch den Augenschein überzeugen, daß gemeine Leute und besonders Bauern, denen der Zucker eine seltene Sache ist, gemeiniglich nicht nur von Zahnschmerzen frei sind, sondern auch ihre gesunden und dem schönsten Alabaster gleichenden Zähne ein beneidenswertes Ziel der Reichen zu sein scheinen."

Wen diese Zusammenhänge interessieren, der soll einmal das Jahrhundertwerk „Gefährdete Menschheit" von Albert von Haller lesen. Hier beschreibt der Wissenschaftler, welche Wirkungen auf die Gesundheit, vor allem die Zähne, eintreten, wenn ganze Stämme und Völker ihre seit Jahrhunderten bewährte natürliche Kostform aufgeben und die entwerteten Fabriknahrungsmittel konsumieren. Albert von Haller kommt zu dem Schluß: „Das Gesundwerden ist kostspieliger als das Gesundbleiben. Unter den ausgesprochenen Zivilisationsleiden ist die Zahnkaries das anschaulichste Beispiel dafür, wie hoffnungslos es ist, gegen ihre Auswirkungen zu kämpfen, wenn man ihre Quelle nicht verstopft." Und: „Wenn wir das Leck der Ernährungsschäden nicht abdichten, werden wir gezwungen sein, immer mehr und immer kostspieligere Pumpen einzusetzen, ohne von der Gefährdung befreit zu werden."

Neben dem Auszugsmehl-Brot und dem Fabrikzucker sprichst du vom Fleisch als der dritten Ernährungsursache der Zivilisationskrankheiten. Sagen nicht die Schwaben, zu denen du ja auch zählst, so schön: „Lieber eine Laus im Kraut als gar kein Fleisch"?

Nichts hält sich hartnäckiger als der Irrtum, daß Fleisch „kräftig" macht. Das Gegenteil ist der Fall. Wer Fleisch ißt, hungert – an Eiweiß. Warum? Grundsätzlich könnte der Mensch ebenso vom naturbelassenen Eiweiß des Tieres wie der Pflanze leben. Raubtiere von der braven Hauskatze bis zum Löwen leben ja auch vom rohen, blutigen Fleisch anderer Tiere. Auf den Menschen übertragen, würde das voraussetzen, daß auch er die Tiere ganz, also alle Sehnen, Knorpel, Blut, Haut, Innereien, Fell und Knochen verschlingt, und dies alles im Rohzustand. Denn wird das Fleisch – überwiegend handelt es sich um das Muskelfleisch – gebraten, gekocht, konserviert oder präpariert, dann denaturiert das tierische Eiweiß, und der Mensch verzehrt ein minderwertiges Teilnahrungsmittel. Ganz abgesehen davon, was der Metzger und die modernen „Fast-Food-Designer" alles in das Fleisch hineinschmuggeln. „Die Kunst des Metzgers", spottet der Volkswitz, „besteht darin, Wasser schnittfest zu machen". Der Dichter Jean Paul warnte schon vor 200 Jahren: „Nur ein Gott kann die Wurst essen, weil nur ein Gott weiß, was drin ist."

Aber ist der Mensch nicht ein geborener Fleischfresser?
Nein. Dagegen stehen die Erkenntnisse der Medizin. Die Primaten, also unsere Vorfahren, haben sich in erster Linie von Früchten ernährt. Unser Verdauungstrakt und Enzymorganismus ist in diesem Sinne heute noch „steinzeitlich" angelegt. Wie alle Pflanzenfresser, vom Pferd bis zur Kuh, und im Gegensatz zu den fleischfressenden Tieren, haben wir einen außerordentlich langen „Pflanzenfresserdarm". Mit dem kurzen Darm eines Hundes oder einer Katze würden wir glattwegs verhungern.

Auch die Uricase, das klassische Fleischfresserenzym der Raubtiere, fehlt dem Menschen. Genau deshalb bekamen die reichen Menschen des Mittelalters, die sich jeden Tag Fleisch auf der Tafel leisten konnten, so leicht Gicht. Wußtest du, daß die über Eine-Milliarden-Bevölkerung der Volksrepublik China ihren Eiweißbedarf zu 96 Prozent aus pflanzlichem Eiweiß deckt und von ernährungsbedingten Zivilisationskrankheiten erheblich weniger betroffen ist, während die Europäer zu 52 Prozent, die Nordamerikaner zu 29 Prozent den Eiweißbedarf pflanzlich abdecken? Nun meinen viele Laien, ohne Fleisch wird man nicht „stark". Das ist, wissenschaftlich gesehen, Unfug. Tatsächlich wird das Eiweißminimum täglich spielend aus rein pflanzlichen, „rohen" Lebensmitteln gedeckt. Wie gering der Bedarf an Eiweiß ist, dokumentiert beweiskräftig die Muttermilch. Sie enthält maximal 2,5 Prozent Eiweiß und läßt doch den Säugling im ersten Jahr sein Gewicht verdoppeln.

Du ißt auch aus ethischen Gründen kein Fleisch?

Ja. Der griechische Dichter Nikos Kazantzakis sagt in seinem Poem „Rechenschaft vor El Greco": „Gebt acht auf die Tiere, auf die Rinder, auf die Schafe, auf die Esel; glaubt mir, sie haben auch eine Seele, sind auch Menschen, nur daß sie ein Fell tragen und nicht sprechen können." Ich habe mich immer gegen die mechanistische Sicht der neuzeitlichen Philosophie eines Christen wie René Descartes – er lebte von 1596 bis 1650 – gewehrt, der die Tiere als „Automaten ohne Seele" definierte. Von diesem auf Thomas von Aquin zurückgehenden fehlgeleiteten Christentum und seelenlosem Rationalismus zu den heutigen Tierquälereien bei der Massentierproduktion ist es nur ein kleiner Schritt. Ich stimme der Schriftstellerin Luise Rinser zu, wenn sie angesichts der modernen Kriegserklärung gegen die Kreatur uns in Erinnerung ruft: „Wir, uns auf die christliche Theologie berufend, behaupten, Tiere fallen nicht unter das Tötungsverbot, denn sie haben keine Seele. Es gab einmal eine Zeit, in der diese Kirche auch von den Frauen glaubte, sie hätten keine Seele oder doch nur eine viel niedrigere, als Männer sie haben. Es gab auch eine Zeit, in der man glaubte, ‚Neger' hätten keine Seele und dürften darum als ‚Sklaven' wie nicht-lebende Ware verkauft und straflos getötet werden."

Ältere Kulturen denken da anders. Buddha zum Beispiel lehrte, daß alle Wesen unterschiedslos dem Rad der Sansara ausgeliefert und gleichermaßen der Erlösung bedürftig sind. Der Mensch könne auch als Tier wiedergeboren werden.

Du sprachst vorher, als du die sich weitgehend pflanzlich ernährenden Chinesen mit den extremen Fleischessern Europas und Amerikas verglichst, von einem höheren Gesundheitsstand vegetarisch lebender Populationen. Kann man das beweisen?

Ja, exakt. Aber ich möchte zunächst vor einer falschen Schlußfolgerung warnen. Es geht bei der gesunden Ernährung nicht nur, wie der vegetarische Gedanke vielleicht nahelegt, um den Verzicht auf Fleischkonsum, sondern um die verheerenden Stoffwechselschäden durch fabrikatorisch denaturierte Nahrungsmittel insgesamt: Fabrikzucker, Auszugsmehle, Fabrikfette, durch Präparierung und Konservierung entnatürlichte Nahrungsmittel. Auch solche grausigen Kadaver wie die mausetote H-Milch und die total künstliche Fabrikschmiere Margarine, die von Napoleon III. eingeführte billige „Soldatenbutter", gehören dazu. Ich rate immer, etwas pointiert zugegeben: „Essen und trinken Sie nichts, wofür Werbung gemacht wird."

Doch zurück zu deiner Frage. Alarmierend scheint mir die chinesisch-amerikanische Großstudie „Eßverhalten und Gesundheit". Als „Grand-Prix-Rennen der Medizinstatistik", wie die „New York Times" rühmte, 1983 begonnen, wurde sie 1990 erstmals der Öffentlichkeit vorgestellt. Die Langzeitstudie an 6500 Chinesen ist mit ihren 920 Seiten die gründlichste Erhebung, die je zum Zusammenhang Eßgewohnheit und Gesundheit unternommen wurde. Bei jedem der Probanden werteten die Wissenschaftler um den berühmten New Yorker Ernährungsforscher Prof. T. Collin Campbell einen umfassenden Fragebogen, Blut und Urinproben aus. Sie kamen zu dem Ergebnis: Die Chinesen essen zehnmal weniger tierisches Eiweiß als die Durchschnittsbürger in den steakfreudigen USA. Die Wohlstandsamerikaner sind folglich 25 Prozent übergewichtiger. Von den ernährungsbedingten Zivilisationskrankheiten sind die Chinesen weitaus geringer betroffen als die Ice-Cream- und Fast-Food-Esser der amerikanischen High-Tech-Nahrungsmittelindustrie.

Ein Detail der Studie scheint mir besonders aufschlußreich: In dem Augenblick, wo verwestlichte städtische Chinesen mehr Fleisch und tierisches Fett anstelle pflanzlicher Kost zu sich nehmen, werden sie mit den Krankheiten der westlichen Überflußgesellschaft bestraft: Krebs, Diabetes, Herz-Kreislaufleiden.

Nennen die Forscher um Campbell Zahlen?

Eine Fülle! Die wichtigste dünkt mich die folgende: Überall dort, wo in China die alte Kost des ungeschälten Reises und der Gemüseküche aufgegeben wurde, katapultierte die Rate der Herz-Kreislauferkrankungen auf das bis zu fünfzigfache (!) im Vergleich zu den alten Regionen mit traditioneller Pflanzenkost. Eine 1991 veröffentlichte Langzeitstudie an 90 000 amerikanischen Krankenschwestern bestärkt diesen Befund. Schwestern, die über Jahre täglich Fleisch aßen, erkrankten 2,5 mal so oft an Darmkrebs als ihre Kolleginnen, die zurückhaltend Fleisch konsumierten und Gemüse und Obst bevorzugten.

Vielleicht darf ich auch noch eine Beobachtung aus meiner sechzigjährigen Tätigkeit hinzufügen. Als ich Ende der 20er Jahre als junger Arzt zu praktizieren begann, hatten wir Ärzte erheblich weniger Krebspatienten zu behandeln als heute. Die Leukämie eines Kindes galt als geradezu exotisch. Nach der Krebsstatistik von Prof. Bauer erlag noch 1900 jeder 30. Tote dem Krebs, 1920 jeder 15., 1950 jeder Sechste, 1960 jeder Fünfte, gegenwärtig jeder Vierte. Das muß doch *Ursachen* haben. Danach fragt die Schulmedizin jedoch nicht, sie kümmert sich kaum um die Vorsorge, sondern behandelt, mit wachsendem apparativen und pharmakologischen Aufwand, lediglich die *Symptome.* Eine vorbeugende und ganzheitliche, Ernährung und Seelenzustand des Menschen umgreifende Sicht, gerät den High-Tech-Medizinern dabei völlig aus der Sicht.

Gibt es auch deutsche Studien zum Zusammenhang von Fehlernährung und Zivilisationskrankheiten?

Ich will mich auf zwei beschränken. 1989 kam die „Berliner Vegetarier-Studie" des Bundesgesundheitsamtes zu dem Schluß, Vegetarier strotzten wegen ihrer Ernährungsweise förmlich vor Gesundheit. 1991 untermauerte die Ernährungsstudie der Abteilung Epidemiologie, das heißt Medizinstatistik, des Deutschen Krebsforschungszentrum in Heidelberg diese Feststellung mit den Worten: „In den elf Beobachtungsjahren verstarben von den 1904 Teilnehmern 235, was im statistischen Vergleich etwa der Hälfte jener Todesfälle entspricht, die in einer nach Größe und Altersverteilung entsprechenden Gruppe von ‚Normalessern' zu erwarten sind. Vermindert hatte sich bei den Vegetariern vor allem die Zahl der durch Herz-Kreislauf-Erkrankungen verursachten Todesfälle, beispielsweise wegen eines Herzinfarkts oder Schlaganfalls: Sie lag um etwa 50 Prozent niedriger als im statistischen Schnitt für die Gesamtbevölkerung."

Die Heidelberger Studie, welche die bislang größte Longitudinalstudie, also Langzeiterhebung, dieses Komplexes auf deutschem Boden darstellt, fährt fort: „In ähnlicher Größenordnung geringer war bei vegetarisch lebenden Männern das Vorkommen bösartiger Tumoren. Überhaupt leiden Vegetarier seltener an chronisch fortschreitenden Krankheiten, was vor allem für Angina pectoris, Bluthochdruck oder Durchblutungsstörungen gilt." Vegetarier haben, laut Heidelberger Studie, eine höhere Lebenserwartung und sind überdurchschnittlich gesund. Sie sind seltener Raucher, treiben häufiger Sport, haben selten Übergewicht, sind meist besonders gut ausgebildet und in anspruchsvollen akademischen, technischen und sozialen Berufen tätig. Sie besitzen ein allgemein höheres Gesundheitsbewußtsein und ein genaueres Wissen über die fabrikatorisch denaturierte Kost, frei nach Prof. Kollaths Maxime: „Laßt die Nahrung so natürlich wie möglich."

Du bist ja selbst ein geistiger Schüler des großen Ernährungspioniers Prof. Werner Kollath, der unter anderem die Unterscheidung zwischen vitalen „Lebensmitteln" und toten „Nahrungsmitteln" schuf, aber auch ein Nachfolger des Schweizer „Ernährungsarztes" Bircher-Benner.

Ja, und ich bin mit Kollath einer Meinung, wenn er in seinem Grundsatzwerk „Die Ordnung unserer Nahrung" zu dem Schluß kommt, „daß die zunehmende Nahrungsverfeinerung in Europa über drei bis vier Generationen (seit ca. 1840) sich in einer über Generationen hinwegwirkenden gesundheitlichen Schädigung auswirken kann. So lassen sich viele Befunde verstehen, die sich durch die Mangelernährung des einzelnen Individuums nicht hinreichend erklären lassen. Manche Störung, die als ‚erbbedingt' erscheint, mag in Wirklichkeit auf einen Mangel in Generationen zurückzuführen sein." Was Kollath wissenschaftlich-theoretisch begründete, konnte ich in jahrzehntelanger klinischer und ambulanter Beobachtung praktisch erhärten.

Was rätst du Männern in Sachen gesunder, krankheitsvorbeugender Ernährung?

„Krankheiten überfallen den Menschen nicht wie ein Blitz aus heiterem Himmel", diagnostizierte Hippokrates bereits

400 Jahre vor Christi Geburt, „sondern sind Folgen fortgesetzter Fehler wider die Natur". Der stoische Philosoph und Staatslenker Seneca wurde im ersten Jahrhundert nach Christi Geburt noch deutlicher. Als ihn sein Dienstherr Kaiser Nero fragte, „woher kommen die vielen Krankheiten", antwortete Seneca lapidar: „Zähle die Köche."

Was ich den Männern rate? Endlich nicht mehr alles zu essen, was ihnen die Kantine oder eine unwissende Partnerin vorsetzt. Am besten selber Kochen lernen. Wichtig ist: Keine Auszugsmehle in Form von Brot, Nudeln etc.; keine Produkte, die Fabrikzucker enthalten, von der Cremeschnitte über die Industriemarmeladen und „Light"-Biere bis zum fabrikatorisch gesüßten Ketchup; möglichst wenig Fleisch. Noch wichtiger: Viel Obst und Salate. Der Anteil der Frischkost sollte mindestens ein Drittel der täglichen Ernährung betragen. Zum Frühstück ein Frischkornbrei – am Abend drei Eßlöffel Getreide in der Mühle schroten, in der Nacht aufquellen lassen und am anderen Morgen mit etwas Sahne und den köstlichsten Früchten der Saison anrichten. Allein das kleine Schälchen Frischkornbrei versorgt den Mann – und Frau und Kinder! – mit allen, aber auch wirklich allen Vitaminen, Mineralien und Spurenelementen.

Männer ernähren sich traditionell besonders schlecht. Sie halten Steaks für „männlich", Gemüse für Kleinkinderbeilage und Alkohol für „stramm". Als Quintessenz meines langen, gesunden Lebens möchte ich den Männern den schönen, stillen Satz von Max Bircher-Benner ans Herz legen: „Die Ernährung ist nicht das Höchste im Leben, aber sie ist der Nährboden, auf dem das Höchste gedeihen oder verderben kann."

„Das Kochen ist viel zu schön, als daß man es den Frauen überlassen sollte!"

Ein Gespräch mit Hans Göschl, Gesundheitsberater GGB

> *„Wenn ein Mann auch vielleicht kein Herz hat,*
> *so hat er doch bestimmt einen Magen."*
>
> Mongolisches Sprichwort

Hans, du bist gebürtiger Österreicher aus dem Salzburgischen, gelernter Kfz-Mechaniker und arbeitest heute nach zusätzlichen Ausbildungen zum Industrie- und zum Kraftwerksmeister in einem Braunkohlekraftwerk der RWE-Energie-AG in Neurath als Führungskraft von rund zwanzig Kollegen. Du betreust Entschwefelungsanlagen für den Umweltschutz. Wie kommt eigentlich ein so technisch orientierter Mann zur Ausbildung zum Gesundheitsberater GGB? Die meisten Absolventen bei Dr. Bruker in Lahnstein sind doch Frauen?

Um es ehrlich zu sagen, früher habe ich einfach wahllos alles in mich hineingestopft. Ich aß viel Süßigkeiten. Gemüse schmeckte mir nicht. Also sagte ich: „Ich brauche es auch nicht". Ich rauchte wie ein Schlot. Ich wurde dick und bekam einen Bauch wie eine Hochschwangere. Dann hatte ich ein Schlüsselerlebnis. Mein Schwager, den ich sehr liebte, starb plötzlich mit 37 Jahren an einem Herzinfarkt. Das war ein Schlag für mich! Ich hörte auf zu rauchen. Dadurch habe ich aber auch wieder mehr gegessen, vor allem Schokolade, und wurde noch dicker. Ich erkannte: „Du mußt etwas tun." Außerdem meldeten sich Beschwerden im Herzbereich. Ich dachte an meinen Schwager und bekam es mit der Angst zu tun. Da fing ich mit Diäten an, nahm ab, wurde superschlank, betrieb Jogging und brachte es sportlich bis zum Halbmarathon.

Durch meine Schwester stieß ich auf die Bücher von Dr. Max Otto Bruker. Jetzt kaufte ich mir eine Getreidemühle, begann, mir Frischkornbrei zu machen, aber alles noch reichlich beliebig und inkonsequent. Ich war das, was man einen halbherzigen „Puddingvegetarier" nennt, das heißt, ich aß neben der Vollwertkost nach wie vor Fleisch und Süßigkeiten aus Fabrikzucker. Dieses Ungereimte fiel mir selbst auf. Ich merkte, wenn ich mich richtig ernähren will, dann muß ich es „von der Pike auf" studieren, und ich absolvierte deshalb die Ausbildung zum Gesundheitsberater.

Es braucht also fast so etwas wie einen „Leidensdruck", daß ein Mann seine tiefverwurzelten Ernährungsgewohnheiten umstellt?

Das ist so. Ich arbeite in einem Unternehmen mit über 1000 Kollegen. Da gibt es viele gesundheitliche Katastrophen; sie gehen mir unter die Haut. Vierzig- und Fünfzigjährige sterben neben mir wie die Fliegen weg. Ich hatte zum Beispiel einen Kollegen, den sah ich an einem Tag noch in der Spätschicht. Am nächsten Tag erschien er nicht zur Arbeit. Plötzlich hieß es: „Der ist zu Hause umgefallen und gestorben." Ich fragte mich, warum der Kollege wohl gestorben sei. Ich bin wie Max Otto Bruker so eine Art Ursachenfanatiker. Nun, der Kollege war klein und dick gewesen, völlig fehlernährt und hatte nie *vorbeugend* etwas für seine Gesundheit gemacht. Mir wurde klar, daß Prophylaxe die Mutter der Gesundheit ist. Daß man früh damit anfangen muß, nicht erst, wenn im Hintergrund schon der Sargdeckel klappert. Spätestens mit dreißig Jahren sollte man anfangen, sich vollwertig zu ernähren, und zwar nicht nur

112

„weitgehend", wie Bruker so treffend kritisiert, sondern konsequent. Für diesen völlig stimmigen Ernährungsstil habe ich natürlich, wie alle anderen auch, meine Zeit gebraucht. Wenn ich heute einen Kollegen sehe, 100 Kilo schwer, Eisbeinfresser, Biersäufer, Kettenraucher, dann kann ich ihm auf den Kopf zusagen: „Du, das geht nicht gut. Irgendwann kriegst du die Quittung dafür!"

Ist Kochen nicht reine Frauensache? Warum bietest du in Lahnstein für Männer Wochenendkurse zum Thema „Kochen, Essen und Reden" an? Warum sollen Männer Kochen lernen?

Ein Mann muß genauso wie eine Frau für sich sorgen können. Solange sich ein Mann nicht einmal ernähren kann, ist er nicht selbständig. Er ist Mammis Suppenheini und hilfloses Ziehkind. Es ist doch ein Gefühl der Unabhängigkeit, bei der Ernährung nicht auf eine Frau angewiesen zu sein. Ein emanzipierter Mann muß unbedingt kochen können. Er kann doch auch allein aufs Klo und seine Unterhose wechseln! In der Partnerschaft darf doch keiner vom anderen abhängig sein. Der Mann muß doch auch für Kindererziehung, Windeln wechseln und Fenster putzen zuständig sein. Warum soll, wenn beide berufstätig sind, wie so oft heute, nicht abwechselnd auch der Mann die Frau abends bekochen und somit Freiraum schaffen für die Partnerschaft, indem die Frau entlastet wird?

Tust du das?

Aber selbstverständlich. Du kannst Biggi, meine Lebensgefährtin, fragen. Kochen ist doch auch herrlich schön! Mich treibt es immer wieder zum Herd hin. Da kann ich immer wieder kreativ sein, aus dem, was im Gemüsekorb und im Kühlschrank ist, etwas „zaubern". Wichtig scheint mir, daß der Mann abends ohne große Umstände auf die Schnelle etwas Leckeres kochen kann und daß er dabei auch in der Zubereitung und im Dekor das Auge verwöhnt. Wie sagt ein englisches Sprichwort: „Arbeite wie ein Sklave und iß wie ein Lord!" Für die unaufwendige Kost bietet sich die Frischkostküche besonders an.

Für einen Mann kann das regelmäßige Kochen eine Entspannung darstellen?

Ja, Kochen ist ein Ausgleich zur Hektik der Berufs- und Büroarbeit. Schon wenn ich Zuhause mit der Gemüseraspel zu arbeiten beginne, setzt bei mir Entspannung ein. Dafür brauche ich kein Yoga und keine Meditationskassette.

Bedeutet die Umstellung auf Vollwertküche und der Verzicht auf tierische Produkte auch eine seelische Neueinstellung? Nietzsche sagt: „Die Vernunft beginnt in der Küche."

Unbedingt. Es bedeutet die Neuorientierung, mit mir achtsamer umzugehen, gegenüber ungesundem Zeug „Nein" zu sagen, meinen „Stoffwechsel" mit der Welt bewußter zu regulieren als zu jener Zeit, als mir jeder jedes in den Magen stopfen durfte. Das richtige Essen ist ja immer auch eingebettet in eine ganzheitliche Lebensanschauung. Es sensibilisiert, es macht einen vorsichtig gegen das eigene Suchtverhalten in Sachen Nikotin, Alkohol, Kaffee- und Süßigkeitenkonsum. Es macht immunresistent, vor allem gegen die Freßsucht. „Essen" – das kenne ich von mir – „ist die Sucht der Braven". Beim Verzicht auf Fleisch und Fisch kommt darüber hinaus eine kostbare sittliche und ökologische Komponente hinzu.

Kannst du das näher erläutern?

Die industrielle Tierhaltung und Tiertötung ist ein Verbrechen gegen die Natur. Vielleicht zitiere ich der schauerlichen Einfachheit halber einen Passus aus Eugen Drewermanns Buch „Über die Unsterblichkeit der Tiere". Drewermann schreibt: „Mit derselben zweckrationalen Mentalität, mit der man Steinkohle abbaut, geht man heute heran, Tiere als Schlachtfleischlieferanten in riesigen Massentieranstalten maschinell so lange konsumgerecht zu züchten und zu mästen, bis sie verkaufsrentabel den Weg in die Todesfabriken der städtischen Schlachthöfe antreten." Drewermann schildert den Folterweg eines Kälbchens wie folgt: „Acht Tage nach seiner Geburt wird das Kind von seiner Mutter getrennt und in die agrarindustrielle Mastanstalt transportiert, wo es prophylaktisch mit Medikamenten aller Art vollgepumpt wird. In einem abgedunkelten Stall, eingezwängt in eine kleine Holzbox, werden die Tiere nun größer und brauchen mehr Futter. Nun wird aber nicht die Futtermenge erhöht, sondern die Konzentration der Nährstoffe darin. So wird das Futter bald eine Art Pudding, mit dem der Durst nicht mehr gestillt werden kann. Dennoch gibt es kein Wasser, damit die Tiere immer heißhungrig auf den Pudding sind. Schließlich muß das Kalb jeden Tag mehr als 1 kg zunehmen. Damit es nicht zum Durchfall kommt, wird der Pudding auf 38 Grad erwärmt. Das wiederum führt dazu, daß die Tiere beim Essen schwitzen. Juckreiz tritt auf, beim Kratzen mit der Zunge werden Haare ausgerissen, die in den Pansen wandern und dort vor sich hinfaulen und Giftstoffe entwickeln, bis das Tier geschlachtet wird." Drewermann fährt fort: „Damit das Kalbfleisch später eine schön-weiße Farbe erhält, wird peinlich darauf geachtet, daß nur sehr wenig Eisen im Pudding ist. Dadurch werden die Tiere blutarm. Sie bekommen Atembeschwerden und Kreislaufstörungen."

Drewermann schließt seine Beobachtung der alltäglichen, millionenfachen Tierquälerei mit den Worten: „Nach diesem Vorbild müssen heute jährlich allein in der Bundesrepublik rund 250 Millionen Tiere dahinvegetieren: Hühner in

Käfigen, denen im ständigen Dämmerlicht auf schräg abfallenden Drahtböden gerade die Fläche einer Schreibmaschine als Lebensraum zur Verfügung steht. Kälber, eingekerkert in vier enge Bretter, die diesen Sarg nur einmal in ihrem qualvollen Leben verlassen – auf ihrem letzten Gang zum Metzger. Ferkel in Drahtkäfigen, Schweine in lebenslanger Anbindehaltung, ohne Einstreu auf Betonböden, Kühe, ein Leben lang an einer Kette von 40 cm Länge angebunden."

Nein, dieses der Kreatur abgeschundene Schnitzel schmeckt mir nicht. Und ich möchte auch keine Medikamente nehmen, die an Laborhunden erprobt wurden, denen man die Stimmbänder durchtrennte, um ihr Winseln nicht mehr hören zu müssen! Weißt Du, was der deutsche Dichter Jean Paul einmal zum Verzehr von Tieren gesagt hat? Er schrieb voller Entsetzen: „Gerechter Himmel. Aus wievielen Marterstunden der Tiere lötet der Mensch eine einzige Festminute der Zunge zusammen."

Du sprachst auch von einem ökologischen Vorbehalt gegen den massenhaften Fleischkonsum...

Vom ökologischen Gesichtspunkt aus ist der hohe Fleischkonsum der reichen Industrieländer ein Verbrechen gegen die Dritte Welt. Sie liefert das Futtergetreide und Mais für die Massentierfütterung der reichen Industrieländer. Dabei stehen die Futtermittel exportierenden Länder etwa des afrikanischen Kontinents selbst vor Hungerkatastrophen. Während große Teile der Erdbevölkerung hungern, verschwenden die Industrieländer die Anbauressourcen: Um die Ernährung der EG-Bevölkerung oder Japans oder der USA mit Fleisch zu sichern, braucht man etwa zehnmal so viel Land – zur jahrelangen Fütterung der Tiere – als bei vegetarischer Ernährung. Noch heute lebt der Durchschnittschinese oder Durchschnittsvietnamese auf dem Land von einer kleinen Schüssel Reis oder Getreide und etwas Gemüse täglich – und er lebt dabei noch, wie alle Gesundheitsstatistiken ausweisen, gesünder, das heißt ohne die massenhaften Heimsuchungen der „Zivilisationskrankheiten" wie Verkalken der Herzkranzgefäße, Magen- und rheumatischen Erkrankungen, vor allem die Bandscheibenschäden!

Hans, du bietest schon seit einiger Zeit über das Düsseldorfer Männerbüro, jetzt aber auch im „Dr. Max Otto Bruker Haus" in Lahnstein mit verblüffender Resonanz Wochenendkochkurse für Männer an. Wie sind deine Erfahrungen mit Männern?

Es macht ihnen einen Riesenspaß. Es entspannt sie. Sie bekommen Einblick und Ermunterung. Sie erfahren, wie ihre neu erworbenen „Kochkünste" die Partnerschaft neu beleben. Sie sagen mir immer wieder: „Warum habe ich nicht früher Kochen gelernt? Statt dessen wartete ich zwei Stunden mit Kohldampf, bis „Mutti" nach Hause kam!" Es ist schon lustig, ein Rechtsanwalt, der die kompliziertesten juristischen Fälle durchficht, ein Computerfreak, der ein wahrer Zauberer am Bildschirm ist, oder ein Lehrer voller pädagogischer Intelligenz sagen ein halbes Leben lang, „kochen kann ich nicht". Ich antworte jedem: „Dann lernst du es eben ab sofort."

Männer kommen, wenn sie sich erst einmal um die ganz simple Fütterung ihres Leibes zu kümmern beginnen, von ihrer intellektuellen Verkopftheit weg. Sie werden fürsorglich für sich. Sie realisieren eine Lebendigkeit, ein mit dem alltäglichen Leben Verbundensein, wie es jede Frau kennt. Kochen ist ein Stück gelebter Sinnlichkeit. Gerade die Vollwertkost bringt uns dazu, natürlich zu werden, den Weg zur Natur zu finden. Man kann mit einer einfachen Stange Porree, einem Apfel, einer Orange, etwas Zwiebeln, kaltgepreßtem Öl und Sahne geradezu künstlerisch tätig sein. „Es ist nichts gemeiner und gewöhnlicher als Essen und Trinken", sagt Goethe in „Wilhelm Meisters Wanderjahre", „außerordentlich dagegen, einen Trank zu veredeln, eine Speise zu vervielfältigen."

Etwas ist erstaunlich. Du bietest den Männern nicht nur Kochen, sondern auch Momente der Selbsterfahrung, der Meditation, der Massage, des Tanzes an, und sie nehmen das begeistert an, lassen sich mitreißen und aufwühlen...

Die Männer lernen zum ersten Mal, daß sie mit anderen Männern umgehen können, daß andere Männer die gleichen Probleme haben. Sie lernen, sich als Männer – gegen alle Schwulenängste – zu berühren, und sie fühlen sich gut dabei. Sie knüpfen Freundschaften, lernen „echte" Freunde kennen. Sie nehmen die Chance wahr, ihren bisherigen gefühlsabstinenten männlichen Lebensstil zu ändern. Das färbt auch positiv auf ihre Partnerschaft ab. Von den Frauen meiner „Koch-Männer" höre ich immer wieder, daß die Männer plötzlich zupacken, in der Küche herumwirbeln und sich über vieles Gedanken machen, daß sie die langweilig gewordene Beziehung zusammen mit der Frau umkrempeln. Und sie werden gesundheitsbewußter. Sie möchten steinalt werden und pumperlgesund bleiben – und sie tun etwas dafür! Die Männer entdecken nämlich ein Geheimnis.

Ein Geheimnis?

Und was für eines! Es lautet: „Das Kochen ist viel zu schön, als daß man es den Frauen überlassen sollte."

Das ganz normale Chaos der Liebe

„Frauen und Männer sind heute auf der Suche..."

ULRICH BECK/ELISABETH BECK-GERNSHEIM

Ist die lebenslange Ehe überholt? Es sieht so aus. Jeder zweite Deutsche hält die Ehe in ihrer heutigen Form für überholt. Das dokumentiert eine Repräsentativ-Umfrage des Sample-Instituts aus dem Jahr 1993. Danach wollen nur 47 Prozent der Männer und 53 Prozent der Frauen an der Ehe bis zum Lebensende festhalten. In der Altersgruppe der 20- bis 29jährigen sind es sogar nur 27 Prozent, die für eine lebenslange Gemeinschaft plädieren.

Im gleichen Jahr präsentierte der Darmstädter Internist und Familientherapeut Dr. Bernd Frederich auf dem Kongreß „Gesundheit in eigener Verantwortung" in Hannover ein heiß diskutiertes Ergebnis zehnjähriger ehetherapeutischer Arbeit: Die meisten Menschen verlieben sich in einen Partner, der ihre innersten seelischen Ängste verstärkt und nicht in der Lage ist, ihre Sehnsüchte zu erfüllen. Mann und Frau zementierten vielmehr durch ihre unbewußte Partnerwahl die in der Kindheit erfahrenen Ängste. So würden zum Beispiel eher passive Menschen sich einen eher überaktiven Partner suchen und umgekehrt. Dabei kommt es nach Frederich im Laufe der Jahre zu einem „Teufelskreis": „Der Aktive wird immer aktiver und lähmt damit zunehmend den Passiven, der wiederum durch seine ansteigende Passivität den Aktiven noch mehr zur Aktivität antreibt." Nach den Erfahrungen des Therapeuten kann ein „unentwegter Machtkampf" die Folge sein, bis sich einer der Partner in eine „zweckdienliche Erkrankung" flüchtet oder die Scheidung einreicht. Jeder einzelne muß sich, so Frederich, die in der Kindheit und Adoleszenz anerzogenen Defekte „durch neues, mutiges und hartnäckiges Handeln selber wegtherapieren" („Frankfurter Rundschau", 7.5.93).

Man mag über diese demoskopischen Erhebungen und tiefenpsychologischen Hypothesen streiten, eines ist unzweifelhaft: Noch nie ist die Institution Ehe so labil gewesen und die Sehnsucht nach Liebe so fundamental wie heute. Es gibt kein hochentwickeltes Industrieland mehr ohne extreme Scheidungsziffern. In der Bundesrepublik landet inzwischen fast jede dritte Ehe – in Großstädten jede zweite – vor dem Familienrichter. Immer weniger Geschiedene entscheiden sich, im Gegensatz zu früheren Jahrzehnten, für eine Wiederheirat. Gleichzeitig katapultierten bundesdeutsche Frauen und Männer die Zahl der „wilden Ehen" in sprunghafte Höhe: Rund drei Millionen leben nach sicheren Schätzungen in nichtehelichen Lebensgemeinschaften. Die Quote unehelicher Kinder schließlich stieg allein im Zeitraum von 1967 bis 1988 von 4,6 auf über 10 Prozent (in Schweden auf 46 Prozent). Über ein Drittel der Bundesbürger (35 Prozent) leben in Ein-Personen-Haushalten, in Großstädten bewegt sich der Anteil der Single-Haushalte bereits um die Hälfte.

Die alten Frauen- und Männerrollen – hier das „Heimchen am Herd", dort der „Ernährer" – greifen nicht mehr. Frauen nehmen revolutionär neue Bildungschancen wahr; sie dringen, wie wir schon sahen, in immer mehr klassische männliche Berufsdomänen von der Industriekauffrau bis zur Ärztin und Richterin ein; sie haben allerdings in den Hierarchien von Verwaltung, Justiz, Wirtschaft, Hochschulen und Politik nach wie vor kaum etwas zu suchen. Da steht die Männermacht gußeisern dagegen. Es sind, wie gesagt, Frauen, die mehrheitlich Scheidungen einreichen; es sind Frauen, die mehr und mehr ihr Recht auf mündige Partnerschaft und Sexualität einklagen.

Es gibt keine heile Welt familiärer Paradiese mehr. Die Soziologen Ulrich Beck und Elisabeth Beck-Gernsheim sprechen in ihrer scharfsinnig-witzigen Bestandsaufnahme „Das ganz normale Chaos der Liebe" von einem dramatischen Widerspruch zwischen den Forderungen des Arbeitsmarktes und den Sehnsüchten der Partnerschaft. Das Idealbild der arbeitsmarktkonformen Lebensführung registrieren sie, „ist der oder die vollmobile Einzelne, der ohne Rücksicht auf die sozialen Bindungen und Voraussetzungen seiner Existenz und Identität sich selbst zur fungiblen, flexiblen, leistungs- und konkurrenzbewußten Arbeitskraft macht, stylt, hin- und herfliegt und -zieht, wie es die Nachfrage und Nachfrager am Arbeitsmarkt wünschen".

Was früher in Beruf und Familie seinen verläßlich schwerfälligen Gang ging, das muß heute ständig neu bedacht, entschieden, gewagt, begründet, diskutiert und oft auf Widerruf vereinbart werden: der Arbeitsort, die Teilzeitarbeit der Ehefrau mit Kleinkind, die Umschulung, Berufswechsel, vorübergehende Arbeitslosigkeit, Weiterbildung, zweiter Bildungsweg etc. Alles steht zur Diskussion, alles fließt – im Beruflichen und Privaten. Das Soziologenpaar Beck-Gernsheim: „Frauen und Männer heute sind auf Zwangssuche durch Ehe ohne Trauschein, Scheidung, Vertragsehe, Ringen um Vereinbarkeit von Beruf und Familie, Liebe und Ehe, um ‚neue' Mutterschaft und Vaterschaft, Freundschaft und Bekanntschaft hindurch. Das alles ist unwiderruflich in Bewegung geraten."

Der Richterstuhl der Vernunft wird sozusagen, um mit dem Philosophen Immanuel Kant zu sprechen, „im Innern des Menschen" aufgeschlagen. Während in früheren Jahrhunderten und noch in der Generation unserer Großeltern die Biographie eines Menschen durch familiäre, dörfliche, regionale, konfessionelle, geschlechtsspezifische, schichten- und klassenmäßige Vorgaben bestimmt wurden, ist die soziale und moralische Rolle heute in einem Ausmaß wie nie zuvor in die Entscheidung des einzelnen gelegt. Das stellt Liebe und Sexualität unter völlig neue Vorzeichen. Es schafft Verunsicherung und Orientierungslosigkeit. Es eröffnet aber auch neue Chancen im allumfassenden „Laboratorium der Gefühle": „Die Individuen selbst, die zusammenleben wollen, sind, oder genauer *werden* mehr und mehr die Gesetzgeber ihrer eigenen Lebensform, die Richter ihrer Verfehlungen, die Priester, die ihre Schuld wegküssen, die Therapeuten, die die Fesseln der Vergangenheit lockern und lösen. Aber auch die Rächer, die Vergeltung üben an erlittenen Verletzungen. Liebe wird eine Leerformel, die die Liebenden selbst zu füllen haben" (Beck/Beck-Gernsheim).

Wo traditionelle Bindungen der Großfamilie, des Dorfes, der kleinstädtischen Kommunität und des festen beruflichen Sozialnetzes verschwinden, wo die lieblose Dogmatik der Amtskirchen inakzeptabel und die bürgerlichen Lebens- und Liebesnormen anachronistisch geworden sind, wo der Lebenssinn problematisiert und Himmel und Hölle auf Erden verlegt werden, da wird die Hoffnung auf „Erlösung" durch Zweisamkeit, auf das „paradise now", das sofortige Eden der Liebe, zum Schrei der bedrängten Kreatur, zum Opium der Industrie- und Konsumbürger – und das sind wir alle. „Together forever in harmony", frei übersetzt, „Immerwährend glücklich in der Beziehungskiste", wird zum Schlachtruf im Krieg der Geschlechter unter dem Dreigestirn von Lebensgenuß, Ich-Befindlichkeit und „safer sex".

Lassen wir ein letztes Mal das Soziologenpaar Beck-Gernsheim zu Wort kommen: „Die diesseitige Rest- und Neureligion der Liebe führt im individualistischen Gegeneinander zu erbitterten Glaubenskriegen, nur daß diese in den vier Wänden oder vor Scheidungsrichtern und Eheberatern ausgetragen werden. Die Sucht nach Liebe ist *der* Fundamentalismus der Moderne. Ihr sind fast alle verfallen, gerade auch dann, wenn sie fundamentalistischen Glaubensbekenntnissen ablehnend gegenüberstehen. Liebe ist die Religion nach der Religion, der Fundamentalismus nach der Überwindung desselben... Der Gott der Privatheit ist die Liebe. Wir leben im Zeitalter des real existierenden Schlagertextes. Die Romantik hat gesiegt, die Therapeuten kassieren."

Und doch ist kein Grund für ein konservatives Kulturlamento und moralinsaures Gewäsch über den „Verfall der Sitten". Es stimmt auch nicht, daß *die* Männer oder *die* Frauen heute rücksichtsloser und eheunfähiger wären als früher. Das ist ein bloßes Ressentiment, das den ökonomischen und sozialpsychologischen Wandel ausblendet. Der Familienzusammenhalt gründete sich über Jahrtausende und bis in das 20. Jahrhundert nicht vorherrschend auf Liebesgefühle, sondern auf den beinharten Produktions- und Überlebensprozeß. Die Ehegatten waren erstrangig durch gemeinsame Produktionsinteressen und die ökonomisch unerläßliche „Aufzucht der Brut" verbunden. Ob ein Bauer und eine Bäuerin, ein Fabrikarbeiter und seine proletarische Frau oder ein Apotheker und seine Gattin – sie alle standen vorherrschend in einem Zusammenhang sachlicher Arbeitsteilung.

Wir heutigen Anhänger der „romantischen Liebe" und der Utopie dauernder sexueller Erfülltheit staunen, wenn wir in den Biographien unserer Vorfahren lesen, mit welchem Tempo und welcher „Gefühlsroheit" etwa nach dem Tod einer Frau die Nachfolgerin „installiert" wurde. Auch der Verlust von Kindern durch epidemische Krankheiten oder Vernachlässigung quittierte man mit einer gewissen Indolenz. Goethe notiert, als er in „Dichtung und Wahrheit" seine kindliche Windpockenkrankheit beschreibt, eher beiläufig und ungerührt: „Bei Gelegenheit dieses Familienleidens will ich auch noch eines Bruders gedenken, welcher, um drei Jahre jünger als ich, gleichfalls von jener Ansteckkung ergriffen wurde und nicht wenig davon litt. Er war von zarter Natur, still und eigensinnig, und wir hatten niemals ein eigentliches Verhältnis zusammen. Auch überlebte er kaum die Kinderjahre. Unter mehreren nachgeborenen Geschwistern, die gleichfalls nicht lange am Leben blieben, erinnere ich mich nur eines sehr schönen und angenehmen Mädchens, die aber auch bald verschwand..."

So gesehen, hielten Ehen früher durch die zwingenden ökonomischen Bande zusammen, gleichgültig, ob die Beziehung nach innen lieblos oder zerrüttet war. Mann und Frau *mußten* zusammenhalten, gleichermaßen die „Buddenbrooksche Fassade" präsentieren – das Überleben oder hohe Werte standen in Frage. Die Ehe von heute verlangt diese ökonomische Zwangsgemeinschaft nicht mehr in diesem Maße und schon gar nicht mehr lebenslänglich. Was soll jetzt die Ehe zusammenhalten? Die Antwort: Liebe und Sexualität. Das aber gleicht auf den ersten Blick dem rührenden Versuch, die Teile eines Autos mit Uhu zusammenzuleimen und obendrein fünfzig Jahre Garantie zu gewährleisten. Der Hamburger Sexualforscher Prof. Gunter Schmidt registriert in seinem – jedem Mann sehr zu empfehlenden – Buch „Das Große Der Die Das. Über das Sexuelle" das unsäglich Schwere dieser Bemühung: „Dauer und Leidenschaft versucht unser modernes Eheideal zusammenzukitten und verlangt damit die Quadratur des Kreises." Und: „Wir sind ... die ersten Menschen in der Weltgeschichte, die das Paradoxon anstreben, eine auf Dauer angelegte – diese Idealvorstellung besteht ja immer noch – Beziehung, die Ehe, auf etwas eminent Flüchtigem und Unzuverlässigem, nämlich Gefühl, lebendig spürbare Liebe und Leidenschaft zu gründen."

Nicht nur die Liebe, auch die Sexualität wird unter der

Hand zur neuen Religion. Eine Liebe mit mäßiger Sexualität setzen wir gleich mit einer schlechten Beziehung. Von der Wiege bis zur Bahre müssen wir, unserer Lustideologie zufolge, als sexuelle „Akkordarbeiter" und „Bienenköniginnen" erotische Höchstleistungen erbringen. Gunter Schmidt analysiert das Wesen dieser sozialen Sexualneurose wie folgt: „Die Sexualität hat zunehmend eine *kompensatorische Funktion* bekommen, und sie dient im privaten wie gesellschaftlichen Ausmaß zunehmend zur Beschwichtigung ganz anderer Bedürfnisse und Ansprüche. Die Sexualität soll Ehe und Beziehung zusammenhalten, die kaum noch eine andere Funktion haben, als Emotionen zwischen den Partnern herzustellen; Sexualität soll Selbstverwirklichung ermöglichen und Selbstwert geben in einer Gesellschaft, die es zunehmend schwerer macht, sich etwas wert zu fühlen; Sexualität soll die Ohnmacht vergessen lassen und die Kälte in einer bürokratisch abgeriegelten, automatisierten und betonzugemauerten Welt... Sexualität wird überfrachtet mit Aufgaben, die sie nicht erfüllen kann."

Das „ganz normale Chaos der Liebe" ist heute ebenso Realität wie die ideologische Überbesetzung der Sexualität. Sexualität kann uns beglücken, aber nicht von den Zwängen des Gesellschaftlichen und Privaten erlösen. Bereits vor vierzig Jahren konstatierte der Kultursoziologe Prof. Helmut Schelsky in seinem Standardwerk „Soziologie der Sexualität" (Rowohlt): „In der allgemeinen Durchorganisiertheit und Versachlichung bietet die noch so verflachte sexuelle Beziehung und Sensation doch so etwas wie ein letztes persönliches Abenteuer, einen Ausweg gegenüber der Rationalität in eine Ahnung elementarer Kräfte oder in die Beruhigung und den Ausgleich disziplinärer Spannungen durch einen, wenn auch flüchtigen Rausch."

Man kann angesichts des sozialen Bedeutungswandels von Liebe und Sexualität resignieren. Man kann aber auch genau hinsehen und die Lage akzeptieren: Es gibt heute keine gewisse Lebens- und Liebesformel mehr. Die lebenslange Arbeit an der Partnerschaft kann vielleicht im Sinne Nietzsches geleistet werden: „In keiner Liebe gibt es Stillstehen." Man muß aber auch das Ende seiner Liebesbeziehung einkalkulieren. Die Sexualität in ihrer Aggressivität, Überwältigung und Ekstase ist Abenteuer, aber kein Dauerzustand. Eine solche realistische Betrachtungsart nimmt gerade dem Mann eine ungeheure Last von den Schultern. Mann muß nicht in Permanenz die Rolle Tarzans im Dschungel der Leidenschaften inszenieren. Mann darf Mensch sein.

*

„Männer ursupieren Macht, weil die Frauen ihre Arbeitskraft reproduzieren. Frauen überlassen Männern Positionen, weil sie sich bescheiden. Frauen kritisieren männliche Freiräume, die sie den Männern wehrlos überlassen. Männer unterwerfen sich privat, statt Rechte und Pflichten im Haushalt und bei der Kindererziehung zu übernehmen. Frauen beklagen die männliche Passivität zu Hause, ohne die Aktivität der Männer eindringlich zu fordern. Männer lassen Bedürfnisse verkümmern, weil sie sich eindimensional in die Berufsausübung einspannen lassen. Frauen schöpfen Handlungsspielräume nicht aus, weil sie in traditionellen Rollenbildern Schutz suchen.
Die Schuld für diese Hemmnisse, Einschränkungen, Bremsungen und Zögerlichkeit wird selbstentlastend auf das andere Geschlecht geschoben. Das muß nicht gänzlich falsch sein, ist es aber oft. Indem der jeweils andere der Schuldige ist, läßt sich bequem die eigene Untätigkeit, Angst und Hemmung auf ihn projizieren. Das blockiert auch den Fortschritt der Geschlechter."

WALTER HOLLSTEIN
Der Kampf der Geschlechter

Hart wie Kruppstahl –
der Mythos männlicher Potenz

> *„Die Krise des Mannes geht an seiner Sexualität*
> *nicht vorüber, im Gegenteil, vielleicht drückt sie sich*
> *nirgends so deutlich aus wie hier."*

Siegfried Dunde

Über kaum etwas existieren so viel männliche Mythen wie über die Sexualität. Weibliche Sexualität ist, der weitverbreiteten Männerauffassung zufolge, hochkompliziert und unergründlich, Männersex dagegen simpel, zupackend, komplikationslos. Frauen sind mysteriöse Geschöpfe („Die Frau – das unbekannte Wesen"), im Bett schwer zu „bedienen". Am besten informiert sich Mann in einem Ratgeber, wie man „Kupplung" und „Gashebel" des verflixten weiblichen Apparatismus betätigt. Ein Mann dagegen hat einen Geschlechtstrieb urmächtig und geradeaus wie Lady Chatterleys Waldhüter. Mann „kann" immer, Mann will immer, Mann kommt pfeilschnell wie ein Intercity zum Ziel.

Frauen sind, das geben Männer, wenn sie unter sich sind, zu verstehen, sexuell zickig; sie machen „Sperenzchen" und hängen gerne den sexuellen Brotkorb höher; ihre Verklemmtheit ist notorisch. Deshalb suchen täglich 1,2 Millionen deutsche Männer als Freier eine Prostituierte auf und blättern pro Jahr ca. 70 Milliarden DM dafür hin (Schätzung des hessischen Innenministeriums). Diese Männer freuen sich über die „unzickige" Nachfrage der Gunstgewerblerin: „Wie hättest du's denn gerne, Schätzchen?" Kurz, wenn die „Weiber" eine Spur weniger bigotter und bettfauler wären, dann wäre nach Auffassung vieler Männer die maskuline Welt von Lust und Sex in Ordnung.

Nichts ist eine größere männliche Selbsttäuschung als dieser Trivialmythos. Grob geschätzt, benoten in unseren Beratungen auf der Lahnhöhe neun von zehn Männern ihre Sexualität zwischen „mangelhaft" und „ungenügend". Mit der „joy of sex", der Freude an der Lust, sieht es bei der Mehrheit der Männer, jungen oder älteren, erbarmungswürdig aus. Dabei ist fast jeder Mann der insgeheimen Ansicht, daß er mit seiner privaten sexuellen Enttäuschung alleinsteht. Bei seinen Geschlechtsgenossen, mutmaßt er, läuft alles bestens.

Warum das? Weil Männer über ihre Sexualität gemeinhin nicht reden. Sie schweigen, sie kriegen das Maul nicht auf. Sie reißen Zoten, sie erzählen schlüpfrige Witze – verzerrter Ausdruck ihrer ungestillten Begierde und Sehnsucht. Männer haben nicht gelernt, über sexuelle Unsicherheiten, Versagungen und Fragen miteinander zu sprechen.

Das stereotype Männlichkeitsideal besagt, daß für den Mann beim Sex alles sonnenklar ist: Ein richtiger Kerl hat es einfach in den Knochen, wie man ein kerniges Geschlechtsleben führt und „die Mädels heiß macht"! Die Kehrseite dieser Großmannssucht und Verschwiegenheitsmanie ist grausam: Männer sind in der Frage der Sexualität gegen sich, gegen die eigenen Geschlechtsgenossen und die Frauen unehrlich und von verlogener Forschheit. Weil man(n) nicht über sexuelle Probleme spricht, gibt es auch keine, und jeder Mann bleibt mit dieser schwierigsten aller menschlichen Existenzäußerungen vaterseelenalleine. Welch' eine Tragik! Welch eine unnötige Tragik aber auch!

Der amerikanische Sexualtherapeut Bernie Zilbergeld hat in seinem kühnen Klassiker „Männliche Sexualität" das maskuline Phantasiemodell von der Wunderwaffe Penis auf den sarkastischen Begriff gebracht: „Er ist einen halben Meter lang, hart wie Stahl und macht die ganze Nacht nicht schlapp". Der Penis rangiert nicht nur in der harten Pornoliteratur grundsätzlich als Waffe, Kolben, Rammbock, Pfahl und penetrierende Waffe entfesselter Durchschlagskraft. Der Penis ist grundsätzlich hart wie Kruppstahl und vor allem lang. Ein kleines, verletzliches, gelegentlich schwaches männliches Glied ist nach dieser Rambo-Philosophie eine Verirrung der Natur. Was für ein Unfug! Die Natur formt große und kleine Körper, wuchtige und zierliche Geschlechtsorgane.

Angesichts des „Kruppstahl-Penis" der Pornoliteratur und der verschwitzten Männerrunden, sagt Zilbergeld, mag es „schwerfallen, den eigenen nur menschlichen Penis zu akzeptieren". Aber, fügt er witzig hinzu, „für den Augenblick mag es genügen, wenn Sie sich Ihren Penis ansehen und sich fragen, ob Sie mit ihm leben können. Schließlich ist es der einzige Penis, den Sie je haben werden, es sei denn, Sie planen eine Transplantation von einem Pferd. Was immer seine Eigenschaften sein mögen, er kann Ihnen viel Vergnügen bereiten."

Zilbergeld führt zehn Mythen über den männlichen Sex auf, die es zu entmythologisieren gilt. Lieber männlicher Leser, prüfe einmal bei der Lektüre des Folgenden, welches dieser irrealen Phantasiemodelle in deinem Kopf steckt. Denn dein Sex spielt sich zwar physiologisch unterhalb der Gürtellinie ab, psychologisch inszenierst du ihn, einen luftigen Meter höher, als „Gehirnsex", je nachdem pfiffig, leidenschaftlich symphonisch oder kakophonisch (dissonant).

Mythos Nr. 1: Männer sollen gewisse Gefühle nicht haben oder zumindest nicht zeigen.

Jeder Mensch und damit auch der Mann hat Gefühle, braucht Gefühle, ist hungrig nach Berührung, Zärtlichkeit. Da der durchschnittliche Mann es von seinem Vorbild Vater nicht gelernt hat, Gefühle zu zeigen und einzufordern („ein Junge schmust nicht"), kann er es in der Regel auch als

Erwachsener nicht benennen, vom rein sexuellen Bedürfnis nicht unterscheiden und aussprechen.

In unseren Männergruppen stoße ich immer wieder auf ein Paradoxon: Viele Männer berichten mir, daß sie mit ihrer Frau ins Bett gehen und „Geschlechtsverkehr ausüben" (was für eine trostlose Formulierung!), obwohl sie eigentlich etwas ganz anderes wollen. Sie wollen umarmt, gewärmt werden, ein zärtliches Wort hören, Trost bekommen: Weil sie sich vielleicht allein oder überfordert oder mutlos fühlen. Aber genau diese einfachen Gesten der Zuwendung getrauen sie sich nicht, ihrer Frau einzugestehen – aus Angst, als „Weichling", „Schlappschwanz" und „weibisch" angesehen zu werden. Ist es übrigens nicht typisch, daß der Mann einen schlappen Schwanz als die schlimmste Katastrophe fürchtet und die Gefühle der Bedürftigkeit als weiblich und damit als negativ charakterisiert?

Natürlich macht den Mann der Sex in einer so bedürftigen Situation nicht satt; er zementiert vielmehr seine Einsamkeit und emotionale Unterversorgung. Und seine Frau weiß nicht, was im Herzen ihres Liebsten wirklich vorgeht. Eine so hilflose, weil falsch plazierte sexuelle „Vereinigung" verstärkt die innere Entfremdung und Sprachlosigkeit der Liebenden, anstatt Brücken zu schlagen. Während der Mann solcherart „intim" mit einer Frau ist, sind er und sie in Wirklichkeit seelisch Lichtjahre voneinander entfernt.

Mythos 2: Sex ist Leistung.

Männer machen Sex zur Leistung. Sie fragen sich: War die Erektion gut? War ich ausdauernd? Wie schnell kam ich zu meinem Orgasmus? Habe ich einen zweiten Orgasmus geschafft? Wieviele Orgasmen habe ich meiner Partnerin gemacht?

Sex degeneriert hier zum Abklatsch der allumfassenden Leistungsgesellschaft, zum letzten täglichen Arbeitstribut.

Denn natürlich findet diese Art von Sex ganz spät, kurz vor Mitternacht und im Fünf-Minuten-Takt, nach den „wichtigen" männlichen Tagesarbeiten statt. Der Sex sieht danach aus, vitaminarm wie „Fast Food" und genauso pappig und eilig zusammengestoppelt. Denn schnell muß dieser Leistungssex zur Geisterstunde gehen. Trödeln, Überraschungen, katzenhafte Wärme, Schnurren und Gespräch dazwischen darf es dabei für den ernsthaften Mann nicht geben. Das Mannsbild schreitet vielmehr mit der gleichen humorlosen Sachbezogenheit zum weiblichen Werkstück, mit der er den Vergaser seines Autos repariert. Wie da die Funken zwischen den Bettlaken sprühen sollen, bleibt unerfindlich. Man kann Nietzsches berühmtes Wort ruhig auf den Eros beziehen: „Man muß noch Chaos in sich haben, um einen tanzenden Stern gebären zu können."

Mythos 3: Der Mann übernimmt die Führung.

Männer studieren, wie gesagt, Sex-Ratgeber und „Ehebücher" hingebungsvoll, um in detektivischer Kleinarbeit herauszufummeln, wie man das altmodische „Auslaufmodell" Frau befriedigt. Die Lösung von Infinitesimalgleichungen ist ein Klacks dagegen! Männer unterstellen damit gleichzeitig, daß alle Frauen uniform gebaut und gleich zu behandeln sind. Wieder einmal erliegen Männer ihrer maskulinen Maschinenideologie und Leistungsheroik.

Was hältst du, lieber Leser, von dem gänzlich revolutionären und tollkühnen Vorschlag, einfach deine Frau zu fragen, wie sie „es" gerne möchte – Vorspiel, Hauptgang, Nachspeise? Eigentlich müßte die Gute es ja wissen. Sie kann doch auch leidlich schreiben und lesen und kochen und einen Beruf ausüben, nicht wahr? Vielleicht hat deine Frau ja auch am Freitag andere Wünsche als am Montag? Ist der Gedanke gänzlich abwegig, daß Ihr beide die „terra incognita", den unbekannten Kontinent eurer individuellen Lüste und Vorlieben, in einer langen Expedition erkunden müßt? „Daß die größte Lust nur dann am höchsten reizt", schrieb Goethe in der „Italienischen Reise", „wenn sie sich ganz nahe an die Gefahr drängt und lüstern ängstlich-süße Empfindungen in ihrer Nähe genießet".

Mythos 4: Der Mann ist immer bereit.

Getreu den pornographischen Filmen der Kabelspätprogramme (RTL-Insiderjargon: „Tittenprogramm") meinen Männer, jederzeit und ohne Rücksicht auf Verluste sexbereit sein zu müssen. Für die meisten Männer ist der Gedanke schwer aushaltbar, einer Frau Sex abzuschlagen und die einfachen Sätze auszusprechen: „Ich kann jetzt nicht" oder „Ich will jetzt nicht". Ein Mythos wie der ADAC-Bereitschaftsdienst rund um die Uhr spukt in den Männerköpfen. Aber Männer sind nun einmal keine Engel der Landstraße und auch keine Sexmaschinen, sondern empfindsame, ganzheitliche Schöpfungen; sie sind abhängig von körperlichen Befindlichkeiten und subtilen seelischen Witterungsbedingungen. Wo ein Mann seine Sensibilität überspielt und den Sexmarathonläufer spielt, rennt er sich selbst davon.

Mythos 5: Alles läuft auf Sex heraus.

Frauen, so besagt das männliche Phantasiemodell weiter, offerieren mit jeder Körperberührung Sex. Also ran an Slip und Büstenhalter! Was für ein Mißverständnis! Daß Frauen ungleich offener mit sich umgehen als Männer, ihre Freundin zur Begrüßung in den Arm nehmen und küssen und auch von Männern oft einfach nur herzlich gedrückt oder gestreichelt werden wollen, das geht Mann nicht in den Kopf. Das führt denn auch dazu, daß Männer Frauen unentwegt mit dem „männlichen Blick" begutachten, ausziehen und als „Sexobjekt" ins Visier nehmen. Wir meinen diese Beobachtung nicht prüde. Nichts ist schöner, als daß Männer und Frauen sich sexy anziehen und schön finden, daß erotisches Flair zwischen ihnen knistert. Aber die Subsumierung bereits der einfachsten, unbefangensten Körperkontakte unter Sexualität und Anmache entwürdigt das Geschlechterverhältnis zum Kontakthof und den Mann zum hormongesteuerten Sex-Maniak.

Mythos 6: Sex = Geschlechtsverkehr.

Viele Männer haben nicht gelernt, ihr Begehren erotisch differenziert auszudrücken. „Du kennst nur eines", pflegen dann die Frauen frustiert zu bemerken, „das ist, möglichst schnell deinen Schwanz hineinzustecken". Verzeih', lieber Leser, die drastische Sprache, aber so unverblümt höre ich es bei meiner Lebensberatung.

Neben ihrer sexuellen „Klempnerei" verhalten sich Männer Frauen gegenüber oft wie im Selbstbedienungsladen – Zugreifen ohne Nachfrage. Eros und Geschlechtsverkehr werden bei dieser armseligen Begegnung zu Synonymen. Der Gedanke, dem ganzen Körper und der Seele der Frau in einem aufregenden Prozeß und temporären „Ausnahmezustand" zu begegnen und die Wonne flüchtigster Berührungen und die Süße der Verzückung ekstatisch zu genießen, bleibt bei diesem genitalen Raufhandel gänzlich fremd. Der Mann nimmt bei diesem erotischen „Faustrecht der Prärie" bestenfalls seinen Penis, nicht seinen gesamten Körper und seine innere Gestimmtheit wahr. Mit Recht benennt man diesen barbarischen Vorgang mit dem häßlichen Wort „bumsen". Auch Autos bumsen gelegentlich aneinander, und es gibt ein blechernes Getöse.

Mythos 7: Sex = Erektion.

Der Geschlechtsverkehr bildet, wie wir sagten, nur *eine* Form der Sexualität. Zum Gesamt des Eros und der Sinnlichkeit verhält sich der Beischlaf wie *ein* Tortenstück zur ganzen Torte. Für den „richtigen Mann" ist Sex jedoch nur mit einem „einsatzfähigen" Penis ordentlicher Sex. Der Begriff „einsatzfähig" stammt aber bekanntlich aus der Logistik des Militärs und nicht etwa der indischen Liebeslehre des „Kamasutra". Der Münchner Androloge (Männerwissenschaftler) Prof. Hermann-J. Vogt bemerkt hierzu. „Der Stellenwert der Sexualität im Leben des Mannes ist enorm: Hier kann und muß er seine Männlichkeit beweisen. Eine Erektion zu haben, ist gleichrangig mit Tatkraft, Können, Vollenden, Existenzberechtigung und Existenzbeweis. Unsicherheit und Zweifel an der eigenen Persönlichkeit, Existenzsorgen, Resignation können ihren Niederschlag finden im Sexualbereich und hier besonders in der Erektionsfähigkeit" (STERN, 6/93). Der männliche Existenzbeweis lautet: „Coito ergo sum. Ich koitiere, also bin ich."

Nichts gegen eine schöne Erektion. Sie macht uns dankbar für unsere Lust und das Wunderwerk unseres schönen männlichen Körpers. Aber ist es ein Drama, wenn das Wunderhorn einmal nicht steif wird? Welche kluge und warmherzige Frau wird das als „Versagen" betrachten oder gar verspotten? Bernie Zilbergeld meint: „Beim Sex kommt es nicht nur auf den Penis an; Sie können Ihrer Partnerin auch mit anderen Körperteilen sehr viel Freude bereiten, und es wird Ihnen gefallen, wenn sie andere Körperteile berührt." Der Penis ist nun einmal des Mannes ungehorsamer Diener, wie bereits der Philosoph Platon feststellte: „Vom Charakter ist des Mannes Geschlechtsorgan ungehorsam und eigensinnig wie ein Wesen, das dem Verstande nicht gehorchen und alles seiner wilden Begierde hörig machen will." Bei Erektionsunfähigkeit sollte der Mann vielmehr barmherzig und sensibel mit sich selbst umgehen. Wenn sie chronisch wird, muß er den Ursachen nachgehen. Sie können im Körperlichen liegen, in Streß, Arbeitsüberlastung, Alkoholmißbrauch, Krankheit, schwerer Fehlernährung, oder im Seeli-

schen, Kummer, Depression, Angst, Minderwertigkeits-
komplexen, unterdrückten Aggressionen...

Mythos 8: Sex ist ein Kraftakt.

Das Pornokino im Kopf, neigen Männer dazu, Frauen
beim Sex zu Kleinholz zu verarbeiten. Auf Biegen und Brechen muß Manneskraft demonstriert, der Bizeps an den
Penis verlegt werden. Mit Sicherheit hat diese Mentalität
etwas mit der patriarchalischen Macht der Männergesell-
schaft zu tun. Die New Yorker Frauenforscherin Andrea
Dworkin beobachtet: „Sexuelle Macht ist ein männliches
Attribut, etwas, das ihn kennzeichnet als einen, der sich
nimmt, was er begehrt und braucht: Land und Geld, vor
allem aber Frauen, die er mit seinem Penis nimmt. Durch
das Merkmal der sexuellen Macht wird seine ureigenste Natur sichtbar und deutlich. Alle sexuelle Macht geht vom
Penis aus."

Der Mythos vom Sex als brutaler körperlicher Land-
nahme verweigert dem Mann selbst die Erlaubnis, den Eros
gemächlich, zart, mit Plaudern, Lachen, Pausen und Zärtlichkeit zu genießen. Der Mythos verdammt den Akt zur
Sprachlosigkeit. Frauen beklagen sich in den Frauengruppen
in Lahnstein stereotyp, daß ihre Männer während der Liebe
nicht sprechen und schon gar nicht kichern, lachen und
scherzen. Stumm wie ein Schellfisch werkelt der gute Gatte
vor sich hin und weiß nicht, daß das größte Aphrodisiakum
die Sprache zwischen den Liebenden ist. Sexualität ist Kör-
per- und Seelendialog. Kundig machen können wir uns nur
durch Experimentieren und darüber *sprechen*. So allein entsteht jene elektrisierende Spannung, die uns schier an den
Rand des Seeleninfarkts katapultiert. Wie sagte doch der
Wiener Aphoristiker Karl Kraus: „Das erotische Vergnügen
ist ein Hindernisrennen."

Mythos 9: Sex ist spontan.

Sex soll sich, nach dem Populärverständnis der Männer, natürlich und spontan ergeben. Sex kann jeder Mann – wie Radfahren oder Fußball. Sex ergibt sich selbst, Hauptsache, man verheddert sich beim Ausziehen nicht mit der Unterhose. Nichts ist falscher als dieser naive Naturalismus der Gefühle. Sex ist kompliziert erlernt, abgeschaut, erfahren, ist von subversiver Sprengkraft, ist kulturell und religiös ge- und verformt.

Gerade im christlichen Abendland bestimmten und bestimmen die Amtskirchen bis heute und bis in die Schlafzimmer, was „normal" und was „pervers" ist. Den schwer neurotisierenden Coitus interruptus über Jahrzehnte zu praktizieren, Kondome und Abtreibung selbst nach Vergewaltigung zu verbieten und die Homosexualität als „widernatürlich" zu brandmarken, das ist für die Kleriker und zölibatären Zwangsjunggesellen der heiligen römischen katholischen Kirche normal, ein lusterfülltes, selbstbestimmtes Sexualleben dagegen „sündig" und „schuldhaft". „Das Christentum gab dem Eros Gift zu trinken", konstatierte Nietzsche schon vor hundert Jahren, „er starb zwar nicht daran, aber er entartete zum Laster".

Wer Sexualität nicht „lernt", sich nicht kundig macht, seine Sehnsüchte nie ausspricht, den Partner nicht befragt, keine erotischen Vorbilder sucht, der bleibt ein Analphabet im Fleische. Pornohefte dagegen sind frauenfeindliche und hilflose Abfallprodukte.

Sexualität ist, verkürzt formuliert, ein hochexplosives Gebräu von Wunscherfüllung, Angstabwehr und Angstbewältigung. Da führt kein Weg vorbei. Aber gibt es nicht eine erotische Weltliteratur von Bocaccios „Dekamerone" über Goethes sinnliche Epigramme bis zu Änis Nin und den erotischen Anthologien „Mein heimliches Auge" aus dem Tübinger Konkursbuch Verlag? Bernie Zilbergeld hat

Recht, wenn er konstatiert: „Der Natürlichkeitsmythos ist deshalb so problematisch, weil er Sie daran hindern kann, die notwendigen Schritte zu tun, Ihr Sexualleben Ihren Wünschen entsprechend zu gestalten. Manche Männer ziehen es vor, herumzusitzen und ihr Schicksal zu beklagen, anstatt ihre Situation zu verändern. Ihre sexuelle Unzufriedenheit beruht nicht auf Ihrer Persönlichkeit, sondern auf dem, was Sie gelernt haben. Das Gelernte kann beiseite geschoben werden, um Platz für eine befriedigendere Gestaltung Ihres Geschlechtslebens zu schaffen."

Mythos 10: Wir sind doch alle aufgeklärt.

Wir haben Pornoshops und Peepshows, Vibratoren und Gummipuppen, Sexhefte und Dildos, Dominas und Sado-Maso-Salons und obendrein einen gewaltigen, nie abreißenden öffentlichen Sex-Diskurs in Magazinen und Talkshows. Kaum eine abendliche Sex-Talk-Show im TV, wo heutzutage nicht die Prostituierte neben der evangelischen Verbandsfunktionärin, der Strichjunge neben dem katholischen Weihbischof das Wort zur schönsten Sache der Welt ergreift. Das alles erweckt den Eindruck totaler Offenheit und Mündigkeit in rebus sexualis. Quatsch mit Soße: Das Studium eines einzigen Pornoheftes enthüllt dem kritischen Betrachter die oben genannten sexuellen Männermythen, das maskuline Herrschaftsverhältnis und die alte steindumme Unaufgeklärtheit. Den Notstand dieser „Offenheit" der „sexuell befreiten" Gesellschaft mag man der nebenstehenden Anzeige über die Gummipuppe „Carmen" aus dem Hause Beate Uhse entnehmen:

CARMEN

Carmen – die diskreteste
Intim-Gespielin der Welt!
Diese anschmiegsame Sex-
puppe hat alle Vorzüge einer
echten Rassefrau: pralle
Brüste, eine verlockende
Vagina, lange, biegsame
Schenkel, einen drallen Po –
kurzum: einen Körper zum Anbeißen.

Carmen hat locker-duftiges Haar,
zarte Haut und strah-
lend blaue Augen, die sie
öffnen und schließen kann.
Und ihr halbgeöffneter Mund
verspricht phantasievolle
Lippenspiele...

Carmen stellt niemals Fragen
und hat keine Ansprüche,
außer Sex und Vergnügen.
Für Carmen sind selbst ausgefallene Wünsche keine Tabus!

Carmen ist 145 cm groß, ganz
aus streichelweicher Kunst-
stoff-Folie, anschmiegsam, auf-
blasbar – und sie wird ihnen ganz
nackt geliefert, so daß Sie sie selbst
nach Belieben kleiden können.

(Uhse-Versand, Best.-Nr. 510483)

Wir wissen immer noch nicht genug über die Sexualität. Sicher ist, was der 1993 verstorbene Bonner Männertheoretiker Prof. Siegfried Dunde notierte: „Die Krise des Mannes geht an seiner Sexualität nicht vorüber, im Gegenteil, vielleicht drückt sie sich nirgends so deutlich aus wie hier."

Tatsächlich sind die sexuellen Normen der Gesellschaft vielfach fragwürdige ideologische Konstrukte konservativer Familienpolitik oder der Pseudoemanzipation. Jeder muß für sich selbst die ihm angemessene Sexualität entdecken. Das macht auch Angst. Aber da, wo die Angst ist, besagt ein altes Therapeutenwort, da geht es entlang! Grundsätzlich gilt: Für den Orgasmus deiner Frau bist weder du, noch die Bahnhofsmission verantwortlich, sondern allein deine Frau!

Der Erwerb neuer sexueller Ausdrucksformen, die Begegnung mit den Tiefenstrebungen der eigenen Persönlichkeit wie der der Partnerin/des Partners ist ein seelischer und sozialer Lernprozeß. Männer meinen immer noch, das wichtigste Lustinstrument befände sich in ihrer Unterhose. Welch' ein Irrtum! Das Eros-Kino spielt sich in unserem Kopf ab. Das größte Sexualorgan ist das Gehirn! Dort beginnt die Aufklärung.

*

„Männliche Potenzphantasien orientieren sich nicht selten an den in Pornofilmen oder Sexjournalen dargestellten Leistungsnormen. Gerade bei der Beratung von Erektionsstörungen ist es deshalb wichtig, Fehlvorstellungen zwischen Wunsch und Wirklichkeit zu klären."

CLAUS BUDDENBERG
Sexualberatung

Mein Penis schreibt mir einen Brief

„Anerkennen müssen wir, daß es hellenisch war, die Kraft, nicht bloß Zeugungskraft, sondern überhaupt die Manneskraft auch eines Gottes in einem Phallus darzustellen."

ULRICH VON WILAMOWITZ-MOELLENDORF

Sexualität ist mehr, als der Partnerin den Penis einzuführen und einen Zwei-Minuten-Sprint vorzulegen. Keine Klage der Frauen höre ich in den Beratungen häufiger als den Seufzer: „Mein Mann ist so wenig zärtlich!" Männer tun darüber hinaus sich selbst etwas Gutes, wenn sie den Kontinent der Berührungen erkunden und vom sexuellen „Quikkie" Abschied nehmen. „Umarmt zu werden bedeutet Unterstützung", sagt Zilbergeld, „berührt zu werden bedeutet Kontakt, zärtlich berührt zu werden bedeutet, geliebt zu werden".

Einen einfachen Weg, diese Wonnen der Berührung kennenzulernen, stellt das „Schmusen ohne Verpflichtung" dar: Sich auf eine Decke oder auf das Sofa oder auf eine Wiese legen und einfach nur schmusen. Sex außen vor lassen. Das macht warm und sättigt auf Tage hinaus. Plötzlich fühlt man(n) wieder seine Schulterblätter, die Zehen oder die zarten Innenseiten der Knie: Weil sie gestreichelt, geleckt, geküßt werden. Oder sich einfach nur, wie in Kinderzeiten, von der Partnerin/dem Partner die Haare waschen lassen, mit viel Shampoo natürlich, viel Wassergüssen, viel Krabbeln und Massieren, Lachen und Schabernack.

Die Gleichsetzung von Berühren und Sex schafft bei den meisten Männern nur Leistungszwang und Konfusion. Weil der Mann von anderen Männern gelernt hat, daß alles, aber auch alles auf den Penis ankommt, macht er aus diesem einen überforderten Akkordarbeiter. Er ist verdutzt, wenn ihm sein treuer Begleiter plötzlich die Dienste versagt und die Zuckerstange sauer wird. Dabei ist der Penis seiner Natur nach ein eher träger und einfühlsam zu behandelnder Geselle. Körperorgane wie Herz, Magen, Lunge, Gehirn arbeiten ununterbrochen ein ganzes langes Leben lang. Ohne ihr Wirken bricht unser Leben zusammen. Ohne den Penis läßt sich, wie der Vorgang der Gliedamputation bei Kriegsverletzten dokumentiert, lange leben. Sagen wir es offen: Der Penis ist ein Faulpelz, und ein ziemlich unberechenbarer dazu. Er wird bei den unmöglichsten Gelegenheiten steif – wenn man(n) zum ersten Mal mit einer tollen Frau tanzt oder sich über einen Heizkörper lehnt, im Freibad oder im Whirlpool. Ein andermal ratzt er vor sich hin, wenn wir vor Begierde fast verschmachten und eine Frau anhimmeln. Je nachdem ist der Mann stolz auf seinen Penis oder er schimpft mit der lahmen Gurke zwischen seinen Beinen. Tatsächlich hat der Mann nicht gelernt, auf die Signale seines „kleinen Mannes" zu achten.

Zilbergeld führt dazu aus: „Wenn Ihr Penis nicht so funktioniert, wie er soll, denken Sie daran, daß er versucht, Ihnen etwas mitzuteilen. Er ist nicht ihr Feind. Er wurde zum Sex geschaffen, und er mag Sex. Wenn er nicht so funktioniert, wie Sie möchten, sagt er Ihnen damit, daß irgend etwas mit der Art und Weise, wie Sie Sex haben, nicht stimmt. Wenn Sie befriedigenderen Sex wollen, müssen Sie beginnen, die Botschaften Ihres Penis zu entschlüsseln."

In unseren Männergruppen wird diese Entschlüsselung unter anderem durch eine zunächst komisch anmutende, aber verblüffend wirksame Übung gemacht: Männer versetzen sich in die Rolle ihres Penis und schreiben sich einen Brief. Der Perspektivenwechsel, das heißt die Position des exzentrischen Aus-sich-Tretens, schafft völlig neue Erkenntnisse. Das Schreiben sollte nicht länger als maximal eine Halbe- bis Dreiviertelstunde dauern, damit die Spontaneität und Ehrlichkeit bewahrt bleibt.

„Ich bin sauer auf dich", schrieb so ein Penis seinem Besitzer, „weil du mich wahllos und ohne Vorwarnung überall hineinstopfst. Du fragst mich gar nicht, ob ich will. Oft will ich nämlich gar nicht. Da fühle ich mich richtig vergewaltigt."

Ein anderer Penis beklagte sich. „Du hast mich offensichtlich vergessen. Nie hast du Zeit für mich. Deine Arbeit ist dir viel wichtiger. Wunderst du dich, daß ich längst aus der Übung gekommen bin."

Ein dritter Penis meuterte: „Warum haderst du ständig mit mir, ich sei zu klein? Daß ich flink wie ein Wiesel bin, das schätzt du gar nicht!"

Wieder ein anderer Leidensgefährte meinte in seiner schriftlichen Beschwerdeführung nach oben: „He, du oller Langweiler, ich soll mich auch für Brust, Bauch, Po und Beine beschweren. Du läßt uns nie ans Freie. Sonne auf der bloßen Haut, das kennen wir gar nicht mehr. Immer sitzen wir im Dunkeln. Jeder in seiner Einzelhaft. Hilfe, wir kriegen einen Gefängniskoller."

Männliche Freude am Körper muß und darf auch den Penis einschließen. Es ist auffallend, wie verklemmt in unserer angeblich so permissiven (nachgiebigen) Kultur über den Phallus gesprochen wird. Die verlegenen, verharmlosenden Penis-Synonyme wie „Schniedel", „Pillermann", „Piephähnchen" sind denn auch von einer klosterhaften Prüderie! Der Penis ist offenbar ein „pudendum", etwas, dessen man sich zu schämen hat, das verborgen bleiben muß. Das war nicht immer so. Seit der Steinzeit finden sich in Europa Darstellungen des Phallus: mannshohe steinerne Skulpturen oder Graffiti in Höhlen. Die Griechen modellierten sogenannte Hermen. Das waren vierkantige Säulen ohne Arme und Beine, aber mit einem Männerantlitz und einem erigierten Phallus. Hermen standen vor den Tempeln und Privathäusern. Phallusdarstellungen wurden bei Prozessionen herumgetragen. Dem Phallus huldigten die Griechen auf den dionysischen Festen und brachten ihm Weihegaben dar.

Der Phallus verkörperte nicht nur die Manneskraft, sondern das Zeugende und Schöpferische schlechthin. Der Begriff „phallos" war religiös-mythisch gemeint; anatomisch fungierte das männliche Glied unter dem Terminus „peos", der Schwanz. Auch die Römer hatten ihre Phallusabbildungen, wie jeder Besucher von Pompeji weiß. Sie bekannten sich ohne Scham zum Penis. Kaiser Augustus nannte seinen Freund, den Poeten Horaz, schäkernd seinen „purissmimum penem", seinen allerbesten Penis.

Wo die feministische Entrüstung, mit verständlicher Wut, die männliche „Phallokratie" mit ihrem rücksichtslosen Penetrationsdrang angeprangert hat, da darf der aufgeklärte Mann, jenseits des Sexismus, die gleiche Freude und Identität am Phallus gewinnen, wie sie die Frauen der Frauenbewegung an der längst zum Symbol verdichteten Vagina realisieren. Es ist nur stimmig, wenn der Phalluskult der dionysischen Mysterien, wie Nietzsche rühmt, auf das „Jasagen zum Leben" abzielt. Im dionysischen Rausch, so erkannte der Philosoph, liegt die tief genossene Geschlechtlichkeit begründet und die schöpferische Wollust: „Die ganze lange ungeheure Licht- und Farbenleiter des Glücks nannte der Grieche Dionysos" (Nietzsche). Wer als Mann seinen Penis verleugnet, flüchtet vor seiner eigenen Geschlechtlichkeit und Wildheit. Es genügt nicht, nur den „netten Schwiegersohn" und „braven Jungen" zu spielen. Ein im guten Sinne phallischer Mann entwickelt einen emotionalen Körper, der zur Ekstase, feurigen Sinnlichkeit und Spiritualität fähig ist.

Der neurotische Sexualitätshaß des dogmatischen Christentums richtet sich nicht nur auf Frauen. Paulus meint die Männer, wenn er im Korintherbrief wettert: „Fortan müssen auch die, die da Frauen haben, sein, als hätten sie keine" (Vers 29). Im zweiten Jahrhundert nach Christus flehten christliche Männer, wie Justinus überliefert, die Ärzte an, ihnen die Hoden zu amputieren. Mönche vom Berge Athos ließen sich kastrieren. Kein Geringerer als der große katholische Theologe und Philosoph Augustinus (353–430) verfügte diktatorisch über alle Männer: „Ein Mann schämt sich von Natur aus seiner körperlichen Begierden." Als dem Bischof von Hippo, wider seinen Willen, wiederholt der Penis erigierte, nannte er diese schöne Regung der männlichen Natur erschrocken ein „Zeichen von Ungehorsam". Die ungewollte sexuelle Erregung weise daraufhin, daß „die Menschheit seit Adam durch und durch schlecht sei".

Der amerikanische Lyriker Robert Bly kommt in seinem schönen männlichen Initiationsbuch und gelegentlich überschießend stürmischen Plädoyer für den Wilden Mann, „Eisenhans", zu dem Schluß: „Angesichts solch einflußreicher Denker wie Augustinus ist es erstaunlich, daß Männer überhaupt Sexualität leben können... Als die Kirche all die Götter dem Vergessen anheim gab, die für das göttliche Element in der männlichen Sexualität standen, Pan, Dionysos, Hermes, der Wilde Mann, haben wir als Männer sehr viel verloren."

Wir Männer behandeln unseren Körper oft wie unseren Feind – seinen elementarsten Bedürfnissen wie Entspannung und Zärtlichkeit setzen wir ein Nein entgegen. Alexander Lowen, der „Vater der Bioenergetik", meint in seinem Handbuch „Der Verrat am Körper": „Die meisten Männer unseres Kulturkreises leiden darunter, daß sie als Kinder zu wenig berührt und gestreichelt wurden. Dieser Entzug führt dazu, daß sie berührt und gehalten werden möchten, aber

Angst haben, darum zu bitten oder sich darum zu bemühen. Körperlicher Kontakt ist für sie tabuisiert, weil sie ihn geistig und körperlich mit Sexualität assoziieren."

*

„Das Sexualleben vieler Paare ... ist eintönig und trostlos, einmal pro Woche, meist am Wochenende, findet der Geschlechtsverkehr statt ... Es ist eine koitale Masturbation, bei der sich der Mann unter Anleitung seiner Frau kurz abreagiert ... Nach einem kurzen Griff an die Brust wird ohne jedes Streicheln, Schmusen oder Küssen das Glied in die Scheide gestoßen und schnell bis zur Ejakulation hin und her bewegt. Daß dabei beide Partner unbefriedigt bleiben, ist nicht verwunderlich."

CLAUS BUDDENBERG
Sexualberatung

Verhütung – reine Frauensache?

„Wir sind nicht nur verantwortlich für das, was wir tun, sondern auch für das, was wir nicht tun."

MOLIÈRE

„Das Problembewußtsein sinkt, die jungen Männer werden mit den alten Kampagnen nicht mehr erreicht." So resümierte im Juli 1993 der Düsseldorfer Sozialdezernent den Mißerfolg der mit einem Millionenetat betriebenen AIDS-Aufklärungskampagne. Vor allem heterosexuelle Männer benutzen immer weniger Kondome. Die Düsseldorfer Beobachtung darf als symptomatisch gelten. Nur jeder vierte Mann, der im Rahmen einer Freiburger Studie von 1993 befragt wurde, benutzte als Schutz vor AIDS und zur Empfängnisverhütung ein Kondom.

Man möchte es kaum glauben, aber viele Männer jagen trotz öffentlicher Aufklärungskampagnen immer noch nach dem Dschungelmotiv „Ich – Tarzan, Du – Jane" durch die Betten. Rund 300 000 Männer fliegen nach Beobachtung der Gesundheitsexperten jährlich mit dem „Tripper-Clipper" nach Thailand, Kenia oder Brasilien, um sich als skrupellose Sexualkolonialisten in der Dritten Welt billige Sexualpartnerinnen zu kaufen. „Die sind Frischfleisch und nicht so zickig wie meine Alte", tönte einer dieser bierbäuchigen Helden einmal ins Mikrophon des Reporters. Dabei verzichten die meisten von ihnen auf das Kondom, obwohl bekannt ist, daß etwa 90 Prozent der Prostituierten etwa in Nord-Thailand HIV-infiziert sind. „Um Verhütung kümmere ich mich nicht", sagte mir einmal ein „Akademiker" in einer Männergruppe, „das ist meiner Frau ihre Angelegenheit".

Ob Ansteckungs- und damit Übertragungsgefahr an die Frau oder Verhütung – Männer verhalten sich bevorzugt passiv und damit fahrlässig. Zu verlangen ist aber von uns Männern, daß wir uns gründlich über die Möglichkeiten und Probleme weiblicher wie männlicher Verhütung informieren. Daß wir darüber mit unseren Partnerinnen sprechen und tragfähige Entscheidungen treffen. Die meisten Männer, die ich befragt habe, und ich schließe mich da selbst über Jahre hinweg nicht aus, sind völlig beruhigt und unbesorgt, wenn ihre Frau oder Freundin die Pille nimmt. Wir sollten uns jedoch dringlich darüber informieren, was dieser, gegebenenfalls jahrzehntelange, hormonelle Beschuß im weiblichen Organismus anrichten kann. Männer, mit der Frage konfrontiert, „würdest du eine eventuelle ‚Pille für den Mann' täglich einnehmen", reagieren vor laufender Kamera mehr als zögerlich. Geht es um den männlichen Körper, werden die Pillen-Freunde plötzlich kleinlaut...

Wer eine exakte und verantwortungsvolle Darstellung weiblicher Verhütungsmaßnahmen sucht, der soll zu dem Band „Reine Frauensache" in dieser Reihe von Prof. Dr. med. Max Otto Bruker und Ilse Gutjahr, der Geschäftsführerin der Gesellschaft für Gesundheitsberatung (Lahnstein), greifen. Ich rekapituliere im folgenden daraus. Bruker und Gutjahr schreiben über die „Zeitbombe" Pille: „Frauen, die die Pille regelmäßig über längere Zeit eingenommen haben, sind anfälliger für Depressionen, Embolien, Thrombosen, Krebs. Zahlreiche Frauen können nach jahrelanger Pilleneinnahme nicht mehr schwanger werden." Bekannt sind manchem vielleicht noch die Studien der 70er Jahre, also zehn Jahre nach Freigabe der ersten Pille am 1. Juli 1961, die belegten, daß Raucherinnen bei regelmäßiger Pilleneinnahme ein drastisch erhöhtes Herz-Kreislauf-Risiko wie Thrombose-Anfälligkeit aufweisen.

Einmal im Leben sollte ein Mann nicht nur einen Viertau-

sender besteigen, sondern den Beipackzettel der Antibaby-
pille seiner Frau lesen. Er findet hier, worauf die Autoren
hinweisen, bis zu dreißig (!) mögliche Nebenwirkungen der
Pille, die den Pharmakonzernen Milliarden Umsätze beschert, aufgelistet: Thromboserisiko. Bösartige Erkrankungen der Brust und der Geschlechtsorgane, also Krebs. Erhöhter Blutdruck. Amenorrhö (keine Periode). Nervosität.
Depressionen. Akne. Hautausschlag. Starke Gewichtszu-
nahme. Verzögerung der regelmäßigen Ovulation nach Absetzen des Präparates. Kopfschmerzen. Migräne. Schwin-
delgefühl. Übelkeit. Erbrechen. Epileptische Anfälle. Pa-
thologische Veränderungen des Hormonspiegels. Sichelzel-
lenanämien. Transaminasenanstieg. Hirsutismus (Bart-
wuchs). Pankreatitis. Schilddrüsenstörungen. Nierendys-
funktion. Brustsekretion. Endometriose (Schleimhautan-
siedlung außerhalb der Gebärmutter). Allgemeines Unwohlsein... Würde ein Mann all dies freiwillig über Jahre
auf sich nehmen?

Es gibt, so belegen Dr. Bruker und Ilse Gutjahr, „keine
ideale Methode der Geburtenverhütung, die frei von Nach-
teilen ist. In jedem Fall treffen die Nachteile bisher allein die
Frau." Scharf wenden sich die Autoren gegen alle mechani-
schen Einlagen in die Gebärmutter, da sie unweigerlich
schwere chronische Organerkrankungen hervorrufen können. Zu den Nebenwirkungen der Spirale – aus Metall oder
Kunststoff – zählen etwa Gebärmutterreizungen, ausge-
dehnte Unterleibsentzündungen, Vernarbungen, Sterilität
wie die Möglichkeit der Perforation durch die Gebärmutter
in die Bauchhöhle. Besser steht es mit der – umständlichen –
Prozedur der Einsetzung eines Diaphragmas: „Jede Frau
kann sich diese Gummikappe vor dem Verkehr selbst einset-
zen, wenn sie durch den Arzt/die Ärztin einmal gut ange-
paßt wurde. Da das Sperma bis zu mehreren Tagen lebensfähig ist, sollte vor und nach der Herausnahme eine Scheiden-

spülung erfolgen. Durch nicht korrekten Sitz kann es zu einer Schwangerschaft kommen."

Bleiben die neurotisierenden Praktiken des Coitus interruptus, des vorzeitig abgebrochenen Geschlechtsaktes, ferner die von Pius XI. 1930 in der Enzyklika „Casti canubii" erlaubte „katholische" Methode der unfruchtbaren Tage (Knaus Ogino); neurotisierend, weil mit viel Mathematik und Temperaturmessung verbunden und obendrein unsicher – viele sogenannte „katholische Kinder" zeugen davon. Was tun? Bruker und Gutjahr empfehlen: „Die Gefahren aller Verhütungsmittel und Verhütungsmethoden liegen in ihrer regelmäßigen Anwendung über lange Zeit. Die Nachteile werden um so geringer, je mehr damit abgewechselt wird."

Für den Mann gibt es auf jeden Fall zwei zentrale Möglichkeiten, eine ungewollte Schwangerschaft zu verhindern: Das Kondom sollte in jeder Brieftasche neben dem Personalausweis stecken; es gibt ja heute so niedliche farbige Dinger aus dem Automaten zu ziehen. Mit fünf Mark bist du dabei! Natürlich ist es schöner, ohne einen Gummi Liebe zu machen, aber als oberste Maxime muß gelten: „Safety first!" Die zweite Möglichkeit ist die Vasektomie, der winzige Eingriff der männlichen Sterilisation. Wie leicht das zu handhaben ist, schildert im nächsten Kapitel Peter, ein mir lieber Mann aus dem Düsseldorfer Männerbüro.

Noch ein Wort zum Problem der Abtreibung. Ich halte die gesetzliche Sicherung der Abtreibung in den ersten drei Monaten – bei allen Verwässerungen, die die männlichen Karlsruher BVG-Richter beschert haben – für eine Errungenschaft des weltanschaulich neutralen und sozialen Rechtsstaates. Wer aus religiösen Gründen den Schutz des ungeborenen Lebens absolut setzt, kann das auch fürderhin für sich so halten. In der Frage der Abtreibung wird es zwischen den ideologischen Fronten wohl nie einen Konsens geben. Das müssen wir aushalten.

Aber drei Dinge scheinen mir aus männlicher Sicht doch bedeutsam, wenn eine Frau sich zur Abtreibung entschließt. Erstens: Der Mann darf bei dieser Entscheidung nicht abseits stehen. Er muß sich ernsthaft prüfen, ob er das Kind annehmen will oder nicht. Nicht wenige Frauen treiben in existentieller Not ab, weil sie sich in dieser Situation nicht auf den Partner finanziell und moralisch verlassen können. Laut der vom Bayerischen Arbeitsministerium erstellten Studie „Die Rolle des Mannes bei Schwangerschaftskonflikten" wünschte jede zweite abtreibende Frau, der Ehemann oder Freund hätte seine Bereitschaft zu dem Kind signalisiert. Seine Nichtakzeptanz gegenüber Mutter und Kind genügte, den Schwangerschaftsabbruch vorzunehmen. „Selbstverständlich" kneifen über neunzig Prozent der Männer davor, mit ihrer Frau/Freundin die Schwangerschaftsberatungsstelle aufzusuchen. Der Mann darf sich jedoch nicht einfach aus der Verantwortung stehlen und die Schwere der Entscheidung der Frau überlassen, auch wenn sie letztlich in dieser Frage bestimmt.

Zweitens: Eine Abtreibung ist kein Kavaliersdelikt, sondern ein einschneidender Eingriff in den Körper, aber auch in die Seele der Frau. Ich bin als Mann mit meiner Naivität tief erschrocken, als zum ersten Mal in einer meiner gemischten Gruppen eine Frau über ein vor Jahren von ihr abgetriebenes Kind trauerte, in Tränen ausbrach und sich kaum mehr beruhigen konnte. So stark erwies sich der tiefliegende Schmerz. Dabei treibt wohl kaum eine Frau leichtfertig ab.

Drittens: Auch der Mann muß, wenn es um Austragung oder Abtreibung geht, seine Gefühle zulassen. Es geht hierbei, neben dem fragilen Beziehungswerk der Liebe, auch um potentielle Vaterschaft, um Verlust und nicht gelebtes Leben. Das hat viel mit der Seele des Mannes zu tun. In Männergruppen, in denen ernsthaft über Schwangerschaftsunterbrechung gesprochen wird und solche Situationen aus der Partnerschaft erinnert werden, kommen meist Sehnsucht und Tränen über die nicht realisierte Vaterschaft auf.

In dem von mir herausgegebenen Buch „Männer lassen Federn" hat der Theologe Martin Robra einmal das unvergeßliche Gefühl nach der Geburt seines Sohnes anrührend ins Bild gerückt: „Da liegt das kleine Menschenwesen, hebt den Kopf, schaut mich an mit dunklen Augen, die wie ein Brunnen in eine andere Welt reichen – mein Kind – wir beide, nun aneinander gewiesen, und doch nicht der Gedanke ‚Fleisch von meinem Fleisch', sondern vielmehr der Impuls: Bote mit einer fremden Botschaft."

Männer müssen sich selbst zur Mitverantwortung an der Empfängnisverhütung motivieren. Nach einer Selbsteinschätzung der „Pro Familia" sind nur fünf Prozent ihrer Beratungsklientel Männer! Die Last der Verhütung liegt nach wie vor überwiegend bei den Frauen. Dabei benutzte bereits der Chevalier de Seingalt, besser bekannt unter seinem Namen Casanova (1725–1798), das Kondom. Er pflegte den „englischen Reitmantel", wie er das Präservativ nannte, vor Gebrauch durch Aufblasen zu testen. Er tat dies, um, wie er in seinen weltberühmten Memoiren „Die Geschichte meines Lebens" schrieb, „das Liebesleben frei zu halten von aller Furcht". Dieser Partisan des Lustprinzips übernahm bei seinen Wanderungen im Fleische durchaus Verantwortung für die geliebten Frauen, indem er Kondome gebrauchte. Er bekannte, daß „es ihm nichts ausmachte, sich in einer Tasche aus toter Haut einzusperren, um sich seiner Lebendigkeit zu versichern".

Der langjährige Präsident der „Pro Familia", Jürgen Heinrichs, beklagte bereits Anfang der 80er Jahre öffentlich das Desinteresse der Männerforschung an zuverlässigen Verhütungsmitteln für Männer. „Auch die Möglichkeit der Sterilisation für Männer", rügte Heinrichs, „wird wohl eher den Männern vorgehalten, als daß sie positiv als eine einfache, sichere Möglichkeit für sehr viele in ein partnerschaftliches Familienplanungsverhalten einbezogen wird". Natürlich ist die Sterilisation auf deutschem Boden durch die „Rassehygiene" der Nazis, die Unfruchtbarmachung sogenannt „vererbungsunwürdiger" geistig Behinderter, lange Zeit in Mißkredit geraten. Auch die Zwangssterilisationen in Indien unter der Regierungsherrschaft Indira Gandhis lösten weltweit Proteste aus.

Als verantwortliche, mündige Entscheidung getroffen, spricht jedoch nichts gegen die Vasektomie. Der Begriff stammt von lateinisch „vas deferens", Samenleiter, und altgriechisch „ektemnein", ausschneiden. Die Vasoresektion meint „das Ausschneiden einer mindestens 5 cm langen Strecke aus dem Samenleiter zwecks Unfruchtbarmachung des Mannes" (Psychrembel). Man schätzt die Zahl der deutschen Männer, die sich durch die kleine Operation nach vorheriger Beratung zeugungsunfähig machen lassen, auf jährlich rund 50000. Eine bereits 1967 in England erstellte Untersuchung über die sexuellen Folgen der Vasektomie ergab bei 73 Männern, die einige Zeit nach dem Eingriff untersucht wurden, folgendes Ergebnis: 69 Prozent freuten sich über eine Abnahme sexueller Hemmungen, 19 Prozent über einen intensiveren Orgasmus und 11 Prozent über stärkere Erektionen.

Wer sich darüber genauer informieren will, findet in der Studie „Männer & Verhütung" von Eberhard Barth und Bernhard Strauß, denen ich auch die Verhütungstabelle (S. 156/157) verdanke, ausführlicheres Zahlenmaterial. Auf die Frage der Autoren nach der männlichen Verhütung antwortete ein Mann den Wunsch: „Vorurteile, daß ein Mann weniger ein Mann ist, wenn er sich sterilisieren läßt, sollten mehr abgebaut werden. Männer sollten einmal darüber nachdenken, was es für eine Frau bedeuten kann, jeden Tag die Pille zu schlucken."

Meine Geschlechtlichkeit gehört mir oder Vasektomie – ein kleiner Schnitt mit großen Folgen

Ein Gespräch mit Peter

„Die meisten Männer sind mit zwei Fabriken zwischen ihren Beinen gesegnet, die Tag und Nacht Millionen Miniaturausgaben von ihnen selbst ausstoßen, alle eifrig darauf aus, sich mit einem Ei zu vereinigen. Der einzige Weg von diesen pulsenden Fließbändern in die Außenwelt sind zwei mukulöse kleine Schläuche, als ‚vas deferens‘ oder Samenleiter bekannt… Und jedes Jahr lassen sich Tausende von Männern überall auf der Welt diese Samenleiter vom Skalpell des Chirurgen durchtrennen.“

KENNETH PURVIS
Das große Buch vom kleinen Mann

Peter, du bist Sozialpädagoge in Düsseldorf, 37 Jahre alt und lebst seit 5 Jahren in fester Partnerschaft mit deiner Freundin. Wie kamst du mit 34 Jahren auf den Gedanken der Vasektomie, also zu der Entscheidung, dich durch die chirurgische Abtrennung der beiden Samenleiter sterilisieren zu lassen?
Meine Freundin und ich dachten immer wieder über die beste Art der Verhütung nach. Wir wollten eine freie Sexualität, ohne Furcht vor der Zeugung eines ungewollten Kindes, genießen. Anfänglich nahm sie die Pille. Nach zwei Jahren meinte sie: „Wir sollten neue Formen der Verhütung finden. Ich habe Sorge, die Pille weiterzunehmen. Ich weiß nicht, was dieser chemische Dauerbeschuß mit mir macht. Ich habe keinen eigenen Rhythmus mehr, da meine Periode durch die Pille ausgelöst wird. Ich will meinen Körper nicht

auf Jahrzehnte hinaus chemisch verseuchen. Mir wird ganz schwach, wenn ich auf dem Beipackzettel der Pille die Fülle möglicher Nebenwirkungen lese." Das war vor sechs Jahren, ich studierte noch.

Wir führten und führen ein spannendes, erfülltes Leben mit anspruchsvollen Berufen und viel Reisen. Wir waren uns sehr früh schon klar, wir wollen keine Kinder, auch zu einem späteren Zeitpunkt nicht. Das ist auch heute noch so bei uns. Selbst wenn ich mich mit einer anderen Partnerin verbinden würde, kann ich mir eigene Kinder in meinem Leben nicht vorstellen. Darüber habe ich viel und gründlich nachgedacht. Wir haben uns für meinen Beschluß zwei Jahre lang Zeit gelassen. Nichts sollte überstürzt werden. Über die Vasektomie hatte ich nicht nur gelesen, ich kannte die Operation auch von meinem Vater. Der hat sich nämlich, als er Mitte Fünfzig war, selbst sterilisieren lassen.

Da gab es also ein positives väterliches Vorbild...
Ja. Mein Vater hatte meine beiden Geschwister und mich gezeugt. Er trennte sich dann von meiner Mutter und lebte mit einer neuen Partnerin zusammen. Die beiden waren sich klar, keine Kinder mehr zu wollen. Da ließ er sich sterilisieren. So konnte ich mit meinem Vater – aber auch mit meiner Mutter – ausführlich über meinen Entschluß sprechen und mich informieren. Mein Vater nannte mir sogar die Adresse eines vorzüglichen Urologen. Bislang war mir nur ein junger Mann, so Mitte zwanzig, in guter Erinnerung, der die Vasektomie an sich machen ließ. Aber das war lange her.

Wie ging dann das Procedere vor sich?
Der von meinem Vater empfohlene Urologe erwies sich als Glücksfall. Er führte die Operation nämlich nicht mit einer Lokalanästhesie, sondern mit einer Vollnarkose durch. Das beruhigte mich, weil ich doch etwas Angst hatte, den

Einschnitt bewußt mitzukriegen. Zuerst bekam ich eine Beratung bei dem Arzt. Er sagte mir, ich solle mir den Eingriff gut überlegen. Ob ich fest liiert sei? Ich bejahte. Da verlange er auch die Unterschrift meiner Freundin. Bei verheirateten Männern ist die Unterschrift der Ehefrau ohnehin obligatorisch. Ich fand das Vorgehen des Arztes einfühlsam und verantwortungsvoll. Wir unterschrieben beide das Formular. Der Arzt informierte mich, daß der Eingriff irreversibel sei, also daß ich bis ans Lebensende ein 100prozentig steriler Mann sein werde.

Von dem reversiblen, also rückgängig zu machenden Eingriff heutiger Mikrochirurgie, wußtest du damals nichts?
Nein. Aber wenn ein Mann hundertprozentig sicher gehen will, kann er ja auch seinen Samen zwecks späterer Befruchtung einfrieren lassen.

Wie wurde dann die Operation bei dir vorgenommen?
Zunächst einmal: Vor der Sterilisation als Maßnahme hatte ich keine Angst, wohl aber vor dem konkreten Eingriff. Es war etwa die Angst, die ich sonst vor dem Zahnarzt empfinde. Meine Freundin fuhr mich zur Praxis des Arztes. Die Operation war kurz, sie dauerte ewa eine Viertelstunde. Da ich von der Narkose noch etwas benommen war, blieb ich eine kleine Zeit liegen. Auch der Kreislauf konnte sich wieder stabilisieren. Etwas „schläfrig" wurde ich nach Hause gefahren. Da das Hodensäckchen aufgeschnitten und wieder vernäht worden war, fühlte ich Wundschmerzen. Es war nicht schlimm, eher wie ein Ziehen in der Leistengegend. Der Schmerz dauerte ungefähr eine Woche, aber mit ständig abflachender Tendenz. Wenn ich daran denke, was jede Frau alle vier Wochen bei ihrer Regel und bei sonstigen Unterleibsschmerzen durchmacht,

* Verhütungsmethoden für Männer

	Verzicht auf das Einführen des Penis	Kondom	Vasektomie	Koitus interruptus
Andere Bezeichnungen	Petting, Oralverkehr, gegenseitige Masturbation etc.	Präser(vativ), Pariser Gummischutz, Überzieher, Pfeifenschoner etc.	Sterilisation, Durchtrennung der Samenleiter…	Rückzieher, Aufpasser, Bremser, Abbruch…
Definition	Verzicht auf Vaginalverkehr	Tragen einer dünnen Gummihülse über dem erigierten Penis während des Verkehrs	Schnelle und einfache Operation, bei der ein Einschnitt im Hodensack vorgenommen wird. Dabei werden beide Samenleiter durchtrennt und verschlossen.	Penis wird vor Samenerguß aus der Scheide gezogen.
Versagensrate pro 100 Frauenjahren*	nicht bestimmt, sollte bei 0% liegen, wenn permanent und vorsichtig praktiziert	3–10%; bei korrekter Anwendung	0,2%, sehr effektiv	3–17%, effektiv, wenn man Erfahrung damit hat
Kosten	keine	ca. 1,– DM	83,2 lt. GOÄ, d. h. Gebührenordnung f. Ärzte; einfacher Satz für Durchtrennung beider Samenleiter.	keine (allenfalls Nerven)
Funktion	kein Vaginalverkehr, so gelangt kein Samen in die Scheide	Gummi hindert Samen am Eindringen in die Scheide	Samenleiter, die die Samenzellen von den Samenbläschen weiterleiten, werden durchtrennt und abgebunden. Dadurch können sich keine Samenzellen mit der ausgestoßenen Samenflüssigkeit mischen. Die Ejakulation bleibt erhalten.	Sollte verhindern, daß Samen in die Scheide eindringt.

Anwendung	Verzicht auf Vaginalverkehr und Anwendung anderer Sexualpraktiken. Auch dabei ist aufzupassen, daß kein Samen in die Scheide gelangt.	Kondom wird auf das erigierte Glied aufgerollt. Dabei sollte etwas Platz zwischen der Gliedspitze und dem Ende des Kondoms gelassen werden (die meisten Kondome haben zu diesem Zweck ein „Reservoir"). Nach der Ejakulation wird das Kondom festgehalten, wenn das Glied aus der Scheide gezogen wird, so daß es nicht abrutschen kann. Das Kondom ist nur einmal verwendbar. Falls eine extra Befeuchtung nötig ist, sollte man ein spermizide Gels benutzen (nicht Vaseline oder Babyöl). Am besten sollten Kondome mit Verfallsdatum gekauft werden; man sollte sie nicht zu lange und nicht bei zu hohen Temperaturen aufbewahren.	Nach der Operation ist abzuwarten, bis keine Spermien mehr im Ejakulat enthalten sind. Danach wird sie wie gewohnt ausgestoßen, enthält aber keine Samenzellen mehr.	Nach dem „Rückzieher" erfolgt die Ejakulation außerhalb der Scheide (z. B. herbeigeführt d. manuelle Reizung). Vor dem Wiedereinführen sollte man Wasser lassen und das Glied waschen.
Vorteile	Immer verfügbar, führt u. U. zu mehr Kreativität und Experimenten bei Sexualkontakten; kein Gesundheitsrisiko.	schnell verfügbar, schützt vor Geschlechtskrankheiten und evl. auch vor Zervikalkarzinom. Kein Gesundheitsrisiko. Kann dabei helfen, die Ejakulation besser zu kontrollieren.	sehr effektiv und sicher. Geringe Komplikationsrate; man muß nicht „daran denken". Beeinflußt die sexuellen Empfindungen nicht; Ejakulation und Orgasmus bleiben unverändert.	immer verfügbar; kein Gesundheitsrisiko. Aber auf die Dauer neurotisierend (M. Jung)
Nachteile	Versuchung, ein Risiko einzugehen, bleibt. Nicht sicher, wenn nur hin u. wieder angewandt.*	Könnte reißen oder brüchig werden (spermizides Gel gibt hier zusätzlichen Schutz). Manche Männer mögen das Anlegen des Kondoms nicht, seinen Geruch, Geschmack oder wie es sich anfühlt.	Sollte als permanente Methode gewählt werden, eignet sich also nicht für Männer, die noch keine Kinder haben wollen. Nach der Sterilisation dauert es eine Weile, bis sie wirklich wirksam ist. Da Frauen (oft) nicht merken, ob Männer sterilisiert sind, können sie sich u. U. nicht darauf verlassen.	Gute Selbstkontrolle notwendig; besser für erfahrene Paare; Spermien können schon vor dem eigentlichen Samenerguß austreten.
Erhältlichkeit	entfällt	in Drogerien, Apotheken, Automaten, Sexshops, Versandhandel	bei Ärzten, in Kliniken oder Familienplanungseinrichtungen.	entfällt

(Nachdruck der Family Planning Association of New South Wales, Australien.)
* Nach Eberhard Barth und Bernhard Strauß, Männer und Verhütung, Braunschweig 1986.

dann finde ich das äußerst bescheiden dagegen. Aber als Mann ist man ja kaum gewohnt, das eigene Genital mit Schmerzen zu verbinden.

Gingst du erst einmal ins Bett?

Die Operation fand am Freitagmorgen statt. Ich verbrachte diesen Tag und das anschließende Wochenende im Bett. Die Nähte müssen ja abheilen. Meine Freundin verwöhnte mich, um im Bild zu bleiben, nach Strich und Faden. Es war herrlich. Wir haben fast ein Fest daraus gemacht. Sie hat sich mitgefreut. Am Dienstag bin ich wieder zur Arbeit gegangen. Der Schmerz war gut erträglich – ich brauchte nicht einmal die Schmerztabletten, die mir der Arzt mitgegeben hatte.

Man kann den Vorgang also richtig festlich gestalten?

Sicherlich. Man kann den Weg liebevoll miteinander gehen. Unsere Partnerschaft wurde dadurch auch tiefer. Meine Liebste spürte, ich lasse sie in der Frage der Verhütung nicht allein, ich nehme die Verantwortung auf mich. Als sie die Pille nahm, haben wir die Tabletten zwar gemeinsam in der Apotheke geholt und gemeinsam bezahlt, aber sie an die Einnahme regelmäßig zu erinnern, habe ich nicht gedacht. Ich war vergeßlich. Das gab denn auch gelegentlich Streit. Manchmal, wenn meine Freundin krank war, waren wir uns auch nicht ganz sicher, ob die Pille wirkte.

Wer bezahlt die Vasektomie?

Bei mir hat die Krankenkasse 60 Prozent der Kosten übernommen. Sie beliefen sich, im Jahre 1990, auf 300 DM. Ich mußte also nur noch 120 DM aus eigener Tasche zahlen. Hinter den Kosten kann sich kein Mann verstecken.

Wie reagierten die Eltern deiner Freundin?
Schwierig. An den Gedanken, keine Enkelkinder zu kriegen, müssen sie sich langsam gewöhnen. Aber das geht ja vielen potentiellen Großeltern so.

Wie erklärst du dir eigentlich, daß neunundneunzig Prozent aller Männer vor der Sterilisation zurückschrecken, obgleich sie oft im vorgerückten Alter sind, Kinder besitzen und keine weiteren Kinder mehr in die Welt setzen wollen?
Die meisten Männer, mit denen ich sprach, haben Angst, was die Sterilisation mit ihrer Sexualität macht. Vielleicht ist der Begriff auch etwas unglücklich. Wer ist schon gerne „steril"? Sie meinen, sie würden durch den Eingriff impotent. Ihr Penis würde nicht mehr steif, Samenerguß und Orgasmus blieben aus, die Hoden und der Penis schrumpften.

Was ist an diesen Schreckensbildern dran?
Überhaupt nichts. Das ist wie mit dem Ungeheuer von Loch Ness – alle reden von Nessie, gesehen hat sie keiner. Mein Penis erigiert wie zuvor, der Erguß ist da, vermindert um die unsichtbaren Spermien. Hoden und Penis sind genauso wie vorher. Ich glaube, die Männer sitzen da einem tiefliegenden Mythos von der „Manneskraft" auf. Sie informieren sich auch nicht wissenschaftlich. Sie verharren in einem typisch maskulinen Weltbild: Daß Frauen ständig vor dem männlichen Gynäkologen die Beine spreizen müssen und im Unterleib „ausgeräumt" werden, das tangiert angeblich die weibliche Würde nicht. Wohl aber ist die Männlichkeit dramatisch bedroht, wenn der Mann einmal in seinem Leben vor einem männlichen Geschlechtsgenossen die Hose herunterläßt und einen winzigen, sanften Einschnitt vornehmen läßt...

Du sprichst von wissenschaftlicher Information über die Vasektomie. Gibt es ein empfehlenswertes Buch für Männer dazu?

Das ausführlichste, das ich kenne, hat eine Frau geschrieben. Angelika Blume: „Sterilisation". Es ist bei Rororo (Nr. 8865) als preiswertes Taschenbuch erschienen.

Wie fühlst du dich heute, Peter?

Befreit. Ich habe nicht nur auf dem Altar der Frau geopfert, sondern ich habe etwas für mich getan, was mich Sexualität frei und unbeschwert bis ans Lebensende genießen läßt. Wir können jetzt miteinander schlafen, wann wir wollen. Es kann uns nichts passieren. Ich finde es deshalb auch empörend, daß die Katholische Kirche die Sterilisation als „Sünde" verbietet. Der alte Junggeselle in Rom soll doch endlich einmal aufhören, uns in die Schlafzimmer nachzuschnüffeln und unsere mündigen Entscheidungen zu ignorieren.

Ich finde es wichtig, wenn Männer sich in der Frage der Verhütung engagieren. Beim jüngsten Karlsruher Skandal des verstümmelten § 218 mit der negativen Beratungspflicht stehen die meisten Männer noch abseits, als ob es sie nichts anginge. Männer besitzen doch auch Mündigkeit über ihr Geschlecht und ihre Zeugungsfähigkeit! Sie sollten diese Mündigkeit und Verantwortung auch einfordern und praktizieren; vielleicht nach der Maxime: „Meine Geschlechtlichkeit gehört mir." Dann kommt es erst gar nicht zu dem Schritt der Abtreibung, der der Frau so Schweres zumutet, und bei dem sie sich so oft vom Mann verlassen fühlt.

160

Die verborgene Wahrheit sexueller Störungen

„Es ist immer etwas Wahnsinn in der Liebe. Es ist aber immer auch etwas Vernunft im Wahnsinn."

Friedrich Nietzsche

Nennen wir den sympathischen, vierzigjährigen Computerfachmann, der eines Tages meine Lebensberatung wegen einer für ihn unerklärlichen sexuellen Störung mit seiner neuen Lebensgefährtin Barbara aufsucht, Thomas. „Ich verstehe das alles nicht", erklärt Thomas. Mit seiner ersten Frau – nennen wir sie Beate – hatte er zwar mageren Sex, aber immerhin ein halbwegs regelmäßiges Geschlechtsleben. Dabei war Beate eine kühle, zugeknöpfte Frau. Thomas: „Sie hatte wohl selbst Probleme mit ihrer Weiblichkeit. Bei Beate bin ich seelisch nie richtig satt geworden. Ich habe dann in meinem Betrieb Barbara kennengelernt. Auf einem Betriebsausflug. Die Barbara ist ganz das Gegenteil von meiner ersten Frau. Sie ist gefühlvoll, überströmend und – er betont den Vokal – waaahnsinnig sexy. Nach schweren Auseinandersetzungen mit Beate trennte ich mich von ihr, ließ auch meinen kleinen Sohn bei Beate zurück und tat mich mit Barbara zusammen. Barbara und ich sind sehr verliebt. Ich habe mit ihr ein Glückslos gezogen. Auch in unseren Lebensansichten harmonieren wir. Die ersten zwei Jahre waren im Bett ganz toll. Dann, und das geht jetzt etwa zwei Jahre so, flaute meine Lust immer mehr ab. Irgendwo spüre ich massive Widerstände, mit ihr zu schlafen. Dabei bin ich gesund und lebensfroh, und Barbara ist lieb und verführerisch. Wenn sie mit ihrem Minirock auf die Straße geht, drehen sich die Männer nach ihr um. Ich bin auch nicht impotent. Ich verstehe das nicht, ich mag mit Barbara nicht mehr schlafen. Immer wieder vertröste ich sie auf eine spätere Nacht, auf ein anderes Wochenende. Es ist einfach paradox, und ich geniere mich richtig. Umgekehrt, sagt Barbara, kommt sie sich inzwischen wie eine Hure vor, wenn sie mich sexuell bedrängt."

Hier lag also, wie in so vielen Beziehungen, eine manifeste sexuelle Störung vor. Mit irgendwelchen Ratgeberweisheiten („Schaffen Sie eine verführerische Situation", „Massieren Sie sich vorher zärtlich"...) war nicht zu helfen. Aus einer einzigen Stunde Lebensberatung entwickelt sich eine mehrstündige, sich über einige Monate erstreckende Suche nach den Ursachen der Störung und erschütternde, immer wieder schmerzhafte Tränen auslösende Seelenarbeit.

Nach und nach schälte sich die verborgene Vorgeschichte des sexuellen Konflikts und damit der tiefe Sinn des Symptoms heraus: Thomas ist der einzige Sohn einer früh verwitweten Mutter. Nach dem Unfalltod des Mannes zieht die nicht berufstätige Mutter den Sohn als eine Art „Ersatzmann" heran. Thomas darf/muß in der – bislang dem Vater reservierten – Seite des Ehebettes neben der Mutter schlafen, und das bis zum 19. Lebensjahr. Er nimmt am Eßtisch Platz und Stuhl des Vaters ein, er wird nacheinander Mutters „kleiner" und „großer" Kamerad. Die körperlich füllige, seelisch überströmende Mutter, die sich jedoch keinem Mann mehr öffnet, offenbart Thomas ihre Depressionen und sexuellen Unbefriedigtheiten; sie nimmt ihn mit Haut und Haar in Besitz und verhindert sogar mit Erfolg seine ersten zaghaften Versuche, mit Mädchen Freundschaft zu schließen. „Ich bin deine beste Freundin", erklärt die Mutter, „ich habe dich doch mehr als alle anderen lieb und ich weiß am besten, was du brauchst". Die Mutter wählt dem Sohn Krawatten und Unterhosen, Schallplatten und sogar das erste Auto aus. Thomas wird von seiner invasiven Mutter restlos okkupiert und geklammert. Auf die geringsten

Emanzipationsversuche des Jungen reagiert die Mutter mit „Migräne". Als Thomas mit 16 Jahren im Rahmen einer Evangelischen Jugendfreizeit mit einer Jungen-Mädchen-gruppe zum Zelten aufbricht, erzwingt die Mutter durch einen heftigen, mehrere Tage wiederholt ausbrechenden An-fall von Nesselsucht seine vorzeitige Rückkehr.

Was in der Seele des jungen Mannes Thomas sich abspielt, ist, so stellt sich im Verlauf fast detektivischer Analyse her-aus, ein ganz vertrackter Ausbruchs- und Selbstheilungsver-such, nicht frei von neurotischen Zügen. Die Ablösung von der übermächtigen, dominanten Mutter organisiert Thomas durch eine überstürzt vorgenommene Heirat nach einem Vierteljahr Bekanntschaft. Seine Frau Beate ist zugleich die erste Frau, mit der er schläft. Warum in aller Welt, so fragt man sich, wählt Thomas die kühle, körperlich fast mager-süchtige Beate, die mit jedem Gran ihres Körpers und ihrer Seele Gefühlskargheit signalisierte?

Die Frage entpuppt sich als die Antwort. *Weil* Thomas, ausgehend von seinem traumatischen Mutter-Erlebnis, un-bewußt von der Angst besessen ist, von allen Frauen ver-schlungen zu werden, wählt er instinktiv Beate – die abwei-sende „Hungerharke" Beate, wie er sie rückwirkend mit einem liebevollen Unterton tituliert. Frauen fressen einen auf, so lautet Thomas' Geheimformel. Jahrelang bietet ihm die reservierte Beate Schutz vor dieser abgründigen Angst, noch einmal im Leben in der weiblichen Überwältigung zu ersticken, und die Ehe ist, trotz oder gerade wegen ihrer Unterversorgung in den Bereichen Gefühl und Eros insge-samt stabil.

Doch das neurotische Lebensarrangement hält meist der Lebenswirklichkeit nicht stand. Thomas spürt nach 16 Jah-ren Ehe seinen Hunger nach einer Partnerschaft der Hingabe und Lust. Voller Wonne genießt er das endlich gefundene Glück mit dem „Urweib" Barbara. Doch als der erste

„honey moon" und die helfende Verzückung des Anfangs vorbei sind, da erwacht in Thomas die alte Urangst, von der „gefährlichen Mutter-Frau" Barbara verschlungen zu werden. Die Angst blockiert sein sexuelles Verlangen...

Bei sexuellen Störungen müssen wir, wie Gunter Schmidt in „Das Große Der Die Das" hinweist, immer zwei Fragen klären: Was bedeutet das Symptom in unserem seelischen Haushalt? Welche Rolle nimmt das Symptom in unserer Partnerbeziehung ein? Im Fall von Thomas schafft seine zunächst so unerklärliche sexuelle Abstinenz gegenüber der stürmisch-offenherzigen Barbara eine Schutzzone, eine Art seelischen „cordon sanitaire" der Fremdheit und Nicht-Berührung gegen die Panik des Gefressenwerdens. Dadurch, daß sich Thomas dem Rausch der sexuellen Vereinigung entzieht, vermag er „nüchtern" zu bleiben, nicht zu dekompensieren und seine Autonomie zu bewahren. Die sexuelle Störung ist ein Schutzwall und eine stabilisierende Maßnahme gegen seine irrationale Angst. Und just an dieser tiefsitzenden Angst, der nicht entschlüsselten und nicht beendigten Panik seiner Kindheit und Jugend vor der mütterlichen Vernichtung des männlichen Ego, setzt die Therapie an. Thomas trauert, wütet und versöhnt sich mit seiner Vergangenheit und inneren Biographie. Er lernt gefühlshaft, das heißt nicht nur kognitiv, zwischen dem psychischen „Kannibalismus" der Mutter und den gesunden weiblichen Strebungen seiner Frau zu unterscheiden. Natürlich fällt Thomas gelegentlich auch heute noch in die Schutzmechanismen seiner gestaffelten Abwehrmaßnahmen gegen „die Frau" zurück, aber die sexuelle Blockade ist unnötig geworden und verschwunden. Thomas und Barbara schlafen wieder „con brio" miteinander.

Sofern sexuelle Symptome nicht simpel körperliche Gründe haben – die „toten Hosen" eines Alkoholkranken zum Beispiel –, drücken sie immer eine verborgene Wahrheit

aus, sie können sogar ein „Tribut an die Beziehung"
(Schmidt) sein. Ein katholischer Expriester und inzwischen
verheirateter Ehemann – nennen wir ihn Andreas – bemerkt
zum Beispiel in meiner Beratung ganz beiläufig, er habe seit
Jahren keinen Geschlechtsverkehr mit seiner heute 55jähri-
gen Ehefrau mehr. Der Grund: Seit den Wechseljahren sei
ihre Scheide krankhaft degeneriert (Kraurosis vulvae). Etwas
allzu gottergeben erklärt Andreas, mit diesem unabänderli-
chen medizinischen Befund „eigentlich gut" leben zu können. Tatsächlich stellt sich im Verlauf mehrerer Beratungs-
stunden heraus, daß Andreas auf diesem Weg seine infantile
Angst vor Sexualität an seine Partnerin delegieren kann.
Durch ihr Unvermögen, vaginalen Sex auszuüben, findet er
seine Potenz nicht herausgefordert und sich damit auch
nicht in Frage gestellt. Die sexuelle Störung wird so zu
einem, natürlich unbewußten, stillschweigenden „Vertrag"
der Liebenden, an die tiefen Ängste des Mannes nicht zu
rühren. Mit seiner Sanftheit und Fürsorge „honoriert" Andreas sozusagen den sekundären Krankheitsgewinn der Störung.

Das klingt vielleicht exotisch. Und doch inszenieren wir
in unserer Beziehungsstruktur vielfach solche raffinierten
Stücke, um die gefährlichen Stromschnellen unseres Unbewußten zu umschiffen. Jeder Mann sollte sich die Frage
stellen: Was ist meine Partnerin für mich? Eine mündige
Frau und Widerpart? Oder eher eine Neuauflage meiner
Mutter? Oder meine Schwester? Das Geheimnis der Partnerwahl ist die Partnerdynamik, Wunsch oder Abwehr.
Wenn ich eine Form der Geschwister- oder Mutterliebe
favorisiere und im Typus meiner Partnerin wiederfinde,
dann habe ich von vornherein die sexuell-aggressive Stre-
bung ausgeklammert und eine sexuelle Störung möglicherweise vorprogrammiert.

Zu welchen Bewußtseinsspaltungen es hierbei kommen

kann, enthüllt das Beispiel eines weiteren Mannes, der sich selbst während meiner Beratung „Don Giovanni" nannte. „Don Giovanni" liebte seine auffallend zart und zerbrechlich wirkende Frau abgöttisch, aber wie eine unschuldige Tochter. Er beschützte und verwöhnte sie rund um die Uhr. Kein verletztendes Wort fiel zwischen den beiden („Wir streiten nie!"). Die Ehe sah aus wie Noras Puppenhaus bei Ibsen. Tatsächlich schlief „Don Giovanni" kaum mit seinem „Traumprinzeßchen", wie er „die Kleine" nannte. Er frequentierte vielmehr, wie er freimütig eingestand, seit Jahren regelmäßig Callgirls besonderer Art: Dominas. „Ich bin pervers", meinte Giovanni und brach, nach aller vorheriger Munterkeit, in Tränen aus.

Was ist „pervers"? Oder, mit Gunter Schmidt zu fragen, wie normal ist das Perverse und wie pervers ist das Normale? Eine gelegentlich ausgefallene sexuelle Handlung ist in der Regel noch keine Perversion. Wir bevorzugen Gunter Schmidt's auf Sigmund Freud zurückgehende Definition: „Was den perversen Menschen von dem mit einer ‚geordneten' Sexualität unterscheidet, ist die Ausschließlichkeit und Vorrangigkeit solcher Wünsche, die extreme Spezialisierung." Also wenn „Don Giovanni" nahezu ausnahmslos sexuelle Lust über die Auspeitschung von – horrend entlohnten – Prostituierten erfährt.

Man kann nun über sexuelle Perversionen, die Dominanz eines Partialtriebes über alle anderen – Demütigung über Zärtlichkeit etwa –, moralisch lamentieren. Man kann auch den untauglichen Versuch unternehmen, den Betroffenen verhaltenstherapeutisch umzupolen. So wie noch vor einigen Jahrzehnten ignorante amerikanische Psychiater homosexuellen Klienten schwule Pornobilder vorführten und beim Anzeichen positiver Stimulierung mit Elektroschlägen „bestraften"(!).

Richtig und wichtig ist es vielmehr, nach dem zugrundeliegenden Umfeld der Perversion zu fragen. Tatsächlich, so der Stand der Wissenschaft heute, inszeniert der Betroffene in seinen perversen Spielen einen Schlüsselkonflikt seiner Vergangenheit oder Gegenwart, um ihn scheinbar zu lösen. „Don Giovanni", um noch einmal auf ihn zurückzukommen, wird in seiner Kindheit – gegen den Protest seines schwächlich agierenden Vaters übrigens – von seiner Mutter häufig mit einer Hundepeitsche sadistisch gezüchtigt. Falls die Mutter „unpäßlich" ist, treten – es handelt sich um ein großbürgerliches Milieu – ersatzweise die Köchin oder das Kindermädchen als Auspeitscherinnen an.

Jahrzehnte später nimmt der solcherart von Frauen geschundene und gedemütigte „Giovanni" eine folgenschwere Bewußtseinsspaltung und Reinszenierung vor: Zum einen sucht und kreiert er eine Püppchenfrau, ein weibliches Idealwesen ohne Aggression und dunkle Seiten. Sie kann er verehren und vergöttern; sie verkörpert alle Anteile, die seine grausame Mutter nicht besaß, in Reinkultur. Das Negativ-Weibliche, das der kleine Giovanni hilflos bei seiner Prügel-Mutter erfuhr, projiziert er andererseits auf Huren, auf „schlechte Mädchen". Und er inszeniert, immer wieder und mit qualvoller Obsession, die Auspeitschungen von damals neu. Dies tut er allerdings mit einer entscheidenden dramaturgischen Wende und „Katharsis": Jetzt ist Giovanni der Täter und die Mutter-Frau das Opfer. Am Ende der sadistischen Sitzungen nimmt Giovanni die Frau nämlich sexuell, brutal und wortlos. Die Rache ist vollkommen. Giovanni hat für einige Zeit, abwegig natürlich, sein psychisches Gleichgewicht und die prekäre Balance seiner Frauenverachtung und Frauensehnsucht wiederhergestellt. Daheim wartet das „Töchterchen", das er zugleich so zart bemuttern kann, wie er selbst es sich ersehnt hätte...

Natürlich bietet die symbolische Konfliktlösung der Perversion keine Heilung. Deshalb wird sie der perverse Akt ja auch immer wieder neu inszenieren. Notwendig ist bei der Perversion wie bei der sexuellen Störung, daß ein Paar die fachliche Beratung aufsucht und den Notstand nicht länger vor sich hinfaulen läßt. Störungen im sexuellen Zusammenwirken, so beobachtet auch der Schweizer Paartherapeut Jürg Willi in „Die Zweierbeziehung", „stellen häufig die Art der Beziehungsstörung besonders verdichtet und symbolhaft dar, Störungen all der komplexen Gleichgewichte, die in einer Beziehung laufend ausbalanciert werden müssen. Es handelt sich um Gleichgewichte zwischen Nähe und Distanz, Abhängigkeit und Freiheit, Engagement und Loslassenkönnen, Aktivität und passivem Geschehenlassen, Für-sich-Fordern und Rücksichtnehmen, Egozentrik und Altruismus. Geht das Gleichgewicht verloren, entwickelt sich leicht eine destruktive Eigendynamik, aus der herauszukommen oft schwierig ist."

„Es ist immer etwas Wahnsinn in der Liebe", sagte Nietzsche und fährt fort, „es ist aber immer auch etwas Vernunft im Wahnsinn". Georg und Gertrud, die eines Tages rat- und glücklos in der Beratung auftauchen, praktizieren ungewollt diese Stücke „Wahnsinn" und „Vernunft" in ihrer hermetisch abgeschlossenen Liebe. „Wir lieben uns, aber wir schlafen seit langem nicht mehr miteinander", sagen sie. Beide wirken sie ernst, körperlich eher ausdruckslos und ein bißchen schlaff. Gertrud und Georg (Namen natürlich verändert) führen ein Geschäft. Sie verbringen buchstäblich Tag und Nacht miteinander. Sie haben keine Kinder. Sie haben keine Freunde. Sie wollen keine Außenkontakte. Georg, der Wortführer, meint: „Wir reichen uns. Die Arbeit ist unser Lebensinhalt." Allein, daß sie keine Sexualität mehr haben, beunruhigt die seit über zwanzig Jahren Verheirateten.

Bei der Anamnese schälen sich rasch zwei bedeutsame Sachverhalte heraus: Sowohl Georg als auch Gertrud kommen aus lieblosen Elternhäusern. Als Erwachsene mauern sich beide in die Wagenburg ihres Glücks ein und beäugen die Umwelt mißtrauisch und abwertend. „Die Menschen sind alle(!) schlecht", kommentiert Gertrud ihr selbstgewähltes Zweierexil auf Lebenszeit.

Es dauert eine Reihe von Sitzungen, bis das Paar begreift, daß seine Lebendigkeit unter der Käseglocke dieser Abschottung an mangelndem Sauerstoff erstickt. Wo keine Aggressivität, Neugier, Fremdheit und Stimulierung durch Außenimpulse gelebt werden, stirbt selbstverständlich und als allererstes die sexuelle Konfrontation, dieses leidenschaftliche Getümmel der Körper und der Seelen.

Jürg Willi schildert die emotionale Versteppung, die sich am Sexuellen lediglich als *Folge* manifestiert, mit den Worten: „Die Vorstellung früherer Jahrzehnte, daß die Zweisamkeit des Paares das einzig Maßgebliche für Glück und Lebenserfüllung sei, förderte eine kleinkarierte Idylle gegenseitiger Abhängigkeit und Selbstgenügsamkeit mit der Tendenz, alles, was außerhalb der Dyade (Zweierbeziehung – M.J.) passierte, ängstlich zu beobachten, als feindlich oder bedrohlich abzuwehren und möglichst unberührt daran vorbeizuleben. Diese Ideologie stellt sich bildhaft dar in der Konstruktion des Idealheimes mit eigenem Gärtchen, das durch Mauern und dicke Laubhecken vor jedem Einblick geschützt ist und einen durch zugezogene Vorhänge und mit Gucklöchern versehene Haustür vor bösen Blick bewahrt." Die Folgen sind nach Willi katastrophal: „Rigide Grenzen sind Kommunikationsbarrieren, die das Zusammenleben verkümmern und absterben lassen."

Sexuelle Störungen beseitigen, bedeutet oft die Herausforderung, die zum Kerker gewordene Beziehung zu lüften, die Fenster aufzureißen, das polymorphe Draußen hereinzulassen. Warum werden Beziehungen oft wieder vital, wenn einer der beiden eine Außenbeziehung aufnimmt, neue Forderungen aufstellt und den alten Mief zur Haustür heraustreibt?! Nicht das Auftreten von Beziehungskrisen ist das anormale, anormal ist allein das Verdrängen und Verleugnen der Konflikte, das Reißausnehmen vor der Auseinandersetzung. Unsere Sexualität fungiert gleichsam als die Warnanlage der Beziehungsstörung. Wer aber käme auf die Idee, wenn die Warnanlage anschlägt, diese zum Störfaktor zu erklären, anstatt nach der Ursache zu fahnden!

Beziehung fordert Mut zur Freiheit, zur Dynamik, zur Fremdheit, zum Streit. Wer wie ein „Apfel im Schlafrock" hinter der Glotze sitzt und die Ehegewohnheiten ritualisiert, der soll sich nicht wundern, wenn auch in der Unterhose Grabesstille wie auf dem Zentralfriedhof von Chicago einkehrt. „Was zur sexuellen Harmonie wichtig ist", notierte Simone de Beauvoir einmal, „ist das Vertrauen auf den erotischen Charme des Augenblicks, eine wechselseitige Freigebigkeit von Körper und Seele."

Sexuelle Störungen gibt es, soviel ist klar, wie Würmer im Apfel. Jede hat ihre eigene Geschichte, ihre eigene Aussagekraft, ihre eigene Lösung. Der eine tarnt mit seiner drangvollen Promiskuität („Ich halte es mit keiner länger als ein Vierteljahr aus") seine tiefliegende Angst vor Nähe, der andere mit der gleichen „Vielweiberei" seine verborgen liegende Depression. Ein weiterer rettet sich durch die „Flucht in die Krankheit", Magenbeschwerden oder Neurodermitis, vor dem Anmelden seiner eigenen Forderungen in und außerhalb der Sexualität. Oft ist sexuelle Verweigerung und „Unlust" auch ein Machtspiel. Wie kaum ein anderes Phänomen erhellt die – dechiffrierte – Sexualität das, was Jürg Willi die „Kollusion" nennt, das verborgene, oft trübe Zusammenspiel in unserer Beziehung. „In den meisten Lieben gibt es einen, der spielt, und einen, der mit sich spielen läßt", konstatierte Nietzsche (in „Menschliches, Allzumenschliches"), „Amor ist vor allem ein Theaterregisseur".

Wichtig ist, daß wir Männer (und Frauen) die verborgene Dramaturgie unserer Beziehungsspiele durchschauen und, wo sie schädlich sind, ändern.

Eine Rolle kann Beratung allerdings nicht erfüllen, nämlich die, im Sinne eines Beichtvaters, sexuelle Aktivitäten eines Menschen als „Sünde" zu definieren und, wie es in der Beratung oft als Ansinnen an den Therapeuten/die Therapeutin herangetragen wird, den ausreißenden Partner auf den „Pfad der Tugend" zurückzuführen. Zu viele Positionen der Beziehungs- und Sexualmoral sind heute möglich und gewissenhaft durchdacht: Das Ideal der christlichen Ehe mit ihrer sakramental verbürgten Treue wie die Vielfalt liberaler Lebens- und Gefühlsformen.

In dem provozierenden Buch „Angenommen, mein Partner geht fremd" rät der gläubige Katholik und Paartherapeut Michael Cöllen: „Wir werden lernen müssen, verschiedene Formen der Liebe zu leben. Von der ehelichen Treue über die wilde Ehe, Dreiecksbeziehungen und aufeinanderfolgende Liebesbeziehungen. In einer pluralistischen Gesellschaft gibt es auch pluralistische Formen der Liebe." Das kann man für sich ablehnen, aber man muß es zur Kenntnis nehmen. Nicht wenige Paare favorisierten heute die „emotionale Treue" statt der sexuellen Treue.

Auf keinen Fall dürfen sich Ehe- und Lebensberater, Familien- und Sexualitätstherapeuten zu Sozialagenten *einer* Lebensform der „braven" oder der „wilden", machen lassen. Jedes Paar muß s e i n e Wahrheit, seine Moral herausfinden. Es gibt kein Pariser Ur-Meter der Moral. Rigide Sozial- und Sexualmoral jedenfalls richtet immer noch viel zu viele Menschen innerlich zugrunde. Die Psychoanalytikerin Marina Gambaroff kommt in dem Werk „Utopie der Treue" zu dem dialektischen Schluß: „Treue ist kein Zustand, sie ist zu gewinnen. Darin besteht ihr Scheitern. Darin besteht ihre Utopie."

„Ich bin still geworden, ich habe aufgehört zu sprechen"

Sexueller Mißbrauch an Jungen / *Ein Gespräch mit Jochen D.*

Lieber Mathias, bevor wir zu den Fragen kommen, eine Vorbemerkung. Du kennst mich ja schon einige Zeit und weißt, daß ich nach einer langen Phase der Aufarbeitung des Mißbrauchs seit rund zwei Jahren erfüllt und glücklich lebe. Doch hier beim Gespräch steigen alte Gefühle wieder auf. Ich bin aufgeregt und angespannt, fühle alte Scham über das Gewesene und auch neue, mich jetzt damit öffentlich zu zeigen, spüre den alten Zorn in mir, das Erlebte wieder und wieder hinausschreien zu wollen. Ich fühle mich unsicher, ob ich nicht durch diese Veröffentlichung im Interview die Grenzen des Täters überschreite, durch Bloßstellung selber Täter werde; und ich höre auch eine Stimme: Es ist doch so lange her. Dramatisierst du nicht? Dir geht es doch gut, was willst du damit erreichen? Und ich weiß bei alledem, wie wichtig es ist, immer wieder und auch jetzt hier zu reden, für mich selbst und vielleicht auch für andere Männer.

Wie hast du sexuellen Mißbrauch erfahren?

Zwischen 12 und 15 Jahren hat mein zwölf Jahre älterer Bruder mich zu seiner Geliebten gemacht, d. h. ich habe ihn in dieser Zeit sexuell bedient, befriedigt, meistens im Abstand von einigen Wochen. Begonnen hat es damit, daß ich abends und heimlich – meine Eltern haben es nicht bemerkt oder nicht bemerken wollen – zu ihm ins Bett gekrochen bin auf der Suche nach Wärme und Kontakt. Aus dem Streicheln von Bauch und Rücken wurde dann bald ein gegenseitiges

Streicheln des Schwanzes. Ich habe durch ihn keinen Samenerguß bekommen. Es gab keine körperliche Gewalt; wenn er mich rief, kam ich wie in einer Trance, angewidert und fasziniert zugleich, des Rechtes beraubt, Nein zu sagen.

Befreien konnte ich mich erst, als mein Bruder mich zum Oralverkehr drängte. Danach hat er mich nie wieder gerufen. Es gab noch eine zweite, zeitlich frühere Mißbrauchssequenz, die ich lange Zeit aus meinem Bewußtsein verdrängt hatte und an die ich mich erst in meiner Psychotherapie erinnern konnte: Im Alter von zwei Jahren hat mein Bruder sich an mir oral befriedigt. Mein Kopf sagt mir oft, daß ich das phantasiere und daß eine solche Ungeheuerlichkeit nicht geschehen sein kann; doch ich habe mittlerweile gelernt, meinem Gefühl und meinen Bildern mehr zu glauben als den Stimmen aus meinem Kopf.

Was hat der Mißbrauch damals in dir ausgelöst?

Ich habe mich geschämt mit dem Gefühl, etwas Verbotenes zu tun; ich habe mich geschämt, Kind in einer Familie zu sein, in der mein Bruder schwul ist; und vor allem habe ich mich geschämt dafür, selber vielleicht schwul zu sein, andersartig, abartig zu sein. Ich bin still geworden, habe aufgehört zu sprechen, aus der Angst, mich zu verraten, aus der Angst, meinen Bruder zu verraten, ihn in den Knast zu bringen nach dem damaligen § 175 des StGB, meine ganze Familie mit diesem Geheimnis zu verraten.

Die Expertin Ursula Wirtz bezeichnet den sexuellen Mißbrauch an Mädchen als „Seelenmord". Kannst du den Sachverhalt für mißbrauchte Jungen bestätigen?

Ich finde den Begriff Seelenmord sehr treffend. Ja, ein Erwachsener vermag durch sexuellen Mißbrauch die Seele eines Kindes zu töten. Seele war lange Zeit für mich ein leerer Begriff; Worte wie Liebe, Lebensfreude, Hingabe,

Mitgefühl, Lust und Intimität, Zugewandtheit und Spontaneität, Identität, die ich für Qualitäten einer lebendigen Seele halte, waren hohl und galten für andere, für mich nicht.

Konntest du als Kind mit jemand über das Vorgefallene reden?

Nein. Ich habe dieses Geheimnis in mir verschlossen bis fast Mitte zwanzig. Ich hatte bei meinen Eltern nicht das Vertrauen, verstanden zu werden. Mein Vater sagte mir einmal zu Weihnachten, ich sei so mimosenhaft – was immer er damit meinte –, und das schönste Geschenk, was ich ihm machen könne, sei, ein richtiger Mann zu werden wie mein Bruder. Ich habe kein einziges Wort sagen können, habe geschluckt und geschluckt und danach auf dem Klo nur noch gekotzt.

Das Schweigen darüber hat einen immensen innerlichen Druck erzeugt, den ich auch über lange Strecken durch Nikotin und Alkohol – natürlich erfolglos – zu mindern versuchte. Meine ganze Familie hatte kaum Worte, für Gefühle nicht, für Sexualität schon gar nicht. Auch mit meinem Bruder habe ich während des Mißbrauchs – bis auf einige Floskeln – nicht geredet, hatte viele Fragen in mir, mich nie getraut, sie zu stellen. Stumm und die Gesichter voneinander abgewandt lagen wir nebeneinander. Ich bin auch nicht aufgeklärt worden. Alles war verborgen hinter einer Schweigemauer.

Ich glaube, meine Freunde empfanden mich als seltsam, sonderbar erstarrt; einige Jugendfreunde, mit denen ich später über meine Geschichte sprechen konnte, bestätigten das. In der Schule galt ich mehr und mehr als „Schweiger".

Fühltest du dich mitschuldig? Verlorst du den Respekt vor dir? Unsicherheit? Minderwertigkeitskomplexe?

Ja, es gab immer wieder die bohrende Frage: Was habe ich

an mir, was habe ich getan, daß ich so etwas verdiene, wie wenig Würde besitze ich, daß jemand so einfach über meine Grenzen geht? Ich fragte mich, ob mein Bruder nicht einfach mein Innerstes, meine schwule Neigung, erkannt hatte und ich es nicht wahrhaben wollte.

Zwischen 18 und 20 Jahren gab es eine Phase, in der ich mich kaum auf die Straße traute aus der Angst, beobachtet, durchschaut zu werden, und in der ich massive Selbstmordgedanken hatte. Ich wußte tief in mir, daß ich das Recht verloren hatte, Bedürfnisse zu haben, geschweige denn, sie zu äußern und von anderen Menschen, Freunden, vom Leben und von mir selbst etwas zu verlangen oder zu erwarten. Ich nannte das „meine Brotkrumenmentalität": Zu warten, daß von dem reich gedeckten Tisch des Lebens ein paar Krumen herabfielen und damit zufrieden und dafür dankbar zu sein.

Hat der Mißbrauch dein späteres Verhältnis zu Menschen, besonders zu Männern, negativ geprägt?

Sexueller Mißbrauch geschieht immer in einem sozialen Umfeld; es gehört ein familiärer Kontext dazu, der Mißbrauch vorbeugen, seine Folgen mildern kann, eine Heilung des verletzten Körpers und der getöteten Seele fördert oder aber auch be- oder gar verhindert. Ich glaube mittlerweile, daß der Mißbrauch, so wie ich ihn erlebt habe, nur der krasseste und deutlichste Ausdruck einer Familienstruktur ist, die gekennzeichnet ist von Wortlosigkeit und emotionalem Schweigen und dem fehlenden Respekt vor den Grenzen anderer.

Das ist nicht beschränkt auf bestimmte soziale Schichten, sondern hat nur unterschiedliche Ausprägungen. Meine Familie ist durchaus mittelschichtstypisch – mein Vater als Akademiker in leitender Funktion bei einer Kommune, meine Mutter gute Hausfrau und treusorgende Mutter, wir

175

Kinder haben einen ordentlichen Beruf. Zu den Grenzüberschreitungen in unserer Familie gehörten Schläge mit Kochlöffel oder Teppichklopfer oder die Prügelorgie mit dem Latschen im Alkoholrausch in den extremen Fällen. Aber auch das übergangene Nein des Kindes zu Zärtlichkeiten und Küßchen wie auch das Lächerlichmachen, die Blamage vor anderen. Auf diesem Hintergrund kann ich nicht immer sagen, wozu Schüchternheit oder Mißtrauen oder Stille gehören. Ich kenne diese Verhaltensweisen sehr gut. Und ebenso ihre Schattenseite: eine maßlose, festgehaltene Wut darüber, daß mir diese Welt etwas vorenthält und etwas schuldig ist.

Meine besten Freunde waren über lange Zeit Frauen. Tiefe, herzliche, offene Kontakte zu Männern gab es kaum, dazu fühlte ich mich zu unmännlich. Gleichzeitig schaffte ich es nicht, eine längerfristige Liebesbeziehung zu einer Frau zu kreieren – die längste dauerte drei Jahre. Andererseits habe ich gut zehn Jahre in einer technisch-gewerblichen Berufsschule gearbeitet, war also fast nur umgeben von männlichen Schülern und Kollegen und hatte zu nur ganz wenigen wirklich gute Beziehungen, meistens war es Kampf.

Beeinflußte der Mißbrauch deine Sexualität?

Ja. Doch wie genau im einzelnen, vermag ich nicht zu sagen. Nele Glöer spricht in „Verlorene Kindheit" von einer traumatischen Sexualisierung. Ich habe mein Leben über lange Zeiten als sexualisiert erlebt: Nahezu jede Frau, zu der ich Kontakt hatte oder die ich auch nur auf der Straße sah, habe ich abgecheckt, ob ich mit ihr schlafen will, ob sie sexuell attraktiv für mich ist. Das geschah und geschieht auch noch heute ganz automatisch und in Bruchteilen von Sekunden, und ich schäme mich gleichzeitig über diesen Mechanismus. Meine Phantasien sind immer nur Phantasie geblieben. Meine gelebte Sexualität war großteilig eine abgespaltene, nicht integrierte. Es gab keine tiefere Verbindung zu meinem Herzen, keine Hingabe. Das führte in meinen Beziehungen oft zu Problemen. Meine Sexualität ist auch in der Beziehung zu meiner jetzigen Partnerin ein wunder Punkt – hier treffen ja zwei Lebensdynamiken aufeinander –; und im Streß neige ich noch immer dazu, abzuspalten oder mich zu verweigern und meine Sprache zu verlieren. Doch ich bin zuversichtlich, gemeinsam mit ihr eine erfüllende Sexualität zu entwickeln.

Eine weitere Ausprägung der Sexualisierung war mein zwanghafter Onanierdrang, über lange Jahre nahezu täglich, verbunden mit der Hoffnung, mich meines unsäglichen Triebes zu entäußern, die innere Ladung, die immense mörderische Wut zu vermindern. Da bedeutete letztlich, mein gesamtes Lebensenergieniveau niedrig zu halten. Meine Onanierphantasien – ich habe mich nie getraut, sie auszuleben – waren phasenweise stark homosexuell gefärbt, bestanden auch aus Bildern aus der Mißbrauchszeit, waren dann seltener masochistisch, öfter sadistisch geprägt. Das waren dann auch Phasen tiefer Scham und Selbstverachtung. Am nächsten Morgen habe ich dann in der Schule vor fünfundzwanzig jungen Männern unterrichtet.

Hast du als Erwachsener den Täter mit seiner Schuld konfrontiert?

Vor acht Jahren – ich bin jetzt, 1993, einundvierzig – gab es ein kurzes Gespräch mit meinem Bruder. Ich sagte ihm, daß ich nicht richtig fand, was er getan hatte, und daß ich sehr darunter gelitten hätte. Er wollte sich zunächst nicht daran erinnern – es sei schon solange her – und war sehr gerührt, daß ich ihn nicht verraten habe. Das Ganze schien ihm maßlos peinlich zu sein. Vor drei Jahren, als mir in meiner Therapie das ganze Ausmaß dieses Mißbrauchs be-

Jochen D., geboren 1952 in Kiel; Dipl.-Ing., war lange Jahre tätig als Berufsschullehrer, ist ausgebildet in Psychodrama und Biosynthese, lebt mit seiner Lebensgefährtin im Herzen des Ruhrgebiets und arbeitet jetzt freiberuflich als psychologischer Berater mit Einzelklienten und Gruppen, u. a. für das Männerbüro Düsseldorf. Jochen D., der auch der Autor des in diesem Band veröffentlichten Briefes „An meinen toten Vater" ist, steht als psychologischer Berater für sexuell mißbrauchte Männer zur Verfügung. Seine Adresse ist über Mathias Jung („Dr. Max Otto Bruker Haus", Taunusblick 1, 56112 Lahnstein; Tel.: 0 26 21 / 4 06 00) zu erfahren.

wußt wurde, habe ich ihm zwei schon sehr anklagende Briefe geschrieben. Sie blieben unbeantwortet. Nach einem Telefonat wurde mir deutlich, daß ich die Macht hatte, ihn zu einer Stellungnahme zu zwingen, jedoch mit dem Gefühl, sein Nein nicht zu respektieren, seine Grenzen zu überschreiten. Ich habe es nicht getan.

Nach dem Tod meiner Mutter habe ich wieder mehr Kontakt zu meinem Bruder, auf einer eher oberflächlichen Ebene. Er scheint Alkoholiker zu sein. Für mich ist eine Aussprache nicht mehr so dringend. Ich sehe jetzt mehr seine eigene Tragik, seine Opferrolle, und vermute, daß auch er einen Seelenmord erlitten hat. Ich spüre Ärger und Trauer, daß tiefere Kontakte nicht möglich sind und die Tabus dieser Familie so machtvoll weiterleben.

Kannst du Bücher für den Heilungsprozeß empfehlen?

● Jos van den Broek, Verschwiegene Not: Sexueller Mißbrauch an Jungen. Kreuz Verlag, Zürich 1993.

● Laura Davis, Verbündete. Ein Handbuch für Partnerinnen und Partner sexuell mißbrauchter Frauen und Männer. Orlanda Frauenverlag GmbH, Berlin 1992

● Ursula Enders (Hg.), Zart war ich, bitter war's. Sexueller Mißbrauch an Mädchen und Jungen. Kölner Volksblatt Verlag 1990.

● Nele Glöer/Irmgard Schmiedeskamp-Böhler, Verlorene Kindheit. Jungen als Opfer sexueller Gewalt. Weismann Verlag, München 1990.

● Ron van Outsem, Sexueller Mißbrauch an Jungen. Forschung, Praxis, Perspektiven. Donna Vita, Ruhnmark 1993.

● Ursula Wirtz, Seelenmord. Inzest und Therapie. Kreuz Verlag, Zürich 1989.

Was war die Form deiner Bewältigung? Therapie? Darüber sprechen mit vertrauten Menschen? Kann man das Trauma eines Mißbrauchs überhaupt schnell bewältigen?

Vor fast zehn Jahren habe ich auf dem Hintergrund einer Hautkrankheit und eines zunehmenden Druckes in der Herzgegend mehr zufällig Kontakt zu einem Psychotherapeuten bekommen, der körperbezogen arbeitet. Seitdem bin ich auf meinem Weg und habe das große Glück, von Therapeuten und anderen Menschen begleitet, meine Wunden heilen zu können, meine Lebensströme freier fließen zu lassen und Körper, Geist und Seele in Einklang zu bringen: meinen Körper wieder zu bewohnen und zu beleben, zu begreifen, was geschehen ist, wer ich bin und wohin ich will. Meiner Seele einen Raum zu eröffnen, den ich als spirituell bezeichnen möchte. Es war ein langer Weg bisher, harte

Arbeit, durchaus mit Phasen abgrundtiefer Hoffnungslosigkeit und bittersten Schmerzes. Es gibt immer noch Momente von flash-backs, alte Bilder tauchen wieder auf, doch sie haben nicht mehr Macht über mich wie früher.

Wenn es einen Sinn von Mißbrauch geben sollte, dann liegt er darin, die Chance zu ergreifen, sich in das Abenteuer der Selbstentdeckung zu begeben. Und, wie du weißt, Mathias, habe ich mein Leben in den letzten Jahren sehr verändert.

*

„Die Sexualerziehung ist nicht nur eine Sache des Gesprächs. Gewollt oder ungewollt sind Eltern für ihre Kinder als Liebespaar ein Modell, an dem sie beobachten können, wie Mann und Frau im körperlichen Bereich miteinander umgehen. Das nonverbale Verhalten der Eltern zueinander ist wahrscheinlich für ihre Sexualerziehung genauso wichtig wie die verbale Sexualaufklärung."

CLAUS BUDDENBERG
Sexualberatung

Kann denn Streicheln Sünde sein?

„Das Leben fängt bei mir an. Zuerst lasse ich mir meinen Körper
nicht aus der Hand nehmen. Er ist der Pflug durch den Boden
meiner Person und zeigt mir alle ihre Versteinerungen an."

VOLKER ELIS PILGRIM, Manifest für den freien Mann

Bei unseren Männer-Selbsterfahrungsgruppen in Lahnstein
vollzieht sich jedesmal mit schöner Gleichmäßigkeit und Er-
folgsquote eine Metamorphose. Am Freitagnachmittag um
16 Uhr treffen die Männer ein. Sie sehen müde, ausgelaugt
und ihrem eigenen Körper entfremdet aus. Um die Stimmung
etwas anzuwärmen und jeden zu verwöhnen, biete ich meist
eine Anfangsrunde frei improvisierten Tanz an, Jazz oder
Klassik. Mit wenigen Ausnahmen bewegen sich die Männer
eckig und steif wie Pinnocchio, Collodis „hölzernem Ben-
gele". Noch sind die Gesichter verspannt, hart, eher masken-
haft. Über das Wochenende hin führe ich die Männer unter
anderem stufenweise durch Vertrauensübungen, Massage
und Körperarbeit und, so die Zeit reicht, auch durch das
anrührende Erlebnis einer gegenseitigen „apostolischen Fußwaschung". Wenn am Sonntag vor dem Mittagessen das
Seminar dann ausklingt, tanzen wir noch einmal, vielleicht
Mozarts „Türkischen Marsch". Das ist ein echter Gassen-
hauer voll überschäumender Fröhlichkeit und Frechheit.
Und siehe da, jetzt sind die Männer entspannt, ihre Körper
sind weich und biegsam, ihre Augen glänzen. Plötzlich im-
provisieren die Männer. Sie nehmen heiteren Kontakt untereinander auf, sie „fließen" in ihrem Körpergefühl.

Männer, vor allem um die Lebensmitte, haben oft ihre
Körper verlassen. Etwas Totes liegt in ihrer Körpersprache.
„Ich fühle mich wie ein lebender Zombie", meinte einmal

ein Mann in einer Gruppe unter dem zustimmenden Nicken der anderen Männer, „lebend und zugleich tot". Herb Goldberg, der große amerikanische Männertheoretiker, beschreibt in seinem Werk „Mann bleibt Mann. Möglichkeiten und Grenzen der Veränderung" voller Mitgefühl diese männliche Selbstverwüstung: „Man braucht sich nur die verletzliche, jammervolle Haltung vieler Männer ab dem mittleren Alter anzusehen, um zu wissen, daß ihr menschliches Potential ernsthaft beschnitten worden ist, weil sie durch den Prozeß, zu einem ‚richtigen' Mann zu werden, um so vieles betrogen worden sind. Die Belohnung dafür, daß sie brav ihre vorgeschriebenen Rollen geschrieben haben, ist eine Isolation von den Mitmenschen, eine Unterdrückung der Gefühle, starre Verhaltensformen, frühzeitige Abnahme der körperlichen Kräfte und eine zunehmend ‚zynische' Einstellung, ‚daß sowieso alles egal ist'".

Hier ist es Zeit, daß der Mann sich selbst entdeckt. „Das Leben fängt bei mir an", sagt Volker Elis Pilgrim in seinem legendär gewordenen „Manifest für den freien Mann" von 1977: „Zuerst lasse ich mir meinen Körper nicht aus der Hand nehmen. Er ist der Pflug durch den Boden meiner Person und zeigt mir alle ihre Versteinerungen an." Und: „Ich lausche in meinen Körper hinein."

Massieren und Streicheln sind die idealen Mittel, in sich hineinzulauschen und die gefesselte männliche Empfindungsfähigkeit und Weichheit zu entbinden. Ich wollte hier nur eine einzige Übung vorstellen. Anleitungen zu Massageübungen gibt es wahre Bruttoregistertonnen in jedem Buchladen. Die folgende Gesichtsmassage kann man mit seiner Partnerin/seinem Partner, aber auch mit einem Freund oder vertrauten Arbeitskollegen durchführen. Sie erfordert, pur praktiziert, keinerlei Vorbereitungen und Hilfsmittel. Natürlich empfiehlt es sich, ein wohliges, stimmungsvolles Ambiente zu schaffen.

Also die Vorhänge zuziehen. Eine Kerze aufstellen und anzünden. Eine Meditationskassette oder entrückte, ruhige Lieblingsmusik im Bandgerät piano spielen lassen. Untereinander ausmachen, wer zuerst massiert resp. massiert wird. Der Masseur, hier der Einfachheit halber A genannt, bettet den zu Massierenden, B genannt, auf ein kleines Kissen in seinen Schoß. A sitzt im Schneidersitz (Lotussitz), zur Entlastung mit dem Rücken an eine Wand gelehnt. B liegt völlig ausgestreckt und gänzlich entspannt. Störende Accessoires wie Brille, Ohrenanhänger, Halskette, Armbanduhr hat er/sie abgelegt, den Hosengürtel möglicherweise etwas gelockert.

Während Kerze und Musik die Stimmung „tiefen“, beginnt A, den/die B mit kleinen kreisenden Bewegungen vom Kinn aufwärts bis zur Stirn zu massieren. Leise frägt er B, ob er/sie es stärker oder sanfter wünscht. Wichtig ist, daß wirklich jeder Zentimeter des Gesichts ausdrucks- und liebevoll berührt und bewegt wird. Die meiste Zeit soll sich A bei der Stirn des Gegenübers nehmen; sie ist in der Regel am meisten verspannt, überanstrengt und zuwendungsbedürftig. A darf selbst die Ruhe und Würde des anderen Gesichts genießen und die Stille in sich eindringen lassen. Die Massage kann etwa 10 Minuten dauern – das erscheint dem solcherart Verwöhnten immer wie eine kleine Ewigkeit. Zum Abschluß legt A dem B noch einen längeren Moment die rechte Hand auf die Stirn. Das ist eine behütende Geste: „Ich bin bei Dir.“ Wenn A die Hand löst, ist für B die Massage beendet. B soll noch eine kleine Zeit liegen bleiben, langsam wieder zu sich kommen, die Augen wieder öffnen und sich, von A unterstützt, im Lupentempo aufrichten – langsam, weil es ihm sonst rasch schwindelig werden kann. Jetzt bettet A seinen Kopf in B's Schoß, und die zweite Massage beginnt...

Natürlich kann die Gesichtsmassage auch weniger massierend als hingebungsvoll streichelnd durchgeführt werden; überhaupt sind alle Arten sanfter Improvisation erlaubt. Jeder hat und findet seinen Stil. Kann denn Streicheln Sünde sein? Nie. Die Partnermassage, das erfahre ich bei jeder Männer- oder gemischten Selbsterfahrungsgruppe, ist eine ebenso kostenlose wie kostbare Art, nonverbal und gefühls-haft zueinander zu finden, sich gegenseitig zu vertrauen und sich wieder selbst zu spüren. Ich bin immer wieder verblüfft, wieviel Gefühle, Innigkeit und Wohlbehagen die Gesichts-massage – auch bei mir selbst – auslöst. Längst ist die sanfte Körpermassage auch ein fester Bestandteil der Ausbildung unserer Gesundheitsberaterinnen und -berater in Lahnstein geworden.

Natürlich, hier braucht es nur ein bißchen Phantasie dazu, kann jeder Mann die Massage auf die Füße oder den ganzen Körper ausdehnen, Hände oder Rücken gezielt massieren. Es sollte aber, im Sinne der hier angezielten leiblichen „Enthär-tung" und des inneren Dialoges, immer auch das liebevolle Element des Streichelns, Erkundens und Besänftigens dabei sein. Unter Männern praktiziert, löst die „Streichelmassage" das aus, was selbst das akademisch anspruchsvollste Sympo-sion („Der Mann im Paradigmenwechsel der Moderne") nicht zu lösen vermag: die Aufhebung männlicher Selbstent-fremdung, die Wiederentdeckung der Körperbedürfnisse und die brüderliche Verbundenheit unter Männern.

Warum nicht endlich einmal mit einem Mann den behutsa-men, gebenden, körperlichen Kontakt statt des dröhnenden Schulterklatschens der Kegelrunde praktizieren? In seinem „Plädoyer für Männerfreundschaft" beschreibt der Düssel-dorfer Pfarrer und Männertherapeut Hans Georg Wiede-mann das körperliche Defizit seiner einstigen männlichen Studentenfreundschaft so: „Wir hatten Hände, die streicheln wollten, und Arme, die umarmen wollten. Aber beide hingen leblos an unseren Körpern herunter; und die offene Hand

184

verformten wir zur Faust, um uns einen freundschaftlich gemeinten Rippenstoß zu versetzen."

Auch und gerade sich selbst zu streicheln, fällt Männern überwiegend schwer. Die Masturbation, die jeder gesunde Junge spätestens seit der Pubertät praktiziert, ist eine klassische Form des Sich-selbst-Streichelns und der Eigenlust. Schwer belastet ist die Selbstbefriedigung durch die negative christliche Sexualethik seit den Zeiten des sexuellen Psychopathen Augustinus: „Verschließe deine Ohren wider das, was schmutzig ist an deinen Gliedern hier auf Erden, daß es sterbe."

Bei der Aussprache über Onanie stellt sich, zu unserer Überraschung, immer noch viel Schamhaftes, Neurotisches und Lustloses heraus. Nur eine Minderheit von Männern hat, gegen den kriminellen Blödsinn ihrer kindlichen Dressur („Bei ,Selbstbefleckung' verdörrt das Rückenmark"!), eine positive und phantasievolle Einstellung zur Selbstbefriedigung gewonnen. Sie wird immer noch als „peinlich" und eher als eine „Notlösung" empfunden, wenn Geschlechtsverkehr nicht möglich ist.

Selbstbefriedigung ist, auch und gerade nach Auffassung der Sexualwissenschaft, weder infantil noch unreif. Seit dem Kinsey-Report wissen wir, daß 92 Prozent der Männer, ob Jungen oder Erwachsene, ob Singles oder Verheiratete, sich selbst befriedigen und natürlich weder unter „Rückenmarkdürre" oder „Hirnparalyse" leiden. Wie hat Karl Kraus einmal so unbefangen gescherzt: „Seiner ersten Geliebten trägt man keine Enttäuschung nach. Besonders, wenn man sie in der Turnstunde kennengelernt hat und es eine Kletterstange war."

Selbstbefriedigung, so konstatiert Bernie Zilbergeld in „Männliche Sexualität" ebenso tolerant wie prägnant, ist eine natürliche und sinnvolle Körperäußerung. „Manchmal fühlen Sie sich vielleicht scharf und wollen auch allein sein.

In dem Moment wollen Sie vielleicht nicht auf eine andere Person eingehen, und niemand kann sie dazu zwingen. Für den Umgang mit einer Partnerin braucht man schließlich Energie und Rücksichtnahme, und es ist lächerlich, annehmen zu wollen, daß sie jedesmal, wenn Sie scharf sind, soviel Energie aufwenden und soviel Rücksicht nehmen wollen. ...Sie können den Entschluß fassen, sich lieber allein zu amüsieren – nicht als Ersatz für etwas Besseres, sondern einfach, weil Sie es wünschen. Bisweilen wird die Masturbation Ihren Bedürfnissen und Wünschen einfach gerechter als alles andere."

Selbstbefriedigung gibt uns das Recht auf unseren Körper, unsere Lust und Phantasien zurück. Selbstbefriedigung hat regenerativen und stimulierenden Wert. Der Mann erfährt mehr über seinen Leib und seinen vielleicht verborgenen sexuellen Hunger (in den korrespondierenden Phantasiebildern), er wird körper- und sexualitätserfahrener. Wie kann ich Erregung aufbauen, steigern, halten, auf andere Körper verteilen? Zilbergeld: „Sie können dadurch Fertigkeiten erwerben, die beim Sex mit einer Partnerin nützlich sein können. Wir haben festgestellt, daß Masturbationsübungen sehr hilfreich sind, um Kontrolle über den Ejakulationsvorgang zu gewinnen und mit Erektionsstörungen fertig zu werden... Eine Möglichkeit, eine positivere Einstellung zur Selbstbefriedigung zu gewinnen, ist, mit der Partnerin, einem Freund oder einer Freundin darüber zu reden."

Wer es genau wissen will, der lese Volker Elis Pilgrims vergnügliches Buch „Der selbstbefriedigte Mensch". Das Wiederfinden der männlichen Sexualität verlangt den Übergang vom „ernsthaften" zum „spielerischen" Sex. Vitale Frauen mögen Ausgelassenheit und Fröhlichkeit beim Sex, Scherzen und Lachen. Alle Frauen aber, ob brave Hausmuttis oder emanzipierte Löwinnen, lieben saubere Männer, besonders „unten herum", wie es so verklemmt umschrieben wird. Das klingt so selbstverständlich. Tatsächlich sprechen mich nicht selten Frauen auf die mangelnde Hygiene und Frische der Männer an. Weil es in unserem gelobten Land der Allensbacher Demoskopie für alles eine Publikumserhebung gibt, so existiert auch eine Statistik über die Intimhygiene des Mannes: 26 Prozent, also ein sattes Viertel aller dieser verlotterten Schwanzträger, waschen ihren Penis nicht täglich! Unter der Vorhaut bildet sich prompt das sogenannte Smegma. Es riecht käsig, sagen die einen. Es riecht, sagen die anderen, eher wie bei frommen Katholiken am Freitag – nach Fisch.

Der Sexualtherapeut Marcus Wawerzonnek hat für seine Studie „Eros und Ekstase" Prostituierte nach Hygieneerfahrungen mit ihren Kunden gefragt. Eine Prostituierte antwortete, in Übereinstimmung mit ihren Kolleginnen: „Etwa 70 Prozent der Freier, mit denen ich Kontakt hatte, hatten Dreck am Stecken, und zwar sprichwörtlich! Entweder stanken sie zum Himmel nach widerlichem, ranzigen Schweiß, oder der Käse stapelte sich schon sichtbar unter der Vorhaut. Sie hatten teilweise ekelhaften Mundgeruch, und bei manch einem sah man das Schmalz schon zu den Ohren herauskommen." Was für Proleten, mag man denken. Doch die Prostituierte fegt diese Vermutung derb und wissend hinweg: „Dabei waren sie beileibe keine Penner, sondern gutsituierte, saubere Herren. Vom Managertypen aus der Chefetage bis zum kleinen Beamtenarsch waren alle vertreten. Außen hui und innen pfui! Was da an verkrustetem Dreck zutage kam, wenn die feinen Bossanzüge erst einmal gefallen waren, hätte ganze Mistgruben füllen können. Oft kam es mir vor, als würden diese Schmutzfinken Wasser nur aus der Werbung kennen... Es ist ja nicht so, daß ich überempfindlich bin. Wer es genau wissen will, der informiere sich mal bei Unfallärzten oder in Notaufnahmestationen."

Zurück zum Streicheln. Es verbindet uns mit unserem Körper. Der Körper verbindet uns mit unserem tierischen Ursprung. Diese tierische Genesis bettet uns ein in die Natur, trägt und birgt uns. Wenn ein Mann weder sich noch andere streichelt, verkopft er, versteppt er körperlich. Das Streicheln führt uns an den Kern unserer Bedürftigkeit, Kindlichkeit und warmen Animalität zurück. Alexander Lowen („Bioenergetik als Körpertherapie") kleidet diese Wiedergutmachung am verratenen Körper in die Worte: „Die Wurzeln des Menschen reichen tief in das Königreich der Tiere. Um ihn zu verstehen, müssen wir seine Gegenwart an seiner Vergangenheit, sein Ich an einem Körper und seinen Körper an seinem animalischen Wesen messen. Er funktioniert nicht allein auf der Basis der Kausalität. Das Kontinuum Ich-Körper-Natur ist ebenfalls Bestandteil seiner Persönlichkeit. Wenn er diese Realität leugnet, gefährdet er unweigerlich seine Gesundheit. Wenn er sein Ich von dessen Stützpfeiler im Körper löst, wird er schizoid. Dann wird er sich seines Körpers schämen und sich wegen seiner Körper-Gefühle schuldig fühlen. Er wird sein Identitätsgefühl verlieren."

*

*„„Wollen wir jetzt schlafen' fragte sie. ‚Ich könnte jetzt gleich einschlafen.'
‚Dann schlafen wir!' sagte er und er fühlte den langen warmen Körper warm an seiner Seite, wie ihn tröstete an seiner Seite, wie er die Einsamkeit verscheuchte an seiner Seite, wie er durch eine einfache Berührung der Hüften, der Schultern und der Füße mit ihm ein Bündnis schmiedete gegen den Tod, und er sagte: ‚Schlaf gut, kleines langes Kaninchen.'
Sie sagte: ‚Ich schlafe schon.'
‚Ich schlafe gleich ein' sagte er. ‚Schlaf gut, Geliebte.' Dann schlief er ein und war glücklich im Schlaf."*

ERNEST HEMINGWAY
Wem die Stunde schlägt

188

Eine „ausreichend gute" Sexualität

> *„In festen Beziehungen sind intensive sexuelle Beziehungen nur möglich, wenn sie Ferne schaffen oder gerade geschaffene Ferne wieder überwinden; nicht aber in der alltäglichen Harmonie."*
>
> GUNTER SCHMIDT, Das Große Der Die Das

Welche Zeit haben wir heute für Freizeit und Sexualität! Wir Männer und Frauen sind im Versorgungsbereich nicht mehr so auswegslos aufeinander angewiesen wie noch unsere Großeltern: Die Räume unserer Wohnung sind zentralgeheizt, die Wäsche stecken wir in die Waschmaschine und den Trockner, die verderblichen Vorräte in den Kühlschrank; das Kochen ist mit den modernen Küchenmaschinen, Töpfen und Pfannen leicht geworden; alt gewordene Kleider reparieren wir nicht mehr aufwendig, sondern schmeißen sie weg; kranke Angehörige stecken wir kurzerhand ins Krankenhaus; das Auto verkürzt unsere Wegstrecken; Renten- und Lebensversicherungen, Unfallassekuranzen und Vollkasko-Verträge sichern uns vor unvorhergesehenem Unglück und Alter. Das schafft ein noch nie gekanntes Maß an Unabhängigkeit in den Beziehungen, vor allem der Mittel- und Oberschichten. Zusammen bleibt, pointiert formuliert, wer will, nicht, wer muß.

Das setzt ungeheure Energien, Freizeiträume, aber auch gähnende Leerstellen, tief wie depressive Löcher, frei. Wir selbst müssen dem Leben Sinn geben und das Reich der nahezu unbegrenzten Freiheit mit Inhalten, Bindungen, Tiefungen füllen. Das ist schwer und schön zugleich; es bedeutet mehr Anfälligkeit, aber auch mehr Kreativität und „Seelenarbeit". Gunter Schmidt resümiert: „Partnerschaften sind störbarer, verletzbarer geworden durch sexuelle und emotionale Probleme. Darin steckt auch etwas Aufklärerisches: Frauen und Männer sind sich der Bedeutung ihrer Sexualität bewußter, sie nehmen sexuelles Leiden, sexuelle Verödung nicht mehr einfach so hin."

Der „romantischen Liebe" folgt unweigerlich die Phase der Ent-Täuschung. Da setzt die mühevolle Arbeit der realistischen Wahrnehmung, der Akzeptanz und gegenseitigen Veränderung, der geheimnisvolle Chemismus der Seelen ein. Wir dürfen nicht in Zynismus verfallen. Der Drogenrausch sexuellen Außersichseins ist auf Dauer unter keinen, aber auch gar keinen Umständen zu haben. Das ist psychologisch ebenso unmöglich, wie immer fröhlich und immer „high" zu sein. Hören wir, was der renommierte Sexualwissenschaftler Gunter Schmidt in „Das Große Der Die Das" dazu ausführt: „Da ist zunächst die Hoffnung, die illusionäre Hoffnung, Paarbeziehungen ließen sich auf Dauer mit intensiver Sexualität, wie sie etwa in Phasen der Verliebtheit erlebt wird, vereinbaren. Das kann nicht sein, da Nähe, die sich ergibt aus dem Zusammen-Wohnen, aus dem Zusammen-Schlafen, aus dem Zusammen-Essen, aus dem Zusammen-Freizeit-Machen, eventuell noch aus dem Zusammen-Kinder-Aufziehen, nicht auch noch die Nähe oder Symbiose im Sexuellen aushält, sondern bestenfalls die Distanz einer vielleicht gerade noch liebevoll befriedigenden Sexualität. Die Tendenz, Liebe mit perennierender (vieljähriger) Lust gleichzusetzen, ist eine Illusion, eine kindlich naive Projektion oder eine Ideologie der totalen Konsumgesellschaft."

In dem intimen Binnenklima einer langjährigen Beziehung leben wir meist befriedete Beziehungen, „Bruder-Schwester-Verhältnisse", „Kumpel-Koalitionen", nicht selten auch „Mama"- und „Papa-Beziehungen" – nur, Brüderchen und Schwesterchen, Kumpel, Kinder und Eltern schlafen nun einmal nicht miteinander!

Das ist so unnatürlich nicht und jedem Ehe- und Lebensberater ein vertrauter Umstand. Immer wieder gilt es auch, diese kreuzbraven und spannungslosen Beziehungsimitate der Kindheit in der erwachsenen Ehe aufzubrechen. Aber diese Muster und seelischen Regieskripte gehören zur Beziehungsrealität und dominieren bis in die Schlafzimmer. Gunter Schmidt: „In festen Beziehungen sind intensive sexuelle Erlebnisse nur möglich, wenn sie Ferne schaffen oder gerade geschaffene Ferne wieder überwinden; nicht aber in der alltäglichen Harmonie, selbst wenn sie stimmt und keine Selbsttäuschung ist. Die alltägliche Sexualität in festen Beziehungen, ihre Trivialisierung ist übrigens nicht einfach Abstumpfung, Langeweile, Gleichgültigkeit, sondern ein durchaus notwendiger und sinnvoller Schutz der eigenen Autonomie, der eigenen Identität vor ‚Selbstauflösung‘, ein wichtiges Ventil in der Nähe-Distanz-Bilanz. Außerdem setzt sie den Menschen frei für nicht-private Aktivitäten."

Was ich damit sagen will? Nichts mehr, aber auch nichts weniger, als daß meiner Meinung nach eine ausreichend „gute" Sexualität ausreicht und kein Grund für Besorgnis darstellt. Immer wieder bekomme ich in meiner Tätigkeit der Lebensberatung die Klage von Männern (und Frauen), Aggression und Frust mit, daß die Sexualität „früher viel besser war", daß „wir viel mehr Liebe miteinander machten", „daß wir einfallsreicher waren und nicht so einen Opa- und Oma-Sex praktizierten". Die Normalisierung und Veralltäglichung von Sexualität ist normal, die „Hochehe" und tausendseitige „Erotisierung der Ehe" eines Sexualreformers wie des Niederländers Theodor van de Velde in den 20er und 30er Jahren unseres Jahrhunderts erweist sich als wohlgemeinte, aber an der Dynamik langjähriger Beziehungen vorbeigehende Sexualakrobatik und verschwitzte Sisyphusarbeit. Nach einem achtstündigen Arbeitstag und Ärger im Büro schwingt sich kein 50jähriger Familienvater von drei Kindern mehr nackt in den Kronleuchter und stößt markerschütternde Brunftschreie aus...

Was beim Abflauen der sexuellen Ergriffenheit Mann und Frau passiert, in ihrer geschlechtlichen Identität verunsichert („Ich fühle mich nicht mehr als Mann/Frau"), oft depressive Gestimmtheit und Trennungswünsche auslöst, umreißt Schmidt mit den Worten: „Eine solche ‚intakte', aber im Vergleich zum Anfangsrausch etwas langweilig gewordene Sexualität beunruhigt und verängstigt viel stärker als früher... Die *Trivialisierung der Sexualität* wird zur Bedrohung der Partnerschaft, deren wichtigster Halt eben oft nur noch Emotionen sind. Beide sind enttäuscht und voll heimlicher Wut, daß das Gefühl der Lebendigkeit gedämpft, das Begehren und Begehrtwerden, die Aufregung in der Nähe des anderen, die Freude zusammen zu sein sich abschwächen. Beide glauben, daß der andere ihre Erlebnismöglichkeiten stiehlt."

Sexualität spiegelt die Dynamik eines Menschen und seiner Lebensgeschichte wider, seine Geschlechtsidentität, seine Bedürfnisstruktur, seine Beziehungsstruktur. Sind diese vital und spannungsvoll, so sind die Chancen einer lebendigen Sexualität erheblich besser. Sexuelle Langweilereien und Störungen sind also immer auf die zugrunde liegende Charakter- und Beziehungsstruktur eines Menschen zu befragen, zu „dechiffrieren", aber keinesfalls mit Ratgeberweisheiten („Kaufen Sie sich reizvolle Unterwäsche") und Mätzchen aus dem Beate-Uhse-Shop grundlegend zu kurieren. Das heißt nicht, daß wir den Reiz aphrodisischer Ingredienzen ignorieren oder puritanisch verteufeln wollen: Ein Champagner läßt die „süße Wut der Liebe" (Nietzsche) prickeln. Aber sexuelle Abstinenz oder Dynamik verweisen immer auf das aktive oder passive „Stoffwechselverhältnis" eines Menschen in der Beziehung und zur Welt hin und sind Folge wie Bedingung dafür.

Sigmund Freud konstatierte in seiner Schrift „Die ‚kulturelle' Sexualmoral und die moderne Nervosität" 1908: „Das sexuelle Verhalten eines Menschen ist oft *vorbildlich* für seine ganze sonstige Reaktionsweise in der Welt. Wer als Mann sein Sexualobjekt energisch erobert, dem trauen wir ähnliche rücksichtslose Energie auch in der Verfolgung anderer Ziele zu. Wer hingegen auf die Befriedung seiner starken sexuellen Triebe aus allerlei Rücksichten verzichtet, der wird sich auch anderwärts im Leben eher konziliant und resigniert als tatkräftig benehmen."

Ich werde in der Sprechstunde oft nach Moral und Normen der Sexualität gefragt. Offen gesagt, ich kenne sie nicht. Immer wieder erlebe ich dagegen, daß die Sexualität für eine nicht gelebte Beziehung, für tote Teile der Liebe herhalten muß. Das kann sie nicht. Wo sich die Sahelzone sexueller Langeweile steppenartig ausbreitet, da ist nicht die Sexualität, sondern die Beziehung zwischen Mann und Frau oder Mann/Mann, Frau/Frau kritisch zu hinterfragen. Auch die dauernde, promiskuitive Verliebtheit in wechselnde Partner meint oft nicht den anderen Menschen, sondern den – vermeintlichen – Dauerzustand des Verliebtseins nach Art einer Droge.

Sexualität, hetero- oder homosexuell, lebenslänglich monogam oder mit mehreren Lebenspartnern, zärtlich oder mit aggressiven Strebungen, „normal" oder „phantastisch" – das muß jeder Mann und jede Frau selbst herausfinden. Genauer: Es wird aus der Lebensgeschichte und unbewußten Seelendynamik eines Individuums unbewußt gestaltet. Das kann und das darf man nicht generalisieren. Das darf und kann man auch nicht mit den Gesetzestafeln Moses' zerschmettern. „Im Grunde weiß jeder Mensch recht wohl", sagt Nietzsche (in „Menschliches, Allzumenschliches"), „daß er nur einmal als ein Unikum auf der Welt ist und daß kein noch so seltsamer Zufall zum zweiten Mal ein so wunderlich buntes Mancherlei zum Einerlei zusammenschütteln wird."

Sexualität ist Lebensgeschichte und damit von jedem einzigartig und im Beziehungsgeflecht seiner erotischen und seelischen Partnerschaften zu modellieren. Wo von außen reglementiert wird, drohen Inquisition, Hexenverbrennung oder „rosa Winkel" für Homosexuelle in den Konzentrationslagern brauner Barbaren. Lassen wir noch einmal Gunter Schmidt zu Wort kommen: „Wie die kollektiven Formen des sexuellen Erlebens und Verhaltens durch gesellschaftliche Bedingungen entstehen, so entsteht sexuelle Eigenart hier: in dem ganz persönlichen Trieb-, Beziehungs- und Geschlechtsschicksal. Deshalb haben Menschen unterschiedliche Vorlieben und Abneigungen für bestimmte Partner, unterschiedliche Vorlieben für bestimmte Praktiken, unterschiedliche sexuelle Phantasien und Tagträume; deshalb erleben sie unterschiedliche Situationen als sexuell besonders aufregend oder erotisch; deshalb tendieren einige Menschen zu häufigem Partnerwechsel, während sich andere entlastet der Forderung nach lebenslanger Monogamie anpassen; und deshalb erleben einige Menschen die Sexualität als Geborgenheit und Nähe, andere als Kampf und Auseinandersetzung. Ob homosexuell oder heterosexuell, ‚normal' oder pervers, gestört oder ungestört, es gilt folgende Aussage: In der Sexualität sind die Trieb- und Beziehungsgeschichte und die Geschichte der Geschlechtsidentität eines Menschen verschlüsselt, unsere Sexualität ist das verdichtete Abbild dieser Erfahrungen."

Jeder Mann ist ein Mensch. Es genügt, ein „ausreichend guter" Mensch zu sein. Es genügt, wider alle Propaganda der angeblichen total befreiten Sexgesellschaft, eine „ausreichend gute" Sexualität zu haben. Du darfst aufatmen, Mann!

Fragen zur Sexualität

Es ist wichtig, sich einmal ehrlich seine sexuelle Biographie, ihre Spezifik und den aktuellen Ist-Zustand, genau anzuschauen. Gönne dir, lieber Leser, vielleicht einen ruhigen Abend, um die folgenden Fragen für dich auszuwerten. Ideal ist es, wenn du sie schriftlich beantwortest. Ein Zeichen des Vertrauens ist es vollends, wenn du die Antworten deiner Partnerin/deinem Partner zeigst und mit ihr/ihm darüber diskutierst.

1) Wie fühlst du dich in deinem Körper? Bist du mit ihm zufrieden?
2) Wie stehst du zu deinen Genitalien? Empfindest du sie als schön?
3) Wurdest du über die Sexualität aufgeklärt? Durch wen? Schön? Fies?
4) Wie waren deine ersten sexuellen Erfahrungen?
5) Welchen Stellenwert hat der Lebensbereich Sexualität für dich?
6) Was war das aufregendste sexuelle Erlebnis, an das du dich erinnern kannst?
7) Was gehört für dich dazu, um sexuell richtig genießen zu können?
8) Frequentierst du gelegentlich/regelmäßig Bordelle, Saunen, Callgirls, Stricher? Weiß deine Partnerin/ dein Partner davon?
9) Hattest du als Jugendlicher oder hast du heute homosexuelle Strebungen oder Kontakte?
10) Wie stehst du zur Selbstbefriedigung? Kannst du sie genießen?
11) Hast du mitunter/häufig Schwierigkeiten beim Sex? Wie äußern sie sich?

12) Kennst du sexuelle Grenzerlebnisse oder Strebungen („Perversionen"), die dich ängstigen?
13) Was ist dir am Sex das Wichtigste?
14) Welche sexuellen Bedürfnisse werden dir von deiner Partnerin/deinem Partner entgegengebracht? Läßt sich das mit deinen eigenen Bedürfnissen vereinbaren?
15) Kannst du mit deiner Partnerin/deinem Partner über deine sexuellen Wünsche sprechen?
16) Sprichst du mit vertrauten Menschen deiner Umgebung offen über deine Sexualität?
17) Welche Noten zwischen „sehr gut" und „ungenügend" würdest du deiner gegenwärtigen Sexualität geben?
18) Gedenkst du, etwas an deiner sexuellen Situation zu ändern? Was?

*

„Aber ein Mann kann noch so erfahren und sexuell anziehend sein – letzten Endes bringt er leichter eine Kuh auf den Kölner Dom als eine Frau zum Orgasmus. Denn ihr Orgasmus ist i h r e Angelegenheit und kann im Zweifelsfall allen Zärtlichkeiten, Stimulationen und erregenden Inszenierungen widerstehen."

DIETER SCHNACK/REINER NEUTZLING
Die Prinzenrolle. Über die männliche Sexualität

Was gehen mich die Schwulen an?

„Es ist erstaunlich, wie sehr bei den heutigen Männern die Neigung und die Fähigkeit zur gegenseitigen Zärtlichkeit und Liebenswürdigkeit abhanden gekommen ist. Da es nicht denkbar ist, daß jene in der Kindheit noch so stark ausgesprochenen zärtlichen Affekte spurlos verschwunden sein könnten, muß man diese Zeichen des Widerstandes als Reaktionsbildungen, als Abwehrsymptome gegen die gleichgeschlechtliche Zärtlichkeit auffassen.“

SANDOR FERENCZI, 1914

Was gehen mich die Schwulen an? Das frage ich mich als Mann. Ich gebe mich damit zufrieden, daß ich selbstverständlich tolerant und gegen die Verfolgung der Homosexuellen bin. So einfach liegt das Problem jedoch nicht. Homosexualität und ihre zweitausendjährige Verfolgung im Christentum ist ein Stück *Männergeschichte*, eine verborgene, hoch konfliktträchtige und damit umso aufschlußreichere Historie unseres Mannseins. Das Phänomen, die jahrtausendelang praktizierte Männerliebe auszuklammern, ähnelt dem hilflosen Versuch, Geschichte nur als Drehbuch der Könige zu schreiben und Existenz und Aktionen der Bürger, Bauern und Proletarier zu ignorieren.

Wie bedrohlich müssen die gleichgeschlechtlichen Sehnsüchte von Männern im christlichen Kulturkreis, im Gegensatz zum antik-griechischen Kosmos der Männerliebhaber Sokrates und Platon etwa, gewesen sein, daß das gesamte Sünden- und Strafregister gegen sie aufgeboten wurde! Der Kirchenvater Augustinus behauptete, die Homosexualität verstoße nicht nur sündhaft gegen das von Gott gesetzte Naturgesetz, sondern sei selbst Strafe für Sünden. Thomas von Aquin (1225–1274), der katholische „Fürst der Philoso-

197

phen", begründete die Verdammung des gleichgeschlechtlich liebenden Mannes (und der lesbischen Frau) mit dem biologischen Hilfsargument, der Geschlechtsakt ziele „von Natur aus" auf Fortpflanzung, und daher seien alle sexuellen Akte, die dieses Ziel nicht beabsichtigten, „widernatürlich" („contra naturam"). Prompt definierten die großen Strafrechtkodifikationen der Deutschen die Homosexualität als Kapitalverbrechen. Die Sächsische Kriminalordnung, die Bamberger Halsgerichtsordnung von 1507 und die Constitutio Carolina von 1532 sahen die Verurteilung von Homosexuellen zum Tod auf dem Scheiterhaufen vor. Erst unter dem Einfluß des liberalen Code Napoléon wurden in der ersten Hälfte des 19. Jahrhunderts in einigen Ländern wie Württemberg, Hannover, Braunschweig, Bayern und Baden die Strafbarkeit homosexueller Liebe unter Erwachsenen aufgehoben. Das Preußische Strafgesetzbuch pönalisierte homosexuelle Akte weiterhin. Seine Richtlinien gingen in das Reichsstrafgesetzbuch von 1871 über, dessen § 175 „die widernatürliche Unzucht zwischen Personen männlichen Geschlechts" unter Strafe stellte. Es dauerte fast hundert Jahre, bis die bundesdeutsche Strafrechtsreform dieses Skandalon beseitigte.

Dazwischen stürzte die „Rosa-Winkel-Ära" der Nationalsozialisten die schwulen deutschen Männer in die tiefste Not ihrer zweitausendjährigen Verfolgungsgeschichte: 50000 Deutsche wurden von 1933 bis 1945 wegen Homosexualität auf der Grundlage des § 175 verurteilt, mindestens 10000 Männer (die Schätzungen sind ungenau) wurden mit dem diskriminierenden Zeichen des „Rosa Winkel" in die Konzentrationslager des Faschismus eingekerkert. Himmler bezeichnete in einer seiner berüchtigten Geheimreden die Homosexualität als das „Ende der germanischen Welt", weil Deutschland zur Weltherrschaft viele Kinder brauche. Der ehemalige Hühnerzüchter befahl, die Homosexuellen zu

„entfernen", „wie wir Brennessel ausziehen, auf einen Haufen werfen und verbrennen".

Die schwulen Gefangenen rangierten in den KZs, wie die Juden, in der untersten Kategorie des Lagersystems. In dem aufwühlenden Rowohlt-Band „Rosa Winkel, Rosa Listen" dokumentierten H.-G. Stümke und R. Finkler das Martyrium dieser Ärmsten der Armen. Abgesehen von den jüdischen Gefangenen war die Todesrate der Homosexuellen am höchsten. Homosexuelle unterwarf man brutaler „Umerziehung" mit einem Inferno von Schlägen. In einem KZ wurden ihnen zur besonderen Kenntlichmachung sofort die Haare geschoren, in einem anderen mußten sie sich als „Schädlinge" die Nummer 175 zusätzlich auf den Winkel aufnähen lassen oder am Oberschenkel eine gelbe Binde mit dem diskriminierenden Großbuchstaben A (für „Arschfikker") tragen. In Sachsenhausen wurden Homosexuellen Arme und Beine gebrochen oder sie wurden totgeprügelt; auf der Krankenstation des gleichen KZs war die Ausgabe von stärkenden Herzmitteln wie Cardiazol, Kampfer oder Koramin an sterbende homosexuelle Patienten untersagt („für diese Sittenstrolche zu schade"). Die männlichen Mitgefangenen in den KZs verweigerten den schwulen Leidensgefährten, wie Eugen Kogon in seinem Werk „Der SS-Staat" berichtet, die Solidarität, obwohl oder gerade weil sie selbst involviert waren. Kogon: „Bei dieser Gelegenheit muß gesagt werden, daß die homosexuelle Praxis in den Lagern sehr verbreitet war; die Häftlinge taten aber nur jene in Acht und Bann, die von der SS mit dem Rosa Winkel markiert waren."

Besonders makaber und uns Männer von heute zum Nachdenken veranlassend, nimmt sich die „Erforschung" der Homosexualität durch die Nazis aus. Im Herbst 1944, so entnehmen wir Kogons Buch, erschien im Konzentrationslager Buchenwald der dänische SS-Sturmbahnführer Dr. med. Vaernet. Mit Genehmigung Hitlers begann dieser

Vertreter einer „Medizin ohne Menschlichkeit" (Mitscher-lich) eine Versuchsreihe mit 15 Schwulen zur „Behebung der Homosexualität". Den Männern wurden, „zwecks Trieb-umgestaltung", synthetisch hergestellte Hormone in die rechte Leistenseite eingepflanzt. „Die Versuche sollen auf breiter Basis feststellen", schreibt Vaernet an Himmler und Konsorten, „ob es durch Implantation einer künstlichen Sexualdrüse möglich ist, einen abnorm gerichteten Sexual-trieb zu normalisieren". Ein „positives" Ergebnis wurde natürlich nicht erzielt. Zwei Männer starben… Wie hatte doch die SS-Zeitung „Das schwarze Korps" so markig von den „rassenvernichtenden Entartungserscheinungen der Ho-mosexualität" geschnarrt und davon, daß man „zurückkeh-ren" müsse „zu dem nordischen Leitgedanken der Ausmerze der Entarteten."

Das Verbrechen des NS-Männersystems und seiner „Ras-sehygieniker" und „Erbbiologen" gegen Schwule sollte uns Männer in zweifacher Hinsicht aufrütteln. Einmal geschieht jede Forschung nach dem Gen, das Männern Lust auf Män-ner macht, in keinem wertfreien wissenschaftlichen Umfeld, sondern muß sich den Vorwurf gefallen lassen, Homosexua-lität als *Störung* wegmanipulieren zu wollen. In Deutschland verfolgt der Ostberliner Endokrinologe Prof. Günter Dör-ner von der Charité diese Absicht. Er definiert die Homose-xualität als vorgeburtliche neuroendokrine Störung. Beson-ders streßgefährdete schwangere Frauen stehen nach Dörner in der „Gefahr", homosexuelle Jungen zu gebären. Also schlägt Dörner wohlgemut vor, diese Frauen mit Hormonen zu behandeln, den Homosexuellen sozusagen pränatal um-zupolen…

Im Sommer 1993 behauptete der amerikanische Moleku-larbiologe Dean Hamer, das „Schwulen-Gen" gefunden zu haben und taufte es flugs auf den Namen „Xq28". Unter den Betroffenen in Amerika löste dieser abertausendste Versuch, die Ätiologie (Entstehungsgeschichte) von Homosexualität zu entdecken, in erster Linie Schrecken aus. „Was hilft es uns, homosexuelle Gene zu finden", fragte Darrell Rist, Gründer des „Bündnisses der Schwulen und Lesben gegen Diffamierung": „Das wird uns nur neuen Experimenten aussetzen, mit dem Ziel, uns zu verändern." Die amerikanischen Schwulen wissen, wovon sie sprechen. Die Psychiatrische Gesellschaft der USA diagnostizierte noch bis 1974 Homosexualität als „psychische Erkrankung", während sich die Weltgesundheitsorganisation (WHO) sogar erst 1992 von dieser Krankheitsdefinition verabschiedete.

Jede Erforschung der Ursachen von Homosexualität, so erklärt auch der Sprecher des „Schwulenverbandes in Deutschland", Volker Beck (SPIEGEL 30/1992), steht „in der Tradition der menschenverachtenden Medizinversuche in den nationalsozialistischen Konzentrationslagern". Immerhin formulierte ein NS-Biologe wie Theo Lang 1936, „den meisten Fällen von Homosexualität" liege „eine Störung des Chromosomensatzes zugrunde". Ein gelehrter Dummkopf, so heißt es schon in Molières „Gelehrten Frauen", ist ein größerer Dummkopf als ein unwissender Dummkopf.

Kurz, die Suche nach den „Ursachen" der Homosexualität ist keineswegs so unschuldig und wissenschaftlich, wie es den Anschein hat. „Man ist gut beraten", warnt der Sexualwissenschaftler Martin Dannecker („Das Drama der Sexualität"), zuerst einmal jedweder Ätiologieforschung zu supponieren (zu unterstellen. – M. J.), sie sei die blinde Sachwalterin der kollektiven Antihomosexualität... Ursachenforschung wird auch nicht betrieben, um das antihomosexuelle Vorurteil zu entzaubern. Sie ist vielmehr Ausdruck der kollektiven Verzauberung durch das antihomosexuelle Vorurteil. Solange die Homosexualität als unerwünscht oder gar als pathologisch angesehen wird, wird nach ihren Ursachen geforscht werden."

Die Verbrechen des NS-Systems an Schwulen muß uns Männern aber auch in anderer Hinsicht zu denken geben. Geschahen sie nicht im Zeichen der totalen Mobilmachung und Dressur des Mannes („Hart wie Kruppstahl...") für den Krieg? Nur „gehärtete", in Wahrheit um ihre weichen, lebensbewahrenden Anteile und kreatürlichen Ängste beraubte Männer konnten dazu abgerichtet werden, mit der Knarre in der Hand Europa zu überfallen, 70 000 russische Dörfer in Brand zu stecken, als KZ-Wächter jüdische Menschen ins Gas zu schicken, als SS-Soldaten den Warschauer Ghetto-Aufstand im Blut zu ersticken und als NS-Ärzte geistig behinderte Patienten für die Ermordung im Rahmen des „Euthanasie"-Programms zu selektieren. Wo immer in der Geschichte des Abendlandes, von Sparta bis zu Hitler-Deutschland und den Skinheads von heute, „weibische" Männer verfolgt wurden, ist die Züchtung von männlichen Übermenschen und „blonden Bestien" nahe. Jeder Staat, jede Justiz, jede Kirche, jeder Privatmann, der Homosexuelle ausgrenzt und für vogelfrei erklärt, unterdrückt die humanen männlichen Seelenanteile und gibt eine Kriegserklärung an uns ab. Das verbindet uns mit unseren Brüdern, den Schwulen.

Die Homosexualität, so informiert uns die seriöse Sexualwissenschaft (G. Amendt, M. Dannecker, H. Kentler, G. Schmidt u. a.), hat ebensowenig eine wesentliche und singuläre Ursache wie die Heterosexualität. Homosexualität und Heterosexualität sind, wie Helmut Kentler einmal so hübsch formuliert, „Dialekte der einen Körpersprache, die wir Sexualität nennen". Wieviel reicher wäre das Leben, meint Kentler unbefangen, wenn wir Männer zu Frauen *und* zu Männern zärtlich sein könnten. Sage keiner von uns Männern, homophile Impulse seien uns völlig fremd! Haben nicht die meisten von uns, spätestens in der Pubertät, sexuelle Spiele mit einem oder mehreren Jungen erlebt. Mir jedenfalls hat mein geliebter, früh verstorbener Jugendfreund Michael das Onanieren beigebracht. Das war aufregend, und ich bin dir, Michael, heute noch dankbar dafür!

Tatsächlich leben wir Männer unsere unzweifelhaft vorhandenen und gänzlich natürlichen homosexuellen Teilimpulse durchaus aus, wenn auch meist nur verdeckt. Die latente Homosexualität ist ein weit verbreitetes Symptom – die brünstigen Männerumarmungen bei einem Tor im Fußballspiel sprechen nicht nur für das geschulte Psychologenauge Bände. Hier wird sekundenschnell ein tiefer Hunger nach männlicher Begegnung und Berührung ausgelebt. Volker Pilgrim, Autor vieler unorthodoxer Männerbücher, spricht in diesem Zusammenhang lächelnd von „Gremien-Schwulen". Das sind die Männer, die sich in Männervereinen, Fußball- und Kegelklubs, bei Freimaurern, Burschenschaften, Männerchören hingebungsvoll engagieren, des Umarmens nicht müde werden, sich im Alkohol „verbrüdern" und den Aufbruch zum Ehebett bis weit nach Mitternacht verzögern. Natürlich würden diese Männer – und steckt nicht etwas davon in jedem von uns? – eine homophile Anmutung entrüstet zurückweisen.

Tatsächlich verwenden sie ein hohes Maß ihrer Triebenergie, die bedrohliche Verführung der Männerliebe abzuwehren. Ja, sie wären die ersten, die einen „warmen Bruder" unbarmherzig dem Vereinsgespött preisgäben. Latent Homosexuelle sind, wie man inzwischen weiß, fast immer besonders wütende Homosexuellenjäger. Der gefürchtete amerikanische Geheimdienstchef der 50er Jahre, McCarthy, machte bekanntlich nicht nur Hatz auf Kommunisten, Linke und Liberale, sondern vor allem auf prominente Schwule. McCarthy selbst pflegte sich in der Intimität von Hotelsuiten als Schwuchtel im Fummel zu verkleiden und seine Gleichgeschlechtlichkeit heimlich auszuleben... Der bereits erwähnte Hannoveraner Sexualwissenschaftler Prof.

Helmut Kentler stellte 1993 eine umfangreiche Studie „Anti-schwule Gewalt in Niedersachsen" vor. Warum ziehen Männer zu Schwulentreffs, um die dort verkehrenden Männer zu „ticken" oder zu „klatschen"? Kentler erklärte, die Täter seien meist ungewöhnlich weiche junge Männer. Sie gingen mit extremer Gewalt gegen weiblich erscheinende Männer vor, „um etwas zu bekämpfen, was sie an sich selbst verachten". (Frankfurter Rundschau, 17. 5. 1993).

Die männliche Emanzipation ist, hier zitiere ich den evangelischen Theologen Hans-Georg Wiedemann, ohne die Gleichstellung der Homosexuellen nicht zu haben. Die Homosexuellenphobie macht uns Männer krank, sie verpanzert uns. Wiedemann: „Wer vor Homosexuellen nicht mehr in Abwehrstellung zu gehen braucht, wer sich mit Homosexuellen befreunden kann, der braucht auch seine eigene ‚latente' Homosexualität nicht mehr zu verfolgen, zu unterdrücken – er kann es sich leisten, mit dem Homosexuellen, der in ihm steckt, vertraut zu werden. Ich weiß aus eigener Erfahrung: Der Heterosexuelle braucht den Homosexuellen, um mit sich selbst zurechtzukommen, und das gilt sicher auch umgekehrt."

Ein Pfarrer sagt das, und er plädiert in seinem mutigen Buch „Homosexuelle Liebe" für eine Neuorientierung in der christlichen Ethik. Wiedemann wendet sich damit gegen die uralte amtskirchliche Verdammung homosexueller Liebe, wie sie der Vatikan im neuen Katechismus der katholischen Kirche von 1993 erneuert hat. „Zu den Sünden, die schwer gegen die Keuschheit verstoßen", heißt es da immer noch, „gehören Masturbation, Unzucht, Pornographie und homosexuelle Praktiken". Das schließt sich lückenlos an die einschlägige Erklärung der römischen „Kongregation für die Glaubenslehre" von 1975 zu Fragen des vorehelichen Geschlechtsverkehrs, zur Masturbation und zur Homosexualität an. Ausdrücklich rügen die römischen Schwarzröcke, daß „einige unter Berufung auf Beobachtungen psychologischer Natur damit begonnen haben, homosexuelle Beziehungen mit Nachsicht zu beurteilen, ja sie völlig zu entschuldigen". Dagegen behauptet das katholische Lehramt apodiktisch: „Nach der objektiven sittlichen Ordnung sind homosexuelle Beziehungen Handlungen, die ihrer wesentlichen und unerläßlichen Zuordnung beraubt sind. Sie werden in der Heiligen Schrift als schwere Verirrung verurteilt und im Letzten als Verleugnung Gottes dargestellt." Und was ist mit den schwulen katholischen Priestern?

Gott sei Dank gehen mündige Christen und die „Kirche von unten" längst ihre eigenen, mündigen Wege. Der Schweizer katholische Theologe Gabriel Moser sagt: „Der homosexuell liebende Mensch ist von Gott so angenommen, wie er ist". Auch die Denkschrift der Evangelischen Kirche Deutschlands (EKD) zu Fragen der Sexualethik von 1971 weist die Verurteilung der Homosexualität als widernatürlich-schuldhaftes Verhalten zurück. Aber sie definiert die Homosexualität statt als Sünde nunmehr als „Störung, Fehlentwicklung", die einer „medikamentösen, operativen oder therapeutischen Behandlung" zu unterziehen sei. Dem gegenüber ermahnt die Rheinische Landeskirche in einer Erklärung von 1970 die Gemeinden, sich homosexueller Christen „besonders anzunehmen, sie zu schützen und für ein Verständnis derselben einzutreten". Trotz einer Reihe von Inkonsequenzen (Homosexuelle Partnerschaften sind der „normalen" Ehe von Mann und Frau „nicht gleichzustellen") räumt das evangelische Kirchenpapier ein: „Auch zwischen Homosexuellen gibt es eine tiefe, Körper, Geist und Seele umfassende Liebe." Fjodor Dostojewski schrieb einmal: „Einen Menschen lieben heißt, ihn so zu sehen, wie Gott ihn gedacht hat."

Die schwulen Mitmänner gehen uns viel mehr an, als wir gemeinhin denken. Auch und besonders die an AIDS erkrankten Schwulen. Ich habe mich lange gefragt, warum ich einen Bogen um AIDS-kranke Schwule machte. Und warum konservative Politiker, wie der bayerische CSU-Mann Gauweiler, eine Art Sicherheitsverwahrung und öffentliche Quarantäne für AIDS-Kranke fordern. Dann wurde mir der Zusammenhang mit meiner Männerangst vor dem Tod klar. Ich fand mich durch eine Beobachtung des Züricher Therapeuten und früheren evangelischen Studentenpfarrers Peter Schellenbaum in seinem Buch „Homosexualität im Mann" bestätigt. Schellenbaum schildert die „Thanatophobie", die Angst vor dem Tod, die sich hinter der „Homophobie" verbirgt, mit den Worten: „Da Homosexuelle potentielle oder bereits reale Träger des Todes sind, müssen sie aus der Gesellschaft ausgeschlossen und prophylaktisch unter Quarantäne gestellt werden. Wie damals Juden gehören sie heute ins Ghetto. Wir müssen uns nicht mehr mit unserer Lebensangst konfrontieren. Wir werden nicht mehr daran erinnert, daß Leben eigentlich ein ins Leben Hineinsterben bedeutet. Wir können verdrängen, daß der Tod eine Tatsache des Lebens ist. Fast hätte uns AIDS wieder mit der Naturtatsache des Todes konfrontiert, wir, die wir doch seit langem die Sterbenden in die Krankenhäuser und die Toten in immer einsamere Friedhöfe außerhalb der Städte verbannten. Doch haben wir es gerade noch geschafft, den Tod nicht ins eigene Haus nehmen zu müssen. Wir haben ihn auf dem Buckel der Homosexuellen in die Wüste geschickt."

Auch in der sogenannten Männerbewegung, einem zugegeben fötalen Gebilde, findet eine echte Auseinandersetzung mit Schwulen nicht statt. Dabei hätten beide „Fraktionen" viel voneinander zu profitieren. Schwule und „Stinos" (Stinknormale) fürchten sich voreinander. Hetero-Männer sprechen in den Männergruppen oft mit glänzenden Augen von der größeren Freiheit und Promiskuität schwuler Lust – vor dem Hintergrund ihres eigenen ehelichen Sexualnotstandes.

Offene Homosexualität hier und „latente Homosexualität" dort – der gesamte Komplex Männerbeziehungen weist weiter. Der französische Philosoph Michel Foucault hat es einmal so formuliert: „Wie ist es Männern möglich, zusammen zu sein und zusammen zu leben, ihre Zeit und ihre Mahlzeiten miteinander zu teilen, ihr Zimmer und ihre freie Zeit, ihren Kummer, ihr Wissen und ihr Vertrauen? Was bedeutet es denn, unter Männern zu sein, ‚entblößt' und außerhalb von allen institutionellen und familiären Bindungen, außerhalb der Beziehungen von Beruf und erzwungener Kameradschaft? Es ist ein Begehren und eine Unruhe, ein unheimliches Begehren, das viele verspüren."

Der Schwule artikuliert unsere eigene verleugnete Männersehnsucht und Weiblichkeit. Wir heterosexuellen Männer sollten jedoch nicht *über*, sondern *mit* schwulen Männern sprechen. Voilà, hier ist er, mein Freund Jürgen Dörr, der Inspirator und Organisator des Düsseldorfer Männerbüros.

*

„Die Sozialisation des Knaben ist der harte Weg zu Leistung und Konkurrenz, auf dem die Freundschaften zurückbleiben müssen. Nur der Einzelkämpfer kann siegen. So sind Männer im tiefsten allein; nur eine kleine Minorität hat ein soziales Netz von Freunden. Irgendwann gerät der einsame Wolf in die ‚Fänge' einer Frau. Nun ist er nicht mehr allein. Er bindet sein Leben, seine Gefühle, seine Hoffnungen und seine geheimen Ängste an die Partnerin, wie er dies alles einst an seine Mutter gebunden hatte. Der Wiederholungszwang ist stark. Diese Abhängigkeit läßt Männer nicht nur delegieren, sondern auch regredieren; sie sind – ob in der Phantasie oder real – ohne Partnerin nicht mehr lebensfähig."

WALTER HOLLSTEIN
Der Kampf der Geschlechter

„Ich bin gerne schwul!"

Ein Gespräch mit Jürgen Dörr, Düsseldorf

> *„Grad und Art der Geschlechtlichkeit eines Menschen reicht bis in den letzten Gipfel seines Geistes hinauf."*
>
> FRIEDRICH NIETZSCHE

Jürgen, du bist studierter Sozialpädagoge, 41 Jahre alt, arbeitest in der Erwachsenenbildung in Düsseldorf und im Männerbüro der NRW-Landeshauptstadt – und du bist, wie du klar sagst, schwul. Wann hast du zum ersten Mal dein Schwulsein, dein Anders-Sein bemerkt?

Schon als kleiner Junge mit sieben Jahren hatte ich das Gefühl, daß mich Männer ansprachen. Ich wuchs auf einem Bauernhof auf. Ich erinnere mich, daß damals Arbeiter mit nacktem Oberkörper im Dorf arbeiteten. Sie faszinierten mich. Natürlich wußte ich nicht, um was für Gefühle es sich bei mir handelte. Bewußt habe ich mich mit 17 Jahren als schwul wahrgenommen. Ich wurde ja durch meinen Vater nicht aufgeklärt. Ich spürte, daß ich schwul bin, wollte es aber gleichzeitig nicht wahrhaben. Zum ersten Mal hatte ich zu diesem Zeitpunkt eine Beziehung zu einem Jungen. Diese Freundschaft war nicht sexueller Natur, aber voller Zuwendung und Zärtlichkeit. Ich erkannte: „Das ist das, was ich will." Doch ich sah keine Möglichkeit, meine Sehnsucht zu leben.

Du warst in deinem Schwulsein isoliert...

Ja. Die dörfliche Umgebung erwies sich als eine unüberwindliche Barriere. Ich ging zwar dann die letzten drei Jahre meiner Schulzeit auf eine höhere Schule in Aachen, aber auch da ergaben sich keine Kontakte. Im Freundeskreis auf der Schule gab es keine Gelegenheit, über etwas so „Perverses" zu reden. Es war die Zeit der ausgehenden 60er- und beginnenden 70er Jahre; in der Frage der Homosexualität waren alle noch furchtbar verklemmt.

Mein Vater regte sich ja allein schon über die Tatsache auf, daß ich die Haare lang trug und feminin wirkte. Dafür wurde er offensichtlich im Dorf von anderen Männern aufgezogen. Er selbst brauchte, wie ich meine, große Energien, um das Weiche in sich zu unterdrücken. Es gab knallharte Auseinandersetzungen zwischen meinem Vater und mir. „Du gehst jetzt zum Friseur", tobte er. Es kam sogar zu einer tätlichen Auseinandersetzung zwischen uns. Wir prügelten uns. Dann bin ich für eine Nacht von Zuhause abgehauen. Ich bin dann einige Tage bei meiner – sehr lieben – Großmutter untergetaucht. Als ich zurückkam, herrschte daheim ein eisiges Klima. Mein Vater und ich sprachen kein Wort miteinander. Mein Vater war Baggerführer, groß und sportlich, ein sehr männlicher Mann, im Innern jedoch sanft und meiner Mutter unterlegen. Vielleicht hat er das mit der Härte gegen seinen weichen Sohn zu kompensieren versucht.

Hast du deinen Vater oder deine Mutter mehr geliebt?
Meine Mutter war eine zänkische Frau. Als ich klein war, liebte ich meinen Vater stärker. Die erste Erinnerung an zärtlichen Körperkontakt habe ich an meinen Vater. Schmusen oder Küssen mit meiner Mutter – da kann ich mich an nichts erinnern. Sie hatte es sicher auch schwer. Denn als ich noch im Vorschulalter war, war sie mehrere Jahre wiederholt in der Psychiatrie; sie war wegen ihrer psychischen Krankheit nicht richtig anwesend, selbst wenn sie zu Hause war.

Für dein Schwulsein konntest du dir keinerlei Hilfe von deinen Eltern erwarten?

Sicher nicht. Mich selbst erfüllte der Gedanke an meine „Abartigkeit" mit grenzenloser Scham. Ich hatte immer Angst davor, daß einer fragen würde: „Bist du vielleicht schwul?" Natürlich wies ich diese Vermutung von mir. Ich hatte sogar kameradschaftliche Beziehungen zu Mädchen, wenn ich auch keine richtige Freundin besaß. Es fiel also nicht auf, daß ich Frauen nicht begehrte. Manche Mädchen wurden allerdings verwirrt, da ich, im Unterschied zu anderen Jungen, sie gar nicht sexuell bedrängte und mich „anständig" verhielt. Die Mädchen akzeptierten mich dann als guten Kumpel, mit dem man über alles reden kann.

Hast du den Mädchen gegenüber etwas von deinen anderen Gefühlen angedeutet?

Ich habe nie gesagt, „ich bin schwul". Ich formulierte vorsichtiger, etwa so: „Ich glaube, ich habe auch Gefühle für Männer". Das waren meine ersten tastenden Versuche zu einem Coming out. Heute scheint es mir bezeichnend, daß ich es Frauen gegenüber gewagt habe. Vor Frauen brauchte ich keine Angst zu haben, verächtlich behandelt zu werden. Frauen sind gegenüber der Homosexualität eines Mannes meist verständnis- und liebevoller. Insgesamt hatte ich keinen einzigen Menschen, mit dem ich offen darüber sprechen konnte.

Das hat dich einsam gemacht. Das hat weh getan...

Es hat grausam weh getan. In der Pubertät war ich depressiv. Ich mußte von der Schule abgehen. Ich konnte mich nicht mehr konzentrieren. Ich ließ alles laufen, konnte nichts mehr für die Schule tun. Ich war gegenüber meiner Umgebung völlig verschlossen. Ich dachte oft an Selbstmord. Ich sah keine Lebensperspektive für mich.

Und keiner erfaßte, in welcher tiefen Krise der kleine Jürgen steckte...

Keiner. Die Einsamkeit war auswegslos.

Wie kam es dann zu deinem Selbst-outing als Schwuler?

Ich zog mit 19 Jahren nach Düsseldorf ins Studium. Mit einer Frau und einem Mann zusammen bildete ich eine Wohngemeinschaft. Beide waren aufgeklärte Menschen und an Psychologie interessiert. Sie waren offen und tolerant. Ich konnte mit ihnen über meine Probleme sprechen. Der Mann, Dieter, hatte Therapieerfahrungen. Das führte auch mich zur Therapie. Ich nahm mir vor, meine schwule Orientierung in der Therapie anzusprechen. Das tat ich zögerlich gegenüber dem Psychologen: „Ich will mich mit diesem Problem auseinandersetzen". Zuerst mußte ich jedoch meine schmerzhafte Beziehung zu meinem Vater „abarbeiten", denn mein Vater starb zu diesem Zeitpunkt überraschend. Ich war gerade 20 Jahre alt.

Wann hattest du die erste sexuelle Erfüllung mit einem Mann?

Im Sommer 1972, zur Zeit der Münchner Olympiade. Ich flanierte durch die Düsseldorfer Altstadt. Ein Mann sprach mich an, ob ich nicht Lust hätte, mit ihm ein Bier zu trinken. Wir gingen in das „Nähkörbchen", eine Schwulenkneipe. Als wir hereinkamen, registrierte ich, daß nur Männer dasaßen. Bei unserem Eintritt spielte die Musikbox das Lied „Ich habe die Liebe gesehen". Da dachte ich: „Hier bist du richtig." Das war mein erster Kontakt mit der Schwulenszene. Mit diesem Mann hatte ich denn auch zum ersten Mal in meinem Leben eine sexuelle Liebesbegegnung. Aber immer noch dachte ich: „Das ist ja pervers, das darf ich gar nicht!"

Vergiß nicht, das geschah Anfang der 70er Jahre, die Liberalisierung des einschlägigen Strafrechts und der öffentlichen Meinung in Deutschland hatte noch kaum gegriffen. Selbst in meiner Therapie dauerte es noch volle zwei Jahre bis zur Stunde der Wahrheit. Dazwischen erlitt ich eine Angstneurose mit psychosomatischen Herzbeschwerden. Ich wollte deswegen in die stationäre Behandlung einer Klinik. Der Therapeut selbst meinte – fälschlicherweise –, bei meinen Phobien handele es sich um meine Angst vor der Frau und meine Homosexualität sei „noch in Griff zu kriegen", also wegzutherapieren. Schwule Therapeuten wie heute, die sich sogar in einem eigenen Verband organisieren, gab es ja damals nicht. Überhaupt waren schwule Lebenszusammenhänge erst ganz zaghaft im Entstehen begriffen.

Wo hast du zum ersten Mal öffentlich ausgesprochen, daß du schwul bist?

In der gemischten Therapiegruppe, die ich zusätzlich zur Einzeltherapie besuchte. Da kam eine Studentin in die Gruppe, die ich mochte. Ich wurde noch einmal mit der Möglichkeit einer Liebesbeziehung zu einer Frau konfrontiert. Ich erklärte dann der Gruppe, mit klopfendem Herzen, versteht sich: „Nein, ich will keine Liebesbeziehung zu einer Frau. Ich bin schwul! Das ist jetzt so! Basta!"

Das war ein entscheidender Schritt für mich. Ich habe ihn nie bereut. Es war ein Befreiungsschlag. Der Schritt aus dem Dunkel der Verheimlichung und Selbstdiskriminierung. Ich habe mit diesem Bekenntnis die Brücken hinter mir verbrannt. Ich bin angekommen. Über Nacht verflogen meine Herzneurose, meine Ängste zu sterben. Jetzt fühlte ich plötzlich: „Ich hatte nur eine einzige Angst, nämlich die, einmal zu sterben, ohne mein eigenes Leben gelebt zu haben!"

Auch der Therapeut und die Gruppe konnten mein

Schwulsein akzeptieren, nachdem ich Klarheit in mir selbst hergestellt hatte. Heute würde ich jedem schwulen Mann in Nöten empfehlen, sofort ein Schwulen-Zentrum, eine Schwulen-Beratung oder einen schwulen Therapeuten aufzusuchen. Alles andere ist ein meist qualvoller Umweg. Für diese Befreiung haben wir Schwulen in den vergangenen zwei Jahrzehnten ja unter riesiger Mühe ein soziales Netzwerk geknüpft.

Du hast ja dann etwas Mutiges und Verrücktes gemacht. Zu einem Zeitpunkt, als Schwulsein noch als „pervers", „unchristlich", mindestens aber „geschmacklos" galt, gründetest du, zusammen mit Freunden, die „Schwule Männergruppe Düsseldorf" (SMD) und zogst mit einem fetzig-schrillen Schwulen-Kabarett „Rosa Kitsch" durch die deutsche Szene…
Zuerst ging ich allerdings in eine „normale", also mehrheitlich heterosexuelle Männergruppe. Die Hoffnung trieb mich, daß ich dort als schwuler Mann angenommen werde. Das geschah denn auch. Aber ich hatte eine geradezu missionarische Einstellung. Ich wollte alle Männer vom Schwulsein überzeugen. „Jeder Mann muß eigentlich schwul sein", dachte ich mit flammendem Herzen. Natürlich hat die Männergruppe da nicht mitgemacht. Ich kapiere: „Das schaffst du nie!" Da entschloß ich mich, für mein Engagement schwule Männer zu suchen. Ich halte es aber noch heute für wichtig, daß sich homosexuelle Männer nicht nur im „Schwulen-Ghetto" bewegen. Damals gab es jedoch, wie gesagt, kaum eine Schwulen-Kultur. Unser „geheimes Leben" spielte sich in der Subkultur von Klappen, Parks und einer Handvoll obskurer Kneipen ab. Eine reiche Schwulenkultur wie heute mit schwulen Sportklubs, schwulen Chören, schwulen Arbeitskreisen in Parteien und Gewerkschaften etc. gab es nicht.

Wenn ich dich recht verstehe, ist es für einen schwulen Mann außerordentlich wichtig, auch einmal in eine Männergruppe mit überwiegend heterosexuellen Männern zu gehen...

Unbedingt. Die Unterschiede zwischen dem hetero- und dem homosexuellen Mann sind nicht so gravierend, wie man meistens unterstellt. Nach vielen Jahren Arbeit im Düsseldorfer Männerbüro weiß ich, daß die sexuelle Identität nur eine Facette des Mannseins ist; die gemeinsam genossene wie erlittene männliche Sozialisation kann eine viel stärkere Bindung und Solidarität unter Männern schaffen. Umgekehrt scheint es mir für heterosexuelle Männer außerordentlich wichtig, schwule Männer kennenzulernen.

Warum?

Weil sie damit vor ihren eigenen schwulen/weiblichen Anteilen nicht weglaufen, sondern sie akzeptieren zu lernen vermögen. Das ist ein wichtiger Teil der männlichen Auseinandersetzung mit sich selbst. Die Schwulen-Frage ist eine politische und eine psychologische Herausforderung für *jeden* Mann, ob er dies nun erkennt oder nicht. Der heterosexuelle Mann kann von seinem schwulen Bruder lernen, mehr zu seinen Gefühlen zu stehen, weicher zu werden, die weibliche Seite zu leben, ohne schwul zu werden.

Solange Männer die „anima", wie C. G. Jung die weibliche Seele nennt, nicht zu leben wagen, bleiben sie in eine doppelte Verleugnung verstrickt: der Selbstabwertung ihrer weichen Männlichkeit und der Diffamierung des Weiblichen als etwas Verachtenswertem. Homophobie ist immer auch latente Frauenfeindschaft. Die Schwulenfeindlichkeit des Mannes ist eine permanente Kriegserklärung an sich selbst: „Sei hart!" „Umarme keinen Mann!" „Weine nicht!" „Hingabe ist weibisch!" Was für ein Kraftakt – ständig muß der Mann sein Mannsein inszenieren! Umgekehrt verlange ich von schwulen Männern auch, sich mit ihrem „animus", der männlich-heterosexuellen Seite, auseinanderzusetzen. Davor haben viele Schwule begreiflicherweise Angst, weil sie das Bekenntnis zu ihrem „Anderssein" schon so unsäglich viel Kraft gekostet hat.

Aber ich möchte festhalten: In der Begegnung mit schwulen Männern gewinnen Männer die Chance, einen wichtigen anderen männlichen modus vivendi konkret zu erfahren. Ich bin gerne schwul. Wie schön wäre es gewesen, wenn ich einen Vater gehabt hätte, der mein Schwulsein liebevoll wahrgenommen und mich zu meinem Weg ermuntert hätte. Heute sollten Väter, wenn sie ihren Sohn lieben, zu dieser Akzeptanz und fröhlichen Begleitung fähig sein.

Woher wissen wir eigentlich so genau, wie ein Mann auszusehen hat? Was wir als Männlichkeit praktizieren, sind doch oft nur abgegriffene, nie hinterfragte Rollenschablonen. Robert Bly meint in seinem Männerbuch „Eisenhans": „Letztlich muß ein Mann alles, was ihm eingetrichtert wurde, über Bord werfen und selbst herausfinden, was Männlichkeit ist".

Wenn du auf die letzten zwei Jahrzehnte zurückblickst, war es gut, daß du dein Schwulsein gezeigt und für deine schwule Existenz gekämpft hast?
Ich habe fast immer die Erfahrung positiver Erfahrungen gemacht, wenn ich zu meinem Schwulsein stand. Als Franz Josef Strauß den schwulenfeindlichen Satz unter sich ließ „Ich bin lieber ein kalter Krieger als ein warmer Bruder", da habe ich, mit anderen Schwulen und in bewußt grellen Fummeln, gegen den kalten Krieger bei seinem Kanzlerwahlkampfauftritt in Düsseldorf demonstriert. Unsere Kabarettgruppe „Rosa Kitsch", die zufällig aus einer schwulen Männergruppe entstand, verstand sich politisch. Ich meine heute noch: Wer nicht handelt, der wird behandelt. Minderheiten

müssen sich wehren, ihre Interessen scharf artikulieren, sonst werden sie untergebügelt. Auch heute ist Widerstand wieder nötig: Die Rechtsradikalen von Hoyerswerda, Moelln oder Solingen machen keine Unterschiede zwischen Ausländern oder Schwulen.

Im übrigen drückte „Rosa Kitsch" auch unsere Lebensfreude und provokative Sinnlichkeit aus. Das war nicht nur den Konservativen, sondern auch manchen Schwulen ein Dorn im Auge; vor allem ältere Homosexuelle zogen es vor, in der alten Anpassung und Verborgenheit zu verharren. Diese Selbstunterdrückung schafft jedoch nur Leid. Wie oft habe ich Männer in der Beratung, die ihre Homosexualität entdecken und furchtbare Gewissensqualen durchmachen, besonders, wenn es sich um verheiratete und/oder ältere Männer handelt. Ich versuche, sie immer zu ihrer homosexuellen Orientierung zu ermutigen. Sie ersticken sonst an ihren Widersprüchen.

Befürwortest du die Legalisierung der Heirat zwischen Homosexuellen?

Ich persönlich brauche keine Heiratslizenz für mich. Wenn zwei Homosexuelle oder zwei lesbische Frauen es für sich wünschen, bin ich dafür. Wichtig ist die rechtliche Gleichstellung homosexueller Paare mit heterosexuellen Ehebeziehungen im rechtlichen Sinne, also im Erb- und Rentenrecht oder in der Wohnungsfrage.

Wie empfinden die Schwulen die Situation mit AIDS?

Da gibt es keine einheitliche Linie. Die einen Schwulen leben in einem Gefühl der Endzeitstimmung, der apokalyptischen Maxime „Ich weiß nicht, was morgen ist. Ich nehme heute mit, was ich noch kriegen kann." Andere Schwule haben sich seit AIDS neu orientiert. Sie üben mehr Solidarität unter Schwulen. Sie hinterfragen ihr persönliches Leben und ihre Endlichkeit nach Lebenssinn. Sie praktizieren „safer sex". Inzwischen ist es so, daß die heterosexuellen Männer leichtsinniger mit der AIDS-Gefahr umgehen und vielfach den Gebrauch von Kondomen ablehnen. Infolgedessen steigt die AIDS-Rate unter heterosexuellen Männern, während sie bei den Schwulen sinkt.

Du bist in der Erwachsenenbildung der Evangelischen Kirche tätig. Dein Schwulsein hast du offen gemacht. Erwachsen dir daraus Schwierigkeiten?

Nein. Die evangelische Rheinische Kirche hat bereits 1970 in einer Erklärung zur Homosexualität unter anderem erklärt: „So wie der Mann in der Frau eine Gehilfin für sein Leben erkennen darf und soll, so vermag der Homosexuelle dies in dem gleichgeschlechtlichen Partner zu erfahren... Auch zwischen Homosexuellen gibt es eine tiefe, Körper, Geist und Seele umfassende Liebe."

*

„Mein guter Engel, sei immer, was Du bist. Mein wahrer Ruhm ist es, Dich zu kennen und das Wertvollste zu sein, was Du besitzt. Mein Ziel ist es, das zu verdienen. Nichts wird mir etwas anhaben können, solange ich Deine Wärme um mich habe, und das Schlimmste wird süß für mich sein, wenn es Dir nur hilft. Ich küsse Dir Seele und Herz."

JEAN COCTEAU an seinen Geliebten,
JEAN MARAIS, September 1935

Die Versöhnung mit dem Väterlichen

„Die dunklen Nachrichten, die in Mythologie und Sage aus der Urzeit der menschlichen Gesellschaft auf uns gekommen sind, geben von der Machtfülle des Vaters und von der Rücksichtslosigkeit, mit der sie gebraucht wurde, eine unerfreuliche Vorstellung.“

SIGMUND FREUD

„Von ganz eminenter Bedeutung für die Entwicklung der Persönlichkeit des Sohnes ist“, schreibt Wilfried Wieck in seinem Buch „Söhne wollen Väter“, „daß er schon in der frühesten Lebenszeit seine tiefe Bindung an seinen Vater erleben kann und daß sein Grundbedürfnis nach Geborgenheit auch im Zusammenhang mit dem Vater gesättigt wird. Dann wird der Sohn ein Urvertrauen entwickeln. Das Bedürfnis nach Geborgenheit hat Vorrang, aber es wird nicht allein durch den Kontakt mit der Mutter befriedigt. Sobald der Neugeborene den Mutterleib verlassen hat, muß er auch am Bauche seines Vaters liegen dürfen.“

Doch wie anders ist die Wirklichkeit! Als ich in einer Gruppe den Männern vorschlug, ihren Vater auf einem Zettel in einem Satz zu beschreiben, kamen mit wenigen Ausnahmen („Mein Vater war liebevoll“, „Mein Vater war sonnig und voller Witz“) Antworten, die uns deprimierten:

„Mein Vater schlug mich oft“.

„Mein Vater hatte kein eigentliches Interesse an mir.“

„Mein Vater wollte nur Leistungen von mir sehen.“

„Mein Vater erzog mich dazu, keine Gefühle zu zeigen.“

„Wenn ich weinte, schimpfte Vater.“

„Mein Vater war grob und immer darauf aus, eine Schwäche von mir zu entdecken.“

„Vater war zwar da, aber er verzog sich immer hinter die Zeitung oder vor die Glotze."

„Nach der Scheidung verpißte sich mein Alter, zahlte wenig und kümmerte sich nicht um uns."

Man spürt gerade im letzten Notat die ganze Wut eines enttäuschten Sohnes. Schilderungen liebevoller Vater-Sohn-Beziehungen sind, im Gegensatz zu Mutter-Sohn-Beziehungen, selten. Literaturkenner erinnern sich vielleicht an Franz Kafkas (authentischen) „Brief an den Vater". Es ist vielleicht die erschütterndste Abrechnung mit dem Vater in der neueren Weltliteratur. Jeder Mann sollte sie einmal gelesen haben.

„Es ist wahr, daß du mich kaum einmal wirklich geschlagen hast", schreibt Kafka an den „lieben Vater": „Aber das Schreien, das Rotwerden deines Gesichts, das eilige Losmachen der Hosenträger, ihr Bereitliegen auf der Stuhllehne, war für mich fast ärger. Es ist, wie wenn einer gehängt werden soll. Wird er wirklich gehängt, dann ist er tot und es ist alles vorüber. Wenn er aber alle Vorbereitungen zum Gehenktwerden miterleben muß und erst wenn ihm die Schlinge vor dem Gesicht hängt, von seiner Begnadigung erfährt, so kann er sein Leben lang daran zu leiden haben. Überdies sammelte sich aus diesen vielen Malen, wo ich deiner deutlich gezeigten Meinung nach Prügel verdient hätte, ihnen aber aus deiner Gnade noch knapp entgangen bin, wieder nur ein großes Schuldbewußtsein an. Von allen Seiten her kam ich in deine Schuld."

Väter waren gegen uns Söhne oft unsichere Kantonisten. Sie brachten uns nicht zu Bett, sie schmusten nicht mit uns, sie erzählten uns nichts von sich, sie trockneten nicht unsere Kleine-Jungen-Tränen, sie klärten uns in der Pubertät nicht auf. Der „erste Mann in unserem Leben" lebte uns häufig Maulfaulheit, Verschlossenheit, bräsigen Groll, Abhärtung und Härte vor. Und doch war unsere Sehnsucht nach diesem Vater unermeßlich groß. So groß, daß wir die Abweisung durch den Vater mit der „Frauensucht" (Wilfried Wieck) zu kompensieren suchten und heute jede Nähe zu einem anderen Mann tabuisieren. Es ist eine Reaktionsbildung aus Enttäuschung: Kein Mann soll uns wieder so tief verletzen dürfen wie dieser erste, diese „emotionale Null", diese „Gefühlsniete..."

Kommt dazu, daß kleine Jungen häufig den psychisch abwesenden und wenig liebevollen Vater durch die Brille der erbitterten Mutter erblickt haben und noch als Erwachsene mit der geliehenen Stimme der Mutter über ihren Vater sprechen. Was sich im Innern ihres Vaters wirklich abspielte, wieviel er in den Kammern seines Herzens für seinen Sohn empfand, das erfahren Männer oft in buchstäblich letzter Minute in Gesprächen am Sterbebett des alt gewordenen Vaters oder posthum in dessen Briefen oder Aufzeichnungen. Ein Mann aber, der als Kind seinen Vater nicht körperlich und gefühlshaft erlebt, der kann auch nicht durch ihn zum lebendigen, ganzheitlichen Mann initiiert werden. Er verhärtet sich entweder selbst nach dem gefühlsarmen Vater-Imago. Oder er schlüpft in die mentale Haut seiner Mutter. Dann kann die männliche Seele den „animus" (C. G. Jung) nur unvollständig in sich ausbilden. „Ich weiß eigentlich gar nicht, was ein Mann ist", pflegen solche „Mutter-Söhne" – das ist nicht pejorativ gemeint – in der Beratung verwirrt zu sagen.

Der amerikanische Lyriker Robert Bly hat in seinem poetischen Männerinitiationsbuch „Eisenhans" die innere Situation der „vaterlosen Gesellschaft" so beschrieben: „Sobald die Büroarbeit und das ‚Informationszeitalter' dominieren, löst sich das Vater-Sohn-Band auf. Wenn der Vater nur abends ein oder zwei Stunden zu Hause ist, dann sind die weiblichen Werte, so wunderbar sie auch sein mögen, die einzigen im Haus. Man könnte fast sagen, daß der Vater heutzutage seinen Sohn fünf Minuten nach dessen Geburt verliert." Bly ist es auch, der den berühmt gewordenen, atemberaubenden Satz formulierte: „Letztlich muß ein Mann alles, was ihm eingetrichtert wurde, über Bord werfen und selbst herausfinden, was der Vater ist und was Männlichkeit bedeutet."

Mit der Vater-Wunde leben kann leicht zynisch machen. Was kann ein Mann tun, um die Aussöhnung mit dem Väterlichen für sich zu gewinnen? Meiner Erfahrung nach bieten sich vier Wege an. Einmal ist es unerläßlich, die Auseinandersetzung mit dem eigenen Vater, gleichgültig ob dieser noch lebt oder schon tot ist, zu suchen. Wer nur verdrängt („Vorbei ist vorbei, ich will nicht mehr daran rühren"), der hat das Verdrängte wie den Schimmelpilz im Keller seines Unbewußten sitzen.

Was heißt Auseinandersetzung mit dem Vater? Sich Kindheit und Jugend möglichst genau in Erinnerung rufen, wo es geht, den Vater selbst noch befragen, mit Mutter, Geschwistern, seinen Freunden über ihn sprechen. Die eigenen Gefühle angesichts des Vaters wieder lebendig werden lassen, die schönen und die schweren. Direkt oder innerlich mit dem Vater Zwiesprache halten, eine Aussprache mit ihm suchen. Wenn der Vater nicht mehr lebt, ihm einen Brief schreiben, alles hineinpacken, das Schlimme und das Gute, die Wut, die Trauer, den Dank, das Unverständnis, das Verständnis, die Sehnsucht, die Qual, den Respekt, die Fragen. Das klärt. Das läßt Abschied nehmen. Das läßt einen etwas von der Wahrheit des Vaters und seiner Männergeschichte ahnen. Das befähigt einen, die verhängnisvolle Männerkette der Vater-Sohn-Generationen zu unterbrechen, einen neuen Anfang im Zeichen der Liebe zu setzen. Erst hinter der Wut und der Trauer, und es ist ein langer Prozeß, kommt die Chance zur Versöhnung.

Es gibt weiter den lebenspraktischen Weg, den viele Männer instinktiv einschlagen. Nietzsche hat ihn (in „Menschliches, Allzumenschliches") so beschrieben: „Wenn man keinen guten Vater hat, soll man sich einen anschaffen." Du kannst dir, lieber Leser, einen Vater „adoptieren". Das kann ein Onkel, ein Arbeitskollege, ein älterer Freund, ein „Doktorvater" oder wer auch immer sein. Du spürst schnell, zu welchem Mann du, wie die Psychologen sagen, eine „Übertragung" Sohn-Vater hast, und ob er zu dir eine Sohn-Vater-Gegenübertragung empfindet. Solche Adoptionsverhältnisse, die allerdings in Arbeitszusammenhängen auch Komplikationen schaffen können – ein Chef ist nicht unbedingt ein Vater –, sind oft von immens stützender Kraft; sie eröffnen das späte Glück des Angenommenseins durch einen Guter-Vater-Archetyp. „Adoptivväter", aber gelegentlich auch „Adoptivmütter" haben heilende Wirkung gegenüber den Verletzungen des Elternhauses. Denn „die größten Irrtümer in der Beurteilung eines Menschen", sagt Nietzsche (in „Also sprach Zarathustra"), „werden durch seine Eltern gemacht".

Schließlich gibt es die Versöhnung mit dem Väterlichen durch die eigene Vaterschaft. „Wenn du lebst, ohne Vater geworden zu sein", sagt ein russisches Sprichwort sicher etwas allzu drastisch, „wirst du sterben, ohne ein Mensch gewesen zu sein". Aristoteles meinte, der fundamentalste Akt der Menschen bestehe darin, Wesen wie sie selbst zu zeugen und so am Ewigen teilzuhaben. Ein Mann, der Vater wird, aktiviert nicht nur sein Potential, neues Leben zu schaffen, sondern er hat die Möglichkeit, auch fürsorglich-väterliche Anteile in sich zu entwickeln.

Wer als „neuer Mann" sein Kind regelmäßig – nicht nur am Wochenende – füttert, wäscht, windelt, tröstet, aufmuntert, mit ihm spielt, mit ihm die Welt entdeckt, der tut das an seinem Kind, was er selbst für sich als Bub ersehnt hätte. Er kommt über das Kind zu sich. Das kann auch ein liebevoll „bevatertes" Patenkind sein. Ein Mann, dem seine Kinder gleich wichtig sind wie sein Beruf, vielleicht sogar wichtiger,

Deine Kinder sind nicht deine Kinder

Deine Kinder sind nicht deine Kinder

Sie sind die Söhne und Töchter der
Sehnsucht des Lebens nach sich selbst

sie kommen durch dich; aber nicht von
dir, und obwohl sie bei dir sind, gehören sie dir nicht

Du kannst ihnen deine Liebe geben, aber
nicht deine Gedanken, denn sie haben
ihre eigenen Gedanken

Du kannst ihrem Körper ein Heim geben,
aber nicht ihrer Seele, denn ihre
Seele wohnt im Haus von Morgen, das
du nicht besuchen kannst, nicht einmal
in deinen Träumen

Du kannst versuchen, ihnen gleich zu
sein, aber suche nicht sie dir gleich
zu machen

denn das Leben geht nicht rückwärts und
verweilt nicht beim Gestern

Du bist der Bogen, von dem deine Kinder
als lebende Pfeile ausgeschickt werden

laß deine Bogenrundung in der Hand des
Schützen Freude bedeuten.

Kahlil Gibran

der gewinnt Distanz zur früheren väterlichen Nur-Leistungs-
welt; er kann in seinem Kind sein eigenes Kindsein noch einmal
urmächtig zulassen. Er kann der Vater sein, den er selbst sich
gewünscht hätte, und sich über das verrückte, außergewöhn-
liche Kind, das ihm seine Frau geboren hat, unbändig freuen
als das Geschenk des Lebens und ohne ständig nach den
Noten des Kindes und dem Numerus Clausus der Zukunft
zu schielen. Wir zitieren in den Lahnsteiner Seminaren in
diesem Zusammenhang immer wieder die Worte des spani-
schen Cellisten Pablo Casals (1876–1973):

„Wann wird man unsere Kinder
In der Schule lehren, was sie selbst sind?
Jedem dieser Kinder sollte man sagen:
Weißt du, was du bist?
Du bist ein Wunder!
Du bist einmalig!
Auf der ganzen Welt gibt es kein zweites Kind,
das genauso ist wie du.
Und Millionen von Jahren sind vergangen,
ohne daß es je ein Kind gegeben hätte wie dich.
Schau deinen Körper an, welch ein Wunder!
Deine Beine, deine Arme, deine geschickten Finger,
deinen Gang.
Aus dir kann ein Shakespeare werden,
ein Michelangelo, ein Beethoven.
Es gibt nichts, was du nicht werden könntest.
Jawohl, du bist ein Wunder.
Und wenn du erwachsen sein wirst,
kannst du dann einem anderen wehe tun, der,
wie du selbst, auch ein Wunder ist?"

Wer übrigens einmal einen grandiosen Roman der modernen
Weltliteratur über die späte, innig-realistische Liebe zwi-

schen einem Sohn und seinem Vater lesen will, der lese das witzig-menschliche Seelenprotokoll des amerikanischen Romanciers Philip Roth: „Mein Leben als Sohn" (siehe „Literaturhinweise" am Ende des Buches).

Schließlich gibt es einen, wie ich meine, zentralen Weg der Vater-Aussöhnung: sich selbst zu „bevatern." Wo ein Mann lernt, nicht mehr barsch und ausschließlich leistungsorientiert mit sich umzugehen, wo er sich übt, die Signale seiner Erschöpfung und Krankheit achtsam wahrzunehmen, wo er es schafft, den kleinen Jungen, der er auch ist, väterlich an die Hand zu nehmen („Du kriegst jetzt ein Eis", „Du brauchst Ruhe", „Willst Du schwimmen?..."), da hat er einen Vater für sich und in sich auf Lebenszeit gewonnen. Das Ende der Durststrecke ist erreicht.

*

„Es gibt kein größeres Wagnis, als sich verletzlich zu zeigen, sich lebendig zu fühlen, zu verzeihen, zu verstehen, das Herz zu öffnen, sich um andere zu sorgen und sie zu pflegen, sich wachsender Dinge anzunehmen, das verhärtete Antlitz der Fakten mit den Salben der Schönheit menschlicher zu machen."

SAM KEEN
Es lohnt sich nur der Weg nach innen

An meinen toten Vater

Alt und müde warst du
Vom ewigen Kampf mit deinem eigenen Haß
Der Krebs kam schnell
Und schnell, fast zu schnell fiel der Panzer
Der Brust und Eingeweide schützte
Beinahe wie ein stählernes Faß

Du zeigtest mir dein Herz und deine Tränen
Nach all den Jahren Einsamkeit nur für einen Augenblick
Ich spüre meine Sehnsucht nach diesem weisen, warmen
     Mann
Der lange, lange Jahre verschüttet war in all der Angst
Ich hätte gerne mich gesonnt in deiner Güte
Mich gern gelabt an deinem Trost und deiner Zuversicht
Ich hätte gerne dich in meinen Arm genommen
Du hattest kaum noch Zeit und auch zu wenig Kraft
Du gingst zu früh
Bevor Du wirklich angekommen in deiner Vaterschaft

Du fehlst mir sehr
Ich habe dich immer nur vermißt
Und hab gebettelt und gefleht
Du hast dich meistens doch verpißt
Ich hätte dich gebraucht als starken Mann
Ich blieb zurück in meinem Schmerz
Und ich weiß, du hast getan, was du tun konntest
Warst gefangen in deinem eignen Bann
Im eigenen Kindsein, im Krieg, in der Faschismuspest
Oh ja, ich hörte auch dein Schreien
Lautlos, wie ich selber schrie
Und ich konnte dir nicht helfen
Ich war dein Sohn und nicht dein Freund

Ich mußte meinen Weg alleine gehen
Einsam wie früher lange Zeit
Und bin nun nach zehn langen Jahren
Für diese Begegnung mit dir bereit
Jetzt endlich spür ich deine Hände auf meinem Gesicht
Spüre deinen Halt in meinem Rücken
Deinen Stolz und deine Zuversicht
Und ich sehe deine Augen, und sie sehen mich
Der alte Bann, er ist gebrochen
Und ich weiß mein eigenes klares Ja
Wenn ich falle, falle ich nicht hart
Du fängst mich auf, bist einfach da
Du machst mir Mut, bei dir kann ich einfach sein
Und wir sind quitt, du bist mir nichts mehr schuldig
Dank für alles, was du gabst und tatest
Ich kann jetzt gehen und sage dir Aufwiedersehen
Und wünsch dir bis zum nächsten Male
Eine gute Ruh' im Grabe.

Dein Sohn Jochen,
November 1992

„Ein Freund, ein guter Freund, das ist das Beste, was es gibt auf der Welt"

„Ich bin aller Streite, aller Abschließungen, aller Glaubenswut so müde. In deiner Nähe habe ich mich nicht zu entschuldigen, nicht zu verteidigen, brauche nichts zu beweisen; ich finde den Frieden... Ich, der ich wie jeder das Bedürfnis empfinde, erkannt zu werden, ich fühle mich in dir rein und gehe zu dir. Ich weiß dir Dank, daß du mich so hinnimmst, wie ich bin. Was habe ich mit einem Freund zu tun, der mich wertet? Wenn ich einen Hinkenden zu Tisch lade, bitte ich ihn, sich zu setzen, und verlange nicht von ihm zu tanzen. Mein Freund, ich brauche dich wie eine Höhe, in der man anders atmet."

SAINT EXUPÉRY

„Ein Freund, ein guter Freund, / das ist das Beste, was es gibt auf der Welt", tremolierten die Comedian Harmonists in den 20er Jahren: „Ein Freund bleibt immer Freund, / und wenn die ganze Welt zusammenfällt. / Drum sei auch nie betrübt, wenn dein Schatz dich nicht mehr liebt. / Ein Freund, ein guter Freund, / das ist der höchste Schatz, den's gibt." Die Situation ist paradox: Allerorten wird die Männerfreundschaft in höchsten Tönen beschworen, aber wo gibt es sie? Während Frauen in praktisch jedem Lebensalter Frauenfreundschaften schließen und vertrauensvoll mit Frauen über Privates reden, sind echte Freundschaften zwischen Männern so selten wie Trüffel im Walde. Männer reden, wenn ich sie darauf anspreche, vage von „Freunden", meinen in Wahrheit damit aber meist Kumpel, Sportkameraden, Kegelbrüder, Parteigenossen. Intimes klammern sie untereinander aus. Beruf, Sport, Autos und Politik sind die favorisierten, weil neutralen Themen zwischen ihnen.

Ein Funke springt unter Männern selten über. Wie sollten sie auch über anderes reden? Der Soziologe Rodrigo Jokisch, Herausgeber des Sammelbandes „Mann-Sein", beleuchtet die Gründe: „Es ist uns Männern kaum bewußt, daß wir durch die erfolgreiche Technisierung der äußeren Natur längst unsere innere Natur technisiert haben. Wer seit seiner Kindheit angehalten wurde, in Zweck-Mittel-Kategorien zu denken, den Nutzen über alles andere hervorzuheben, wird schließlich Ereignisse, Personen, Beziehungen ausschließlich in solchen Kategorien fassen."

Die Klagen über das Verschwinden der Männerfreundschaften sind Legion. Wir wollen es mit zwei amerikanischen Stimmen, einer weiblichen und einer männlichen, bewenden lasssen. Merilyn French analysiert die Steppenlandschaft männlicher Beziehungen in ihrem Werk „Jenseits der Macht" so: „Die extreme Konkurrenz innerhalb der Männerwelt lehrt die Männer, einander zu fürchten und zu mißtrauen. Viele Männer mögen Kumpel haben, mit denen sie Karten spielen, trinken oder Sport treiben, lassen aber kaum zu, daß diese Beziehungen über oberflächliche Neckerei, Rivalität hinausgehen. Nahezu alle männlichen Freizeitaktivitäten sind in irgendeiner Form konkurrenzorientiert; das gleiche gilt für die geradezu rituellen Streitgespräche über Fußball, Politik oder die Vorzüge bestimmter Autos, Fotoapparate oder Rasenmäher. Die meisten Männer haben keine Freunde oder sind zu echter Freundschaft gar nicht fähig, weil sie sich davor fürchten, ihre schützende Fassade aufzugeben."

Der Arzt Stuart Mill, zeitweiliger Leiter des berühmten psychotherapeutischen Esalen Instituts in Kalifornien, gibt in seinem anrührenden Buch „Männerfreundschaft" seine Fassungslosigkeit preis. „Im Laufe der Jahre ignorieren Männer einfach den Schmerz über die Einsamkeit. Sie verdrängen, daß ihre Bindungen an Männer schwächer werden, ihre männlichen Freunde sie zunehmend desillusionieren und sie Schuldgefühle über den eigenen Verrat an anderen empfinden. Sie haben zum Teil resigniert. Wir schrauben unsere Erwartungen herunter. Je älter wir werden, desto mehr finden wir uns damit ab, daß wir unter Männern keine Freunde haben. Natürlich, Männer erinnern sich an andere Zeiten, als sie dachten, sie hätten sie, wenn sie zum Eid der Musketiere, ‚Alle für einen und einer für alle!‘ in ihrer Jungenphantasie die Schwerter erhoben. Als sie, vielleicht bis in die Studentenzeit hinein, noch wenigstens einen anderen Mann hatten, mit dem sie tief verbunden waren. Mit einem Lächeln erinnern wir uns alle.“

Männer gestehen mir meist im Gespräch, sie „hofften“, daß sie „eines Tages“ wieder einen Freund fänden. Das klingt nach kosmischer „Begegnung dritter Art“, nach der Konfrontation mit einer Sternschnuppe oder dem jünglinghaften Hineinstürzen in eine romantische Liebe: Zwei Herzen im Drei-Viertel-Takt, schwupp, die Verzauberung ist da! In Wahrheit muß, nicht anders wie in der Liebe, der Freund gesucht, umworben und die Freundschaft, um es pathetisch zu formulieren, über Höhen und Tiefen hinweg gepflegt werden. Ohne Pflege der Beziehung läuft nichts; deklamatorische Freundschaftsbeteuerungen kann man sich hinter die Ohren stecken.

Das mußte ich selbst schmerzhaft lernen. Mein Freund Volker, ein vielbeschäftigter Arzt, bemühte sich vor einigen Jahren liebevoll um mich, schrieb mich an, versuchte, mich telephonisch zu erreichen. Ich verkroch mich hinter meine Arbeit, hatte angeblich für nichts Zeit. Da schickte mir Volker einen zornigen Brief. Er schrieb unter anderem: „Ich werde jetzt nicht mehr versuchen, Dich zu erreichen. Ich verstehe nicht, was mit Dir los ist. Verdammt noch mal, mach’ doch das Maul auf! ... Ich finde und fände es schade, wenn so unsere Beziehung zu Ende geht... Ich finde laufend Ausflüchte für Dich (und mich), warum Du Dich nicht meldest (so beschäftigt, will nicht stören, braucht erstmal Zeit etc.) – und dazu habe ich keine Lust mehr. Fühle mich verletzt, hab 'ne Stinkwut auf Dich, Du Schwätzer. Volker." Das saß. Ich entschuldigte mich. Ich hatte plötzlich für Volker Zeit. Für unsere Freundschaft. Ich bin dir, Volker, heute noch für deinen Wutanfall dankbar!

„Nichts stelle ich, wenn ich gesunden Sinnes bin, einem zärtlichen Freund gleich", bekannte der Dichter Horaz (65 v. Chr.–8. v. Chr.). Der Philosoph Michel de Montaigne rief seinem 1563 gestorbenen Freund Etiènne de la Boëtie die Worte nach: „Wenn man in mich dringt, zu sagen, warum ich ihn liebte, so fühle ich, daß sich dies nicht aussprechen läßt, ich antworte denn: Weil er so war; weil ich ich war." Der Preußenkönig Friedrich II. wiederum kam nie über das Trauma hinweg, daß sein 26jähriger Freund Hans Herrman von Katte 1730 vor seinen Augen auf Befehl des königlichen Vaters in Küstrin hingerichtet wurde. Er klagte noch im Alter: „Einen wahren Freund halte ich für eine Himmelsgabe."

Freundschaft braucht das Medium der Zeit und der gemeinsamen Aktivität. Eine Freundschaft ist, nicht anders als die Liebe, ein Kunstwerk der Beziehungsarbeit. Sie verlangt Offenheit, Intimität, Hingabe, das Ausleben von Spannungen, Widersprüchen, Nähe und Distanz, Zulassen des Fremdartigen. Der kühne Theologe Hans Georg Wiedemann geht soweit zu sagen: „Wir können auch in der Freundschaft mit einem Mann Hingabe, Geborgenheit, Zärtlichkeit und erotische Lust erleben" („Plädoyer für Männerfreundschaft"). Im anderen Mann spiegele ich mich als Mann. In der Spiegelung durch den anderen Mann entwickle ich meine eigene Persönlichkeit. Im Leitbild des Freundes entfalte ich meine eigene Männlichkeit. Das kann mir keine Frau geben.

Stuart Mill faßt zusammen: „Wahre Freundschaft muß

auch echtes Engagement für den Freund bedeuten – ein sehr häufiges gegenseitiges Aneinanderdenken und Miteinanderfühlen. Obwohl die zentrifugalen Kräfte des modernen Lebens die Häufigkeit der körperlichen Gegenwart von Freunden begrenzen, macht echtes Engagement die körperliche Nähe zu einem geringeren Problem. Männerfreundschaft kann demnach als ein Ort im inneren Dasein eines Mannes gesehen werden, als ein Raum in einem Leben, in dem ein anderer Mann jeden Tag Platz findet, ein Ort, der förmlich mit Liebe geladen ist, mit Interesse und Rücksichtnahme – und bisweilen auch mit Groll, Wut und tiefem Schmerz. Engagement bedeutet emotionale Beteiligung." Und: „Echte Freundschaft bedeutet Verpflichtung, die stillschweigende Übereinkunft, daß ein Freund da ist, daß er nicht losläßt, daß ein Freund das Engagement auch angesichts von Widrigkeiten, Mißverständnissen und anderen Verlockungen aufrechterhält, daß ein Freund bereit ist, Unannehmlichkeiten und sogar Opfer auf sich zu nehmen."

In der Männerfreundschaft fliegt die Tarnung falscher Männlichkeit auf. Dein Freund durchschaut dich sofort, ob deine Männlichkeit echt oder gespielt ist. Volker Pilgrim meint dazu in seinem „Manifest für den freien Mann«: „Daß dem anderen Mann Männlichkeit auch fehlt, beruhigt den Mann und beendet seine Maskerade. Was dem einen fehlt, kann der andere auffüllen. Dabei wird der eine zum Meister, der andere bekommt Sicherheit. Wenn beiden das Gleiche fehlt, lernen sie es brüderlich gemeinsam, sich gegenseitig stützend und stärkend. Der andere Mann füllt nicht nur fehlende Männlichkeit auf, er stoppt auch die Zuspitzung, die Übertreibung der Männlichkeit."

Freundschaft fällt nicht vom Himmel. Freundschaft ist Liebe mit Verstand und Zähigkeit. Eine männliche Freundschaft zu pflegen, heißt, wie Saint Exupérys Füchslein zum kleinen Prinzen sagt, einen Freund zu zähmen, ihn mir mit viel Zeit vertraut zu machen. Wer einen Freund sucht ohne Fehler, sagt das türkische Sprichwort, bleibt ohne Freund. Mit einem Freund brechen wir aus unserer männlichen Einsamkeit auf.

Goethe beschrieb einmal in seinen „Maximen und Reflexionen", was das Lebenselixier männlicher Freundschaft ausmacht: „Freundschaft kann sich bloß praktisch erzeugen, praktisch Dauer gewinnen. Neigung, ja sogar Liebe hilft alles nichts zur Freundschaft. Die wahre, die tätige, die produktive besteht darin, daß wir gleichen Schritt im Leben halten, daß er meine Zwecke billigt, ich die seinigen, und daß wir so unverrückt zusammen fortgehen, wie auch sonst die Differenzen unserer Denk- und Lebensweise sein mögen."

*

„Der alte Mann liegt im Sterben, um einem anderen, neuen, Platz zu machen, der vor unseren Augen entsteht und von dem man noch kaum die Konturen erahnt."

Elisabeth Badinter
Die Identität des Mannes

Die Sehnsucht nach der Stille
oder Lärm als Kompensation der Angst

*„Das Beste ist die tiefe Stille, in der ich gegen die Welt lebe
und wachse und gewinne, was sie mir mit Feuer und Schwert
nicht nehmen können."*

GOETHE, Tagebuch, 13. 5. 1780

Frauen beklagen sich über die Lautheit der Männer. Männer, so beobachten sie, reißen mit Lautstärke das Gespräch an sich, sie schüchtern durch betont lautes Sprechen ein, sie üben Gewalt mit dröhnender Verbalität aus. Männer verbreiten oft den ganzen Tag Lärm um sich, vom Morgenrundfunk bis zur letzten TV-Tagesschau; sie verbergen sich förmlich in einer Lärmglocke; sie sind die kaufkräftigsten Abnehmer der Produkte der Lärmindustrie. Umgekehrt beobachte ich selbst, wie Männer in den Selbsterfahrungsgruppen bereits nach einer zehnminütigen Kurzmeditation zu „schweben" beginnen, wie sich ihre Züge entspannen und weich werden. Manche, vom barbarischen Schlafentzug geschädigt, entrücken mitten in der Meditation selig schnarchend ins Reich des Nirvana. Ich lasse sie schlafen. Kaum ein Mann, der sich nicht nachträglich für die kurzen Inseln des Schweigens, also für völlig kostenlose Liebesgaben, bei mir bedankt. Was ist los? Wie haben wir Männer die Stille abgeschafft? Warum haben wir sie vertrieben? Was macht das mit uns? Wie können wir Stille wiedergewinnen?

Es war Theodor Lessing, der 1933 von den Nazis ermordete jüdische Aufklärer und Philosoph, („Geschichte als Sinngebung des Sinnlosen"), der 1908 in Hannover den „Anti-Lärm-Verein" gründete und ein Mitteilungsorgan mit dem kurios anmutenden Titel herausgab: „Der Antirüpel.

Recht auf Stille. Monatsblätter zum Kampf gegen Lärm, Roheit und Unkultur im deutschen Wirtschafts-, Handels- und Verkehrsleben." Unter dem Gespött der – an die männliche Ideologie ubiquitärer technischer Machbarkeit verfallenen – Zeitgenossen warnte der „Lärmprofessor" vor der künftigen Morphologie der Städte: „Blaue Benzinwolken rollen mit grauenhaftem Gestank über die Dächer, bleichen das Grün der wenigen Bäume, wandern über das kleine schmale Stückchen schmutziggrauen Himmel, das zwischen den kahlen Steinmauern irgendwo noch auftaucht. Gräßliche Signale durchbrechen von Zeit zu Zeit die erstickende, bleierne Dunstschicht." Der Kampf gegen den Lärm scheiterte. 1911 verabschiedete sich Theodor Lessing von den Lesern des „Anti-Rüpel" mit den traurigen, aber prophetischen Worten. „Unsere Sache kam noch zu früh, wird sich aber immer wieder melden..." Einige Jahrzehnte weiter, prognostizierte der Philosoph, und Millionen würden „unter den Verkehrsformen leiden, die heute nur die Qual einiger Hundert sind".

Inzwischen ist die von der männlichen Technik hervorgebrachte „akustische Umweltverschmutzung" allgegenwärtig. Die nachgerade totalitäre akustische Diktatur der Musikberieselung und Lärmzumutungen bilanziert der Wissenschaftler Rüdiger Liedtke in seinem Werk „Die Vertreibung der Stille" (München 1988) mit den geharnischten Worten: „Ob wir es wollen oder nicht – wir befinden uns unter einer permanenten akustischen Glocke, unter einem kollektiven Walkman. Wer morgens sein Haus verläßt, hat bereits die erste Intensiv-Beschallung durch das Radio hinter sich, vielleicht weil er nur die Verkehrsdurchsagen oder die Nachrichten hören wollte. Der Radiowecker eröffnet den Tag, Musik ertönt beim Wecken, Rasieren, Frühstücken... Im Auto wird dann weiter Musik gehört, schon des möglichen Staus wegen... Dazu umdröhnen uns der Lärm im Straßenverkehr, dieses ständige Rauschen, Hupen, Heulen, die Preßlufthämmer, das Tosen der Stadt. Alles lärmt, Musik dudelt im Büro, in den Werkshallen, in den Kantinen, auf den Toiletten. Sie begleitet uns in Supermärkten, beim Einkaufen in Passagen, in Kaufhäusern, ertönt in öffentlichen Verkehrsmitteln." Warum eigentlich, fragt der Wissenschaftler, „müssen wir uns Tag für Tag durch akustische Müllhalden quälen mit zum größten Teil minderwertiger Musik, mit stromlinienförmiger Konservenmusik, die uns einlullt, unsensibel macht, gefügig werden läßt, die uns bis in den letzten Winkel unseres Alltags verfolgt?"

Für die musikalische „Sprinkleranlage" im Kaufhaus bis zur Beschallung im Autobus und an Bord der Jumbos hat sich eine mächtige Akustikindustrie etabliert. Allein der amerikanische Muzak-Konzern beliefert mit über 22 000 Musiktiteln von Beethovens geländegängig inszenierter „Appassionata" bis zum zuckersüßen „All you need is love" der Beatles SB-Märkte, Hotels, Büros, Banken, Frisiersalons, Fabriken, Altersheime, Sanatorien und Krankenhäuser. Die USA und Deutschland bilden die Spitzenkunden der Droge „Hintergrundmusik". Natürlich haben die Verhaltenspsychologen des Muzakschen Lautimperialismus sorgsam die positiven arbeitsantreibenden und kaufmotivierenden Effekte ihres musikalischen Ramsches ausgetestet. Keine Komposition von Bach bis Bernstein ist davor sicher, von den Arrangeuren der „funktionellen Musik" gleichsam entzahnt, kastriert und ausgebeint zu werden. Längst gehört für Millionen Jugendliche – und hier nach Aussagen der Hifi-Industrie vor allem für die jungen Männer – der Walkmann, der Minikassettenrecorder mit dem kleinen Kopfhörer, zum lärmigen Alltag.

Inzwischen beschäftigt die Lärmfolter der „Akustik-Designer" die Psychologen. Viele Menschen, so beobachten sie, sind nach Musik-Beschallung süchtig geworden. Sie haben den Umgang mit der Stille verlernt. Noch zur Zeit Mozarts war es in Wien zum Beispiel so ruhig, daß die Feuerwarnung durch die Rufe des Wächters vom Stefansturm ausgerufen werden konnte. Einem Goethe war die Stille der unerläßliche Gegenpart zum Tag und zum Leben: „Über allen Gipfeln / ist Ruh. / In allen Wipfeln / spürest du / kaum einen Hauch. / Die Vögelein schweigen im Walde. / Warte nur, balde / ruhest du auch." Heute dagegen gehören die medizinischen Hörschäden wie der Tinnitus und der Hörsturz zur täglichen Lärmfolge. Die „Kakophonie", der Zustand aus Mißklängen und Dissonanzen, triumphiert schrill. Musik und Lärm sind zentrale Alltagsdrogen in unserem Leben. Liedtke: „Tatsache ist, daß in unserer Gesellschaft immer mehr Menschen ohne Musik nicht leben können, daß sie Stille bedrückt, verunsichert und noch einsamer macht, daß die Abwesenheit von Beschallung zu Entzugserscheinungen führt, zu psychischer Gereiztheit, Aggressivität und körperlichem Unwohlsein."

Genau hiervor hat Hermann Hesse 1927 bereits in seinem Roman „Steppenwolf" gewarnt. Er beobachtet dort, daß das Radio und seine musikalische Daueremission „den Menschen nur dazu dienen wird, von sich und ihrem Ziele wegzufliegen und sich mit einem immer dichter werdenden Netz von Zerstreuung und nutzlosem Beschäftigtsein zu umgeben." Wer sich beschallen läßt, der braucht weder über sich noch die Welt nachzudenken.

C. G. Jung hat im September 1957 in einem Brief an den Zürcher Jura-Professor Karl Oftinger, Begründer der „Liga gegen den Lärm" und eine Art Lessing-Nachfolger, ausgeführt: „Ich persönlich scheue den Lärm und fliehe ihn, wenn und wo immer möglich, weil er mich in der Konzentration, die meine Arbeit erfordert, empfindlich stört und dadurch die zusätzliche psychische Leistung, ihn auszuschalten, erzwingt. Man gewöhnt sich zwar daran wie an übermäßigen

Alkoholgenuß, aber am Ende bezahlt man ihn doch gegebenenfalls durch eine Leberzirrhose, so auch nervöse Erschöpfung der Substanz. Lärm ist allerdings nur eines der Übel unserer Zeit, wenn auch vielleicht das auffälligste." Der Analytiker fragt nach dem Grund, der uns den Lärm bejahen, ja suchen läßt. Er kommt zu einem alarmierenden Schluß: „Die beängstigende Verschmutzung des Wassers, die langsam wachsende Radioaktivität und die dunkle Drohung der Übervölkerung mit ihren genoziden Tendenzen haben bereits zu einer allgemein verbreiteten, wenn schon nicht überall bewußt gewordenen A n g s t geführt; man liebt d e n L ä r m, da er diese nicht zu Wort kommen läßt. Der Lärm ist willkommen, denn er übertönt die innere instinktive Warnung. Wer sich fürchtet, sucht laute Gesellschaft und tosenden Lärm, der die Dämonen verscheucht."

C. G. Jung spricht von einem „apotropäischen Zauber" des Lärms, seiner abwehrenden Kraft also gegenüber bösen Geistern: „Der Lärm schützt uns vor peinlichem Nachdenken, er zerstreut ängstliche Träume, er versichert uns, daß wir ja alle zusammen seien und ein solches Getöse veranlassen, daß niemand es wagt, uns anzugreifen. Der Lärm ist so unmittelbar, so überwältigend wirklich, daß alles andere zum blassen Phantom wird. Er erhebt uns aller Anstrengungen, etwas zu sagen oder zu tun, denn sogar die Luft zittert von der Gewalt unserer unüberwindlichen Lebensäußerungen." C. G. Jung wörtlich: „Das ist die Kehrseite der Medaille: Wir hätten den Lärm nicht, wenn wir ihn nicht heimlich wollten."

Wir haben den Lärm, den wir brauchen. Der Gedanke sollte uns Männer aufschrecken. Der Lärm, konstatiert C. G. Jung, ist ein uneingestandenes und unverstandenes Mittel zum Zweck, „nämlich eine Kompensation der Angst, für die nur allzureichlich Gründe vorliegen. In der Stille nämlich würde die Angst den Menschen zum Nachdenken veranlassen, und es ist gar nicht abzusehen, was einem dann alles zum Bewußtsein käme. Die meisten Menschen fürchten die Stille, darum muß immer, wenn das beständige Geräusch, z.B. eine Unterhaltung, aufhört, etwas getan, gesagt, gepfiffen, gesungen, gehustet oder gemurmelt werden. Das Bedürfnis nach Geräusch ist beinahe unersättlich, wenn schon bisweilen der Lärm unerträglich wird. Es ist aber doch immerhin besser als gar nichts. In der bezeichnenderweise sogenannten ‚Totenstille' wird es unheimlich. Warum? Gehen etwa Gespenster um? Dies wohl kaum. Das, was in Wirklichkeit gefürchtet wird, ist das, was vom eigenen Inneren kommen könnte, nämlich das, was man sich durch Lärm vom Hals gehalten hat."

Wenn wir Männer das Geheimnis der Stille in uns wiedererwecken, dann finden wir etwas von der Ton- und Seelenlandschaft unserer Kindheit wieder – das Zwitschern der Spatzen, die Geräusche von Wind und Regen, das Miauen einer Katze, die Atemlosigkeit einer pechschwarzen Nacht. „Das Beste ist die tiefe Stille, in der ich gegen die Welt lebe und wachse und gewinne, was sie mir mit Feuer und Schwert nicht nehmen können", vertraute Goethe 1780 seinem Tagebuch an. Nietzsche ließ hundert Jahre später seinen Zarathustra diesem Diktum zustimmen: „Die größten Ereignisse sind unsere stillsten Stunden."

*

„*Klänge verbinden die Menschen miteinander. Unter den Geräuschglocken der Städte geht viel davon verloren. Lärm und die mediale Berieselung isolieren das Individuum akustisch von seiner Gemeinschaft. Die mag zwar größer geworden sein, aber der donnernde Jet am Himmel sagt nichts über die Menschen, die in ihm sitzen ... Vielleicht kommt das akustische, das ‚Ohrendenken' eher auf leisen Sohlen daher; Das wichtigste Gebot der ‚akustischen Ökologie' lautet: Hören, wahrnehmen, aufmerksam und sensibel sein für die eigene Umgebung.*"

KLAUS WITTIG
Wie das Leben so klingt (Die Zeit, 3.9.1993)

Der Mensch lebt nicht vom Brot allein
oder Der Mann und seine Spiritualität

> *„Das Schicksal hat nicht den langen Arm, den man ihm zu-*
> *schreibt; es hat nur Gewalt über Menschen, die sich an das*
> *Schicksal klammern oder es fürchten. Daher gilt es, Abstand zu*
> *gewinnen, indem wir die Natur und uns selbst klar erkennen*
> *und bewußt werden, woher wir kamen und wohin wir gelangen*
> *wollen, was gut und was schlecht für uns ist. All das lehrt uns die*
> *Philosophie als Lebenskunst."*
>
> Lucius Annäus Seneca (4 v. Chr. – 65 n. Chr.)

Eines erschüttert mich immer wieder in den Männergruppen: Männer ab vierzig kommen zu uns in depressiver Gestimmtheit, weil sie die immer unabweisbarere und drängen-
dere Frage „Was ist der Sinn meines Lebens?" nicht zu lösen
vermögen. „Das kann doch nicht alles gewesen sein", sagen
diese bienenfleißigen Erfolgsmänner mit ihrer braven Frau,
zwei Kindern, dem repräsentativen Mittelklassewagen und
dem hypothekarisch hochbelasteten Eigenheim, „was soll
das Ganze?" Körperlicher Abbau, die Routine des Alltäglichen und eine trist gewordene Sexualität lassen sie die Lebensmitte als Falltüre des Untergangs fürchten.

Carl Custav Jung, der große Psychologe der zweiten Le-
benshälfte, hat diese Lebensmitte-Krise einmal mit dem
Sonnenlauf verglichen: „Um zwölf Uhr mittags beginnt der
Untergang. Und der Untergang ist die Umkehrung aller
Werte und Ideale des Morgens. Die Sonne wird inkonse-
quent. Es ist, wie wenn sie ihre Strahlen einzöge. Licht und
Wärme nehmen ab bis zum schließlichen Erlöschen." C. G.
Jung spricht von diesem Untergangsbeginn des Mannes
als einer „psychischen Revolution". Der Tiefenpsychologe

macht dabei folgende Beobachtung: „Man könnte zum Beispiel das Männliche und das Weibliche zusammen mit den seelischen Eigenschaften mit einem bestimmten Vorrat von Substanzen vergleichen, die in der ersten Lebenshälfte gewissermaßen ungleich verbraucht werden. Der Mann verbraucht seinen großen Vorrat an männlicher Substanz und hat nur noch den kleinen Betrag an weiblicher Substanz übrig, der nunmehr zur Verwendung gelangt. Umgekehrt die Frau, die ihren bisherigen unbenutzten Bestand an Männlichkeit nunmehr in Tätigkeit treten läßt. Mehr noch als im Physischen macht sich diese Veränderung im Psychischen geltend. Wie häufig kommt es zum Beispiel vor, daß der Mann mit fünfundvierzig bis fünfzig Jahren abgewirtschaftet hat und daß dann die Frau die Hosen an hat ..."

Das Schlimmste an diesem männlichen Seeleninfarkt ist, daß auch gebildete Männer dahinleben, ohne die Notwendigkeit solcher Veränderungen zu kennen: „Gänzlich unvorbereitet treten sie die zweite Lebenshälfte an. Oder gibt es irgendwo Schulen ... für Vierzigjährige, die sie ebenso auf ihr kommendes Leben und seine Anforderungen vorbereiten, wie die gewöhnlichen und Hochschulen unsere jungen Leute in die Kenntnis von Welt und Leben einführen?"
C. G. Jung warnt: „Wir können den Nachmittag des Lebens nicht nach demselben Programm leben wie den Morgen, denn was am Morgen viel ist, wird am Abend wenig sein, und was am Morgen wahr ist, wird am Abend unwahr sein."
Für den jugendlichen Menschen, resümiert C. G. Jung, ist es eher eine Gefährdung, zu viel mit sich beschäftigt zu sein, „für den alternden Menschen ist es eine Pflicht und eine Notwendigkeit, seinem Selbst ernsthaft Betrachtung zu widmen". C. G. Jung spitzt in diesem 1930 gehaltenen Vortrag „Die Lebenswende" das Problem auf die finale Zielsetzung des Lebens zu: „Ich bin als Arzt überzeugt, daß es sozusagen hygienischer ist, im Tod ein Ziel zu erblicken, nach dem

gestrebt werden sollte, und daß das Sträuben dagegen etwas Ungesundes und Abnormes ist, denn es beraubt die zweite Lebenshälfte ihres Ziels."

Die Frage nach dem Tod und dem Sinn des Lebens ist der Kern jeglicher Spiritualität. „Der Mensch", heißt es in Mattäus 4,4, „lebt nicht vom Brot allein". Männer neigen dazu, vor allem solange sie gesund und erfolgreich sind, die Fragen nach der spirituellen Einbindung des Menschen im Ganzen der Gesellschaft wie des Kosmos als „Alter-Weiber-Kram" abzutun. Da diese holistischen, nach der Einheit des Lebens ausgerichteten Fragen jedoch nicht abzuschütteln sind, schleichen sich in das Gemüt des pragmatisch vor sich hinwurstelnden Mannes mehr und mehr verborgene Depressivität und Ängste ein. „Kein Großinquisitor hält solche schreckliche Qualen bereit wie die Angst", diagnostizierte der dänische Philosoph und Theologe Sören Kierkegaard (1813–1855) in seinem Werk „Der Begriff Angst", „und kein Späher weiß den Verdächtigen geschickter anzugreifen in dem Moment, da er am schwächsten ist ..., als die Angst es tut. Und kein scharfsinniger Richter kann den Angeklagten so gnadenlos verhören wie die Angst, die ihre Beute niemals entkommen läßt, weder durch Ablenkungsmanöver noch durch Lärm, weder bei der Arbeit noch beim Spiel, weder bei Tag noch bei Nacht."Kierkegaard war es auch, der das metaphysische Schaudern des Existentialisten in die unvergeßlichen Worte faßte: „Ich stecke den Finger ins Dasein, und es schmeckt nach Nichts."

Wir brauchen die Fragen der Spiritualität nicht zu lösen. Wie sollten wir auch! Wir müssen sie aber stellen. Der Mensch ist ein metaphysisches oder, mit Kant zu sprechen, „intelligibles" Wesen, der Sphäre der Geistigkeit und Selbstreflexion zugehörig. Schon jedes Kind stellt tiefernste Fragen nach dem Ursprung und dem Ende des Kosmos und des Lebens. „Was kann ich wissen? Was soll ich tun? Was darf ich hoffen? Was ist der Mensch?" Auf diese vier Fragen konzentriert sich, meinte Kant, das „Feld der Philosophie in weltbürgerlicher Bedeutung". – Welchen Wert hat mein heutiges Leben für mich? Für Familie, Freunde, Gesellschaft? Was ginge meinen Nächsten und der Welt verloren, wenn ich heute sterben würde? Welche Position habe ich im Weltganzen?

Der Existentialist Jean Paul Sartre erkannte: „Der Mensch ist zur Freiheit verdammt." Wenn das so ist, was ist dann meine Freiheit? Nur indem ich mich dem Janusgesicht der Welt, ihrer Grausamkeit und ihrer Schönheit, stelle und mich nicht in der Oberflächlichkeit männlicher „Polypragmasie" (Geschäftigkeit) verliere, gewinne ich meinem Leben Sinn, Tiefe und Würde ab. „Wer in dem Elend dieses Lebens keine Philosophie besitzt", so konstatiert der französische Denker Claude Tillier (1801–1844), „der gleicht einem Mann, der bloßen Kopfes im Platzregen spazierengeht".

Wenn Männer sich jedoch endlich weltanschaulicher Fragen bemächtigen, dann tendieren sie dazu, Recht zu behalten und unumstößliche Wahrheiten zu postulieren. Männer können schlecht Selbstzweifel und andere Meinungen gelten lassen. Ich habe selbst als studierter Philosoph fast drei Jahrzehnte gebraucht, um die Jagd auf das endgültige Gedankensystem abzublasen und anzuerkennen, daß ich längst weniger weiß denn je. Erst im Pluralismus der Religionen, Wissenschaftsbilder und säkularen Philosophien ergibt sich die lebendige Spannung. Der religiöse Mensch wird die Gewißheit der Erlösung aus der Offenbarung gewinnen, der eher philosophische Kopf mit Sokrates das lebenslange Suchen dem Besitz der absoluten Wahrheit vorziehen. „Was für eine Philosophie man wähle", meinte der Philosoph Johann Gottlieb Fichte (1762–1814) freimütig, „hängt davon ab, was für ein Mensch man ist".

Was könnte Spiritualität in einem umfassenden Lebenszusammenhang bedeuten? Dr. Max Otto Bruker, im Jahre

1993 gerade 84 Jahre alt geworden, und ich (52) führen lange Gespräche darüber. Der große alte Medizinrebell und „Patientenarzt aus Liebe" (Prof. Julius Hackethal über M. O. Bruker) tut dies aus einer tief religiösen, aber undogmatischen Sicht, ich auf einer von Sokrates, Seneca bis Kant und Sartre sich bewegenden philosophisch-weltlichen Gedankenführung. Wir beiden Männer finden diesen Dialog aufregend. Wir respektieren unsere konträren Weltanschauungen. Wir stoßen am Ende langer Erörterungen immer wieder auf die „coincidentia oppositorum", den Zusammenfall der Gegensätze: Die Ehrfurcht vor den „Heiligtümern" Natur und Mensch und der gewaltigen Aufgabe, ein Mensch zu sein. „Jeder", meint Kant, „ist verbunden, die Würde der Menschheit an jedem anderen Menschen anzuerkennen".

Wie begründet der weise Alte von der Lahnhöhe seine Spiritualität und Religiosität? Der getaufte Protestant Bruker bezeichnet sich als religiös, aber nicht konfessionell: „Überhaupt macht mir die Geschichte des Christentums keinen Stolz, sondern mehr Scham. Ich verachte die fanatischen christlichen Religionskriege, den klerikalen Jahrtausendfilz mit der Macht, vor allem aber die Hexenverfolgung und die kirchliche Diskriminierung der Frauen bis heute." Bruker denkt dabei an die Verbote des Paulus, „daß eine Frau lehrt, erlaube ich nicht" (1 Tim 2,12), und „die Frauen sollen in der Versammlung schweigen, es ist ihnen nicht gestattet zu reden" (1 Kor 14,34). Nein, Spiritualität ist für Bruker etwas ganz anderes, etwas Aufwühlendes, Existentielles.

„Ich bin religiös im Sinne der Demut vor den Schöpfungsgesetzen", bekennt Bruker. Er stimmt Goethe zu, der einmal, in „Dichtung und Wahrheit" (1,4), schreibt: „Die allgemeine, die natürliche Religion bedarf eigentlich keines Glaubens; denn die Überzeugung, daß ein großes, hervorbringendes, ordnendes und leitendes Wesen sich gleichsam hinter der Natur verberge, um sich uns faßlich zu machen, eine solche Überzeugung drängt sich einem jeden auf; ja, wenn er auch den Faden derselben, der ihn durchs Leben führt, manchmal fahren ließe, so wird er ihn doch gleich und überall wieder aufnehmen können."

Ob sich sein Gott begreifen lasse, habe ich den Drewermann-Freund Bruker gefragt. „Nein", antwortet Bruker entschieden: „Es ist ein ebenso wunderbarer wie undurchschaubarer Plan, nach dem die Natur und wir Menschen angelegt sind. Gott ist und bleibt, theologisch gesprochen, der ‚deus absçonditus', der geheime, verborgene Gott. Ich unterscheide zwischen Seele und Geist. Der Geist ist das letztlich Allumfassende, Göttliche. Hinter all den Dingen, vom Fingernagel eines Menschen bis zu den entferntesten Galaxien, steckt Geistiges. Eine Kraft, die alles geschaffen hat. Sterne werden mit mathematischer Präzision gelenkt. Hier muß es einen großen – unbegreiflichen – Lenker geben. Und zwar nicht ein Gott, ‚der nur von außen stieße, das All im Kreis am Finger laufen ließe', wie Goethe die mechanistische, deistische Gottesvorstellung kritisierte. Sondern ein Gott, mit Spinoza zu sprechen, als ‚natura naturans', als gestaltende Natur. Jede Seele hat Anteil am universellen Geist. Meine Seele ist umgekehrt der Anteil des Göttlichen in mir."

Was hält Bruker von den Gottesbildern der Amtskirchen? Etwa die, daß der historische Jesus von einer Jungfrau geboren wurde (ohne deren Hymen zu verletzen, ohne Nachgeburt und ohne Schmerzen der Mutter), daß er physikalische „Wunder" verrichtete, sich zum Gottessohn erhöhte und nach dem Tod physisch unverletzt „in den Himmel auffuhr". Bruker: „Ich liebe die helle Figur dieses Jesus und seine menschenfreundliche Botschaft. Aber ich möchte ihn nicht zum Götzen degradieren. Goethe sagt so schön im West-östlichen Divan: ‚Jesus fühlte rein und dachte / Nur den einen Gott im Stillen; / Wer ihn selbst zum Gotte machte, /

kränkte seinen heil'gen Willen." Für Bruker steht jedoch Jesus' göttlicher Auftrag fest: „Er brachte uns keine Märchen und Phantastereien, sondern praktische Lebenshilfe, wie sie in der Bergpredigt aufgezeigt ist, in deren Zentrum stets die Liebe steht. Die Frage nach Gott läßt sich nicht beantworten nach dem Schema mechanistischer Denkweise."

Religion und Spiritualität als eine Haltung der Lebensbejahung, der Körperfreude und dankbaren „Weltfrömmigkeit", das ist Brukers geistige Zentrierung. Die Amtskirchen, so lautet Brukers Vorwurf, neurotisieren mit ihren Drohbotschaften – statt der jesuanischen Frohbotschaften – die Gläubigen: „Ich lebe und genieße die Freuden des Lebens gerne! Ich glaube, das ist gottgewollt. Die Kirche stempelt die Gläubigen zu Sündern, damit sie die armen Seelen um so prompter ,retten' kann. Das erinnert mich an Schopenhauers sarkastisches Diktum über das Dunkelmännertum vieler römischer und lutherischer Funktionäre: ,Die Religionen sind wie Leuchtwürmer. Sie bedürfen der Dunkelheit, um zu leuchten.' Wenn ich ein Geschöpf Gottes bin, kann ich doch per definitionem nicht ein dunkler Sünder, ein unrettbar Verlorener sein. Das wäre doch eine Beleidigung Gottes!"

Als jahrzehntelanger Klinikchef und Lebensberater hat Dr. Bruker zahlreiche Fälle „eklesiogener Neurose" im Sprechzimmer erlebt: „Wieviele Patienten hatte ich, die an dem Gegensatz Kirche – Religion entsetzlich litten. Sie gerieten in Angst, daß sie nicht kirchlich genug wären und somit schuldig geworden seien. Das bereitete ihnen Leid, oft neurotische Konflikte. Gerade einfache Menschen identifizieren leicht – und fälschlicherweise – Kirche und Religion. ,Weltfrömmigkeit' – diese Definition lasse ich mir gefallen. Das schmeckt, riecht und klingt nach Freude an der Schöpfung, das duftet und blüht! Den muffigen Kirchengeruch dagegen mag ich nicht."

Ob er Angst vor dem Tod empfinde, frage ich den Vierundachtzigjährigen. Bruker antwortet ohne zu zögern: „Nein, denn ich habe ein sinnerfülltes Leben geführt. Er macht mir keine Furcht. Darf ich noch einmal mit Goethe antworten? Als der Dichter neun Jahre jünger war als ich heute, sagte er im Gespräch mit Eckermann: ‚Wenn einer fünfundsiebzig Jahre alt ist, kann es nicht fehlen, daß er mitunter an den Tod denkt. Mich läßt dieser Gedanke in völliger Ruhe, denn ich habe die feste Überzeugung, daß unser Geist ein Wesen ist ganz unzerstörbarer Natur; es ist ein fortwirkendes von Ewigkeit zu Ewigkeit. Es ist der Sonne ähnlich, die bloß unseren irdischen Augen unterzugehen scheint, die aber eigentlich nie untergeht, sondern unaufhörlich fortleuchtet.‘"

Was für ein schönes Symbol des Sonnenlaufes. Der Mann müßte also nicht, wie von C. G. Jung diagnostiziert, den langsamen Sonnenuntergang in der Mitte des Lebens fürchten, sondern dürfte, im Gegenteil und mit der Fülle des universalen Denkens von Konfuze, Buddha, Jesus, Sokrates bis Goethe, Kant oder C. G. Jung, die Fragen des Lebens beherzt ins Auge fassen. „Was macht den Philosophen aus", fragt Arthur Schopenhauer (1788–1860) einmal und antwortet lapidar: „Der Mut, keine Frage auf dem Herzen zu behalten."

Ich selbst bin immer wieder erstaunt, wieviel Denkanstöße zum eigenbestimmten Leben und zur metaphysischen Angstbewältigung große Philosophie bietet. Das Wichtige, so zeigt etwa der rebellische Denker Sokrates (469–399 v. Chr.), ist Wahrheit, Besonnenheit, kurz „die Sorge für die Seele, daß sie so gut wie möglich werde". All das fintenreiche und köstliche „Schütteln" der Begriffe Gut, Böse, Schönheit, Tapferkeit läuft bei Sokrates am Ende auf die intime Selbstprüfung („Erkenne dich selbst") hinaus. Der von der Staatsmacht wegen ideologischer „Verführung der

Jugend" mit dem Schierlingsbecher zur Selbsthinrichtung verurteilte Philosoph zeigt und lebt mit seiner Existenz vor: Die Maxime meines Lebens kann nichts anderes sein als die Norm meines Gewissens. Sokrates plädiert mit seinem vehementen „Eigen-Sinn" für den Ungehorsam gegenüber fremden Autoritäten und für den Gehorsam gegen sich selbst und seinem eigenen Auftrag gegenüber.

Ein Hermann Hesse hat diese schönste aller Tugenden in seinem Aufsatz „Eigensinn" 1941 gewürdigt. Die entscheidende Frage, erkennt Hesse, ist wem man gehorcht. „Nämlich auch der Eigensinn ist Gehorsam. Aber alle anderen, so sehr beliebten und belobten Tugenden sind Gehorsam gegen Gesetze, welche von Menschen gegeben sind. Einzig der Eigensinn ist es, der nach diesen Gesetzen nicht fragt. Wer eigensinnig ist, gehorcht einem anderen Gesetz, einem einzigen, unbedingt heiligen, dem Gesetz in sich selbst, dem ‚Sinn' des Eigenen."

Nicht die Lösung spiritueller Fragen ist das Entscheidende. Nicht auf die Rechthaberei der „absoluten Wahrheit" kommt es an, sondern daß ich als Mann mich auf die große Wanderung nach dem Sinn meines Lebens und meiner Überzeugungen begebe. Sonst verliere ich mich an die Verdrängung meiner Ängste und Sehnsüchte. Ein unspiritueller Mann ist eine tickende Zeitbombe. Wann holt ihn die Angst ein? Wann beginnt er, in die Drogen von Arbeitssucht, Nikotin, Alkohol, Fressen oder Konsum zu flüchten? Kann ich als Mann der Frage nach Alter und Tod aus dem Wege gehen? Moralische Indifferenz und Indolenz sind keine Antworten. Männer sollten über diese Fragen lesen, sich austauschen, das kosmische Schaudern zulassen.

Wo uns etwa die Amtskirche seit 2000 Jahren, mit Uta Ranke-Heinemann zu sprechen, mit der „Henkerstheologie" der ewigen Höllenstrafen niederknüppelt, entwickelt der Todeskandidat Sokrates vor dem Gericht die Frohbotschaft einer milden Thanatologie. Einer gütigen Todeslehre für säkulare Menschen wie für Gottgläubige. „Wenn es nun im Tode keinerlei Empfindungen gibt", so argumentiert der kluge Grieche tröstlich an die Adresse der Atheisten, „wenn es vielmehr ein Schlaf ist, so wie wenn einer schläft, ohne auch nur einen Traum zu sehen, dann ist der Tod ja ein wunderbarer Gewinn". „Wenn aber hinwiederum der Tod eine Art Auswanderung ist", so Sokrates an die religiösen Menschen, „und wenn wahr ist, was man sagt, daß sich dort alle Verstorbenen befinden: Könnte es dann wohl ein größeres Glück geben als dieses, Ihr Richter? Wäre eine solche Reise so schlimm? ... Dem Orpheus zu begegnen, dem Musaios und Hesiod und Homer; wieviel würde nicht mancher von Euch darum geben? Ich jedenfalls will gern dem Tod verfallen, wenn das wahr ist."

Ein stark sokratischer Denker wie Lucius Annäus Seneca (4 v. Chr.– 65 n. Chr.), als Neros Vormund zeitweiliger Staatslenker des römischen Imperiums, Jurist und Multimillionär, redete bereits vor zwei Jahrtausenden uns Männer mit unseren chronischen Herzkreislaufkrankheiten, Magengeschwüren, erhöhten Selbstmordanfälligkeit und verfrühten Mortalität ins Gewissen: „Macht es denn eine so große Freude, mitten in Geschäften zu sterben"? fragt der Stoiker in seiner grandiosen Schrift „Über die Kürze des Lebens". Er diagnostiziert die männliche Krankheit zum Tode auf diesem Jahrmarkt der Eitelkeiten mit heute noch aktueller Evidenz: „Dies aber ist die Gesinnung der meisten; ihr Verlangen nach Anstrengung dauert länger als ihre Kraft dazu; sie ringen mit der Schwäche des Körpers; sie achten das Greisenalter in keiner anderen Hinsicht für lästig, als es sie von Geschäften entfernt... Inzwischen, während sie gegenseitig elend sind, ist ihr Leben ohne Genuß, ohne Vergnügen, ohne allen Fortschritt des Geistes; niemand hat den Tod vor Augen, jedermann richtet seine Hoffnungen in die Ferne." Seneca ermutigt vor allem uns Männer, nicht nur stressig vom Leben zu träumen, sondern unsere Träume zu leben. Seneca: „Jetzt, solange das Blut noch warm, das Leben noch frisch ist, müssen wir uns an das Bessere machen. Bei dieser Lebensweise erwartet dich eine Fülle edler Wissenschaften, Liebe zur Tugend und Übung in ihr, Vergessen der Begierden, die Kunst zu leben und zu sterben, ein Zustand tiefer Ruhe."

Wir haben nicht zu wenig Zeit, konstatiert Seneca, aber wir verschwenden zu viel davon: „Auch zur Vollbringung der größten Dinge ist das Leben genug, wenn es nur gut angewendet wird ... Was klagen wir über die Natur? Sie hat sich ja freigebig gezeigt, das Leben ist lang, wenn man es zu gebrauchen versteht. Den einen hält unersättliche Habsucht gefangen, einen anderen geschäftliche Emsigkeit in überflüssigen Arbeiten; der eine ersäuft im Weine, der andere erstarrt in Untätigkeit." „Leben", sagt Seneca hier, „muß man das ganze Leben hindurch lernen, und ... auch sterben muß man das ganze Leben lernen". Lebe jetzt, genieße die Freude des Augenblicks, meint Seneca: „Das Hinausschieben ist der größte Verlust fürs Leben; es verzettelt immer den nächsten Tag, es entreißt die Gegenwart, indem es auf die Zukunft verweist."

Männer kommen oft so erschöpft, körperlich und seelisch heruntergewirtschaftet in meine Sprechstunde. Das erbarmt mich. Das läßt mich an Senecas erschütternde Beobachtung denken: „Was ist der Mensch? Ein zerbrechliches Gefäß, das umhergestoßen; keines heftigen Sturmes bedarf es, und du zerschellst. Wo du anstößt, da fällst du auseinander. Was ist der Mensch? Ein schwacher, zerbrechlicher Körper, nackt, von Natur wehrlos, fremder Hilfe bedürftig, jeder Mißhandlung preisgegeben." Ganz in diesem Sinn hat einer der genialsten Autoren unseres Jahrhunderts, Georges Simenon, in seinen über einhundert „Psycho-Romanen" das Drama

des – meist männlichen – „home nu", des „nackten Menschen", beschrieben.

Männer in der Krise pflegen in der Männergruppe fast
immer nach Normen, sozusagen nach den steinernen Gesetzestafeln Moses' zu fragen, nach denen sie ihre angeschla-
gene Beziehung kitten, den Berufskollaps sanieren oder die
allgemeine Lebenskrise heilen können. Das klingt oft wie
der Schrei nach einer Art Bundesbahnfahrplan des Lebens
mit festen Ankunftszeiten und Anschlüssen, Bahncard und
Vorbestellung. Gibt es diese normativen Instanzen überhaupt? Ich habe meine Zweifel daran. Ich verweise gerne auf
Sokrates, der die Norm des je eigenen Gewissens und des
„daimonion", der Stimme in uns, reklamierte. Oder auf
Immanuel Kant (1724–1804), der bekundete: „Der Ge-
richtshof ist im Innern des Menschen aufgeschlagen." Wir
Männer kommen nicht umhin, uns in unserer anachronistisch gewordenen Geschlechterrolle wie in unserem spirituellen Hunger selbst auf den Weg zu machen. Das nimmt
uns, bei aller Sympathie, keine Frauenbewegung, keine
Alice Schwarzer, keine Partnerin und keine Göttin ab.
Schon vor über zweihundert Jahren hat Kant in seiner un-
sterblichen Antwort auf die Frage seiner preisgekrönten
Schrift „Was ist Aufklärung?" (1783) besonders die männliche Denkfaulheit scharf kritisiert: „Aufklärung ist der
Ausgang des Menschen aus seiner selbstverschuldeten Unmündigkeit. Unmündigkeit ist das Unvermögen, sich seines
Verstandes ohne Leitung eines anderen zu bedienen. Selbst-
verschuldet ist die Unmündigkeit, wenn die Ursache derselben nicht am Mangel des Verstandes, sondern der Entschlie-
ßung und des Mutes liegt, sich seiner ohne Leitung eines
anderen zu bedienen. Sapere aude! Habe Mut, dich deines
eigenen Verstandes zu bedienen, sei also der Wahlspruch der
Aufklärung."

Bei Immanuel Kant finden Max Otto Bruker und ich auch

auf einem tieferen Existenzgrund zusammen. „Zwei Dinge erfüllen das Gemüt mit immer neuer und zunehmender Bewunderung und Ehrfurcht", bekannte der Altmeister der klassischen deutschen Philosophie, „je öfter und anhaltender sich das Nachdenken damit beschäftigt: *der bestirnte Himmel über mir und das moralische Gesetz in mir.*" Beide verknüpfte der Königsberger Denker mit dem Bewußtsein seiner Existenz: „Das erste fängt von dem Platze an, den ich in der äußeren Sinnenwelt einnehme, und erweitert die Verknüpfung, darin ich stehe, ins unabsehlich Große mit Welten über Welten und Systemen von Systemen... Das zweite fängt von meinem unsichtbaren Selbst, meiner Persönlichkeit an und stellt mich in einer Welt dar, die wahre Unendlichkeit hat, aber nur dem Verstande spürbar ist, und mit welcher... ich mich nicht wie dort in bloß zufälliger, sondern allgemeiner und notwendiger Verknüpfung erkenne. Der erstere Anblick einer zahllosen Weltenmenge vernichtet gleichsam meine Wichtigkeit als eines *tierischen Geschöpfs,* das die Materie, daraus es ward, dem Planeten (einem bloßen Punkt im Weltall) wieder zurückgeben muß, nachdem es eine kurze Zeit (man weiß nicht wie) mit Lebenskraft versehen gewesen. Der zweite erhebt dagegen meinen Wert als einer Intelligenz unendlich durch meine Persönlichkeit, in welcher das moralische Gesetz mir ein von der Tierheit und selbst von der ganzen Sinnenwelt unabhängiges Leben offenbart."

Als spirituelles und „intelligibles" Wesen habe ich als Mann (wie als Frau) die Chance und die Pflicht, mich in das Lebensganze einzubinden. Sokrates hat vor der „Omphalophilie", dem verdammten Hang zur „Nabelbeschau", gewarnt. Die Welt, ja unser kleinster sozialer Kosmos von Familie, Freunden, Arbeitsmilieu und Stadtteil lebt von der ökologischen Bedrohung über das soziale Unrecht bis zur Ausländerfeindlichkeit mit von meiner Gleichgültigkeit und

Egozentrik oder von meinem Engagement. Spirituell leben, heißt Distanz vom Alltag und der Profanität zu gewinnen, sich immer wieder neu zu zentrieren und dem Leben achtsam entgegenzutreten. Schlag nach bei Seneca, lieber Leser. „Das Schicksal hat nicht den langen Arm, den man ihm zuschreibt", bilanziert der von Nero nach sokratischer Manier hingerichtete Weisheitslehrer, „es hat nur Gewalt über Menschen, die sich an das Schicksal klammern oder es fürchten. Daher gilt es, Abstand zu gewinnen, indem wir die Natur und uns selbst klar erkennen und bewußt werden, woher wir kamen und wohin wir gelangen wollen, was gut und was schlecht für uns ist. All das lehrt uns die Philosophie als Lebenskunst."

*

„Selbstdenken heißt: den obersten Probierstein der Wahrheit in sich selbst, das ist, in seiner eigenen Vernunft, suchen; und die Maxime, jederzeit selbst zu denken, ist die Aufklärung."

IMMANUEL KANT

Eine Reise von tausend Meilen beginnt mit einem Schritt:
Therapie, Männergruppe, Aufbruch

„Wir sind hier, weil es letztlich kein Entrinnen vor uns selbst gibt. Solange der Mensch sich nicht selbst in Augen und Herzen seiner Mitmenschen begegnet, ist er auf der Flucht. Solange er nicht zuläßt, daß seine Mitmenschen an seinem Innersten teilhaben, gibt es für ihn keine Geborgenheit. Solange er sich fürchtet, durchschaut zu werden, kann er weder sich selbst noch andere erkennen – er wird allein sein."

RICHARD BEAUVAIS, Über Selbsterfahrungsgruppen, 1964

Vor einigen Jahren sang die Schlagersängerin Milva das Lied „Man wird doch nicht als Frau geboren, man wird doch erst zur Frau gemacht." Mir scheint, das gilt fast mehr noch für uns Männer. Der Mann, der ich bin, wurde so nicht geboren, er wurde in einem schmerzhaften Härtedrill dazu gemacht. Die Konditionierung beginnt mit der Mutterablösung und im Kindergarten: „Früh übt sich, was ein richtiger Mann werden will." Sollte ein Mann nicht bereits als Junge das Prügeln, die Mutproben und die Verachtung der Mädchen als „Angsthasen" und „Heulsusen" gelernt haben, spätestens beim Militärdienst erfährt er die negative Initiation in der Männerwelt. „Der Bund macht einen richtigen Mann aus Dir", geben viele Väter ihren Söhnen mit auf den Weg zur Kaserne. Mit der Diskriminierung „schwul" wird dem Jungen alles Weiche und Weibliche fürchterlich ausgetrieben. Mich hat seinerzeit das Schicksal des Vietnam-Soldaten erschüttert, der wegen seiner „ruchbar" gewordenen Homosexualität unehrenhaft aus der US-Army entlassen wurde. Der großartige junge Mann sagte: „Man gab mir einen Orden dafür, daß ich Männer tötete, aber man bestrafte mich dafür, daß ich Männer liebte."

Solange ein Mann sich nicht, wie Wilfried Wieck etwas pointiert formuliert, mit der „Krankheit Mannsein" auseinandersetzt, vermag er nicht zu heilen, zu wachsen, spontaner, lebendiger, glücklicher zu werden. „Können Männer lieben lernen", fragt Wilfried Wieck in seinem gleichnamigen Buch. Er antwortet: „Jeder Mensch ist lernfähig. Wir Männer auch, wenn wir nur lernen wollen." Ein Weg dazu ist der Weg in eine Therapie. Wenn nämlich die männlichen Lebensprobleme sich in Beziehung, Beruf und Selbstwertgefühl allzusehr angehäuft haben. Männer scheuen, im Gegensatz zu den Frauen, in ihrer überwiegenden Mehrheit diesen Weg. Die Seelenarbeit mit einem Therapeuten empfinden sie als intellektuelles Waterloo und Eingeständnis eigener Kapitulation: Mann ist stark und kein weinerlicher Seelenheini! Männer sind darüber hinaus, wie ich selbst und in Rücksprache mit anderen Therapeuten erfahren habe, eher geizig, wenn es um die eigene Finanzierung einer Lebensberatung oder Kurztherapie geht – lieber geben sie tausende Mark für ein Auto oder die neue Hi-Fi-Anlage aus...

Natürlich stellt sich für den Mann das Problem, einen guten und für ihn vertrauenswürdigen Therapeuten zu finden. Hier solltest du dich, lieber Leser, auf dein Gefühl verlassen. Nach den herkömmlichen Usancen bieten Therapeuten und Therapeutinnen das Erstinterview kostenlos an. Hier ist es gut, wenn du deine Eindrücke aus dieser Stunde unbefangen prüfst: Habe ich mich verstanden gefühlt? Tut mir der Therapeut gut? Ist er takt- und liebevoll? Konnte ich meine Gefühle äußern? Bedrängt er mich? Läßt er mir Zeit? Ist der Therapeut mir sympathisch, auch körperlich und in seiner Ausstrahlung? Finde ich ihn klug? Warmherzig? Wenn das Erstgespräch Unruhe in dir auslöst, nimm eine zweite Stunde, um deine Eindrücke zu überprüfen und setze gegebenenfalls deine Suche weiter fort, bis du dir bei einem Therapeuten/Therapeutin sicher bist. Prüfe auch sorgfältig die Frage: Willst du deine Probleme lieber mit einem Mann oder einer Frau klären? Für beide Entscheidungen gibt es triftige Gründe. Natürlich gibt es bei den Psychotherapeuten, genauso wie bei den Ärzten, feine Menschen wie Kotzbrocken.

Im Zweifelsfall gilt: Lieber keine Therapie als eine schlechte Therapie. Versuche, eine längere Therapie über deine Krankenkasse zu finanzieren, indem du dich von einem Arzt an einen „kassenfähigen" Therapeuten delegieren läßt. Da Seelengesundheit das höchste Gut ist, plädiere ich persönlich auch, wenn es anders nicht geht, für eine private Finanzierung der Therapie. Hier bietet sich vor allem der Weg der Gruppentherapie an. Sie ist preiswert und reicht von der einmaligen Wochenendgruppe bis zum Fünf- oder Acht-Wochenende-Zyklus in der vertrauten Gruppe. Gerade die Gruppe beschenkt dich mit liebevoller Akzeptanz wie kraftvoller Konfrontation, intensivem Gefühlserleben und Ermunterung zur Nachreifung durch Ausprobieren neuer Lebensschritte.

Worum geht es in der Männertherapie? Eigentlich um alles, was uns Männer beschwert und was uns gut tut, um unsere Defizite und Ressourcen also: die Begegnung mit dem kleinen Jungen in mir. Meiner Spontaneität, Lebensneugier, Zartheit, Verspieltheit, Verletzung, Sehnsucht, kurz meinem verschütteten lebendigen Selbst. Es geht um inneres Wachstum, Reifen, Schmerz und Liebesfähigkeit, um das Niederreißen meiner „figura" (C. G. Jung), meiner sozialen Fassade. Es geht um die Wiedergewinnung meines Lebensmuts und, um Hermann Hesse zu wiederholen, um „Eigen-Sinn" zum selbstbestimmten Leben.

Dieser „Eigen-Sinn" mag für den einen Mann das Verlassen einer Beziehung, eines Berufs, einer Heimat bedeuten, für den anderen das Risiko zu Konflikt und Widerspruch in

Partnerschaft und Lebenssphäre. Das macht Angst. Es wird leichter durch wohlwollende Begleitung und konstruktive Anstöße. In den Männer-Selbsterfahrungsgruppen weinen Männer oft. Das nicht mehr Erträgliche in ihrem Leben oder die lange verdrängte Erinnerung an Böses in Kindheit, Jugend und Ehe tut ihnen weh. Als einmal ein Mann in einer Lahnsteiner Männergruppe stockend darüber berichtete, daß er als Kind von seinem Vater regelmäßig mit der Hundepeitsche gequält wurde („Hol' die Peitsche, du weißt ja, wo sie hängt!"), da brachen die meisten der Gruppenteilnehmer in Tränen aus oder gerieten in Wut – alle kannten diese barbarischen Stigmata männlicher Gewalt am eigenen Leib.

Aber in den Männergruppen wird auch herzbefreiend und erlösend gelacht, über Sexualität, Ängste und Verborgenes radikal ernsthaft gesprochen und die wölfische Einsamkeit männlicher Panzerung durchbrochen. Wenn Männer bei uns das Grimmsche Märchen „Hans mein Igel" (als die Botschaft des Ausbruchs aus der männlichen Einigelung durch das Fallenlassen in die Liebe) gemeinsam erarbeiten oder sich in der Intimität einer „apostolischen Fußwaschung" oder einer Körperübung bei sanfter klassischer Meditationsmusik begegnen, dann treten sie ein in den Prozeß der Entpuppung vom Kokon zum leuchtkräftigen „Schmetterling".

Therapeutische Männergruppen sind offen für alle Herzensregungen und „Anormalitäten". Sie kommen ohne scheinheiliges Geschwätz und Bevormundung aus. Die Gruppe selbst gibt für den Betroffenen eine Fülle unermeßlich wichtiger, klarer und tiefgefühlter Rückmeldungen. Denn jeder Mann trägt, wie gepanzert auch immer, ein Meer von Liebe und einen Kosmos von – oft leidvoll erworbenen – Erfahrungen in sich. Liebe ist auch das letzte Geheimnis aller Therapie. Unersetzlich ist, daß sich die Männer in den Selbsterfahrungsgruppen dabei körperlich berühren, das reiche Spektrum der Sinnenhaftigkeit auch zwischen Männern erleben und damit ganzheitlich werden. Mein therapeutischer Lehrmeister Max Otto Bruker wird nicht müde, zu betonen, daß das Wort „behandeln" auf die Hand und das liebevolle Handanlegen verweist. Ich bin zwar philosophisch ein säkulärer Denker, aber die humane Botschaft des Menschen Jesus fasziniert mich. Dieser Jesus hat, wie Eugen Drewermann in „Das Markus-Evangelium" (Walter Verlag) so scharfsinnig deutet, den von allen gemiedenen und damit seelisch verödeten Aussätzigen nicht durch Hokuspokus oder fromme Tiraden geheilt, sondern liebend, das heißt durch „das Anrühren, die sanfte neuanhebende, vorsichtige Form erster Kontaktaufnahme" (Drewermann). Nicht zufällig umarmen wir uns in den Selbsterfahrungsgruppen so oft und so innig. Wir alle sind in gewissem Sinn und in bestimmten Lebenssituationen „Aussätzige", die nach Berührung und wärmender Annahme hungern.

Männer brauchen dringend „Enthärtung". Das leistet eine gut geleitete Selbsterfahrungsgruppe. Das eigene Selbst, nicht der Therapeut heilt. Der „innere Arzt" in jedem Mann ist durchaus in der Lage, die Wege seiner Heilung selbst herauszufinden. Ich staune immer wieder, wie vital, wie einzigartig liebenswert jeder, ausnahmslos jeder Teilnehmer einer Gruppe ist, sobald er offen in den Kontakt mit seiner Seele tritt. In der Gruppe geschehen „Wunder". Ein Teilnehmer spürt plötzlich: „Ich bin, was immer ich mit mir herumtrage, nicht allein. Die anderen haben ähnliche Probleme." Goethe sagt im Faust I: „Wer es nicht gefühlt, wird es nicht begreifen."

Wer einmal in einer Selbsterfahrung in die Tiefe seines Selbst hinabgestiegen ist und den „Dreißigjährigen Krieg" mit sich mit einem „Westfälischen Friedensschluß" beendet hat, der geht künftig mit sich achtsamer um. Ich selbst kann als Therapeut, neben der gediegenen handwerklichen Seite, nur die Erfahrung meiner eigenen Bedürftigkeit, meiner erlebten Demütigungen, Partnerschaftskonflikte, meiner Tiefenängste und, drastisch ausgedrückt, meiner eigenen „Scheiße im Kopf" einbringen. Meine Lebensfreude auch und mein unruhiges Herz. Beides gilt: „Der Mensch ist dem Menschen Wolf". Aber auch: „Der Mensch ist dem Menschen Medizin."

Manchmal kommen mir selbst die Tränen, wenn ich in einer Selbsterfahrungsgruppe einen Mann zum ersten Mal in seinem Erwachsenenleben weinen oder zu seiner Wahrheit durchbrechen sehe. Vielleicht darf ich ein Erlebnis unter vielen berichten, das mir besonders unter die Haut ging. Da war ein Mann, nennen wir ihn Michael, der bekannte den anderen Männern in der Runde unter großen Hemmungen: „Ich habe ein Geheimnis, das bis heute nur ganz wenige wissen durften. Ich maskiere mich. Ich trage nämlich ein großes Toupet, weil ich mit zwanzig Jahren eine Glatze bekam. Als mir die Haare ausfielen, ließen meine Eltern durchblicken, ich sei häßlich. Abstehende Ohren habe ich auch noch. Vielleicht habe ich den Mut, das Toupet hier bei Euch im Laufe des Wochenendes abzulegen." Er tat es einen Tag später. Die Männer umarmten den „Glatzkopf-Michael" spontan. Wir waren ergriffen von seiner Wahrhaftigkeit. Nunmehr sah Michael lebendig, strahlend wie ein Junge und „echt" aus. Ich fragte die Männer und mich: „Wo ist unsere ‚Glatze'? Wo ist unser Geheimnis, das wir aus Scham verbergen?" Dann sprachen wir, wohl zum ersten Mal im Leben, das aus, wofür wir uns jeder am meisten schämten, was wir am mühsamsten kaschierten. Und die Wahrheit befreite uns! Ich empfinde tiefe Achtung vor Männern, die an einem solchen Wochenende das Schwerste wagen – sich selbst ganz unmaskiert und seelisch nackt zu begegnen. Die männliche Arbeit am Charakter ist allerdings nicht als Schnellbleiche und in einem „Wilde-Mann"-Wochenendkurs im Wald und in der Schwitzhütte zu haben.

Seelenarbeit verlangt Geduld und Zähigkeit. Aber sie ist mit dem Besuch einer Selbsterfahrungsgruppe anzufangen. „Eine Reise von tausend Meilen", bemerkt Laotse in seinem Philosophenwerk „Tao Te King" vor 2500 Jahren, „beginnt mit einem Schritt".

Auch wenn viele Männer immer noch hochgradig therapieresistent sind, so kommen sie doch mit wachsendem Enthusiasmus zu unseren Männer-Selbsterfahrungsgruppen, oft auch auf Einladung ihrer Frauen oder Freundinnen. Die Männer-Kurse sind meist auf ein halbes Jahr ausgebucht. Wir lieben die Männer, die zu uns in den lichten Ökobau auf der Lahnhöhe, das „Dr. Max Otto Bruker Haus" mit seinem Grasdach, Sonnenkollektoren und Bioteichen, kommen. Wir geben ihnen nur einen freundschaftlichen Schubs. Wir bezeichnen sie nicht als „Klienten". Es sind Menschen, kostbar und liebenswert. Wir mögen diese Männer, weil sie Menschen sind: Freudig, hundetraurig, mutlos, bockig, illusionär, gläubig, atheistisch, wütend, optimistisch, wild, bizarr, witzig, still, erotisch, tote Hose, frech, skeptisch, lebendig. Wie wir. „Es gehört zum Begriff des Lebendigen", betont Nietzsche (in „Wille zur Macht"), „daß es wachsen muß". Und: „Eine Schlange, die sich nicht häutet, stirbt."

Männer leben in der Arbeitswelt in Konkurrenz miteinander. In Männergruppen realisieren sie dagegen für sich die Chance, jenseits von Softiegehabe und Larmoyanz, ihre weiblichen Anteile und das Verbindende zwischen Mann und Mann zu entdecken und in ihre Persönlichkeit zu integrieren. Diese Häutung, dieses Überwinden der Angst des Mannes vor dem Mann, kann jedoch auch und ohne einen Pfennig zu kosten, in einer der Männergruppen von örtlichen Männerbüros geschehen. Zu Beginn, also vor rund zwanzig Jahren, als Reaktion auf die Frauenbewegung entstanden und von der Presse als „Dschangos Kuschelecke" verbellt, haben Männergruppen vor allem in den Großstädten heute ihren zwar immer noch marginalen, aber gefestigten Platz. Wo es kein Männerbüro gibt, lohnt es sich, kurzerhand eine Männergruppe zu gründen.

Dabei sind jedoch wichtige Dinge zu beobachten, sonst geht man(n) fast zwangsläufig baden. Ich habe selbst, bevor ich zum Düsseldorfer Männerbüro kam, zweimal damit Schiffsbruch erlebt. Die erste Männergruppe wollten mein Bekannter Ulrich und ich Ende der 70er Jahre gründen. Wir fanden einen dritten Mann und begannen ohne jedes Konzept. Wir trafen uns alle vierzehn Tage an einem Abend. Wir starben fast vor Verlegenheit, worüber wir denn nun sprechen sollten. Also kochten wir drei erst einmal ausgiebig. Das Festmahl wurde bei jedem Abend länger, die eigentlichen Gespräche immer kürzer. Wir hatten die Hosen voll vor Angst, uns wirklich zu offenbaren; ich wohl am meisten. Die Peinlichkeit unserer Treffen verstarb dann friedlich an der Fehldiagnose „Terminmangel". Die nächste, privat ins Leben gerufene Männergruppe war schon professioneller. Diesmal waren wir acht Männer, mehrere davon therapieerfahren; die Abende, wieder zweiwöchentlich, wurden durch Themenvorgaben strukturiert. Wir sprachen viel über uns und unseren männlichen Werdegang. Aber zwei Dinge scheuten wir wie der Teufel das Weihwasser: Übungen der körperlichen Berührung und damit ein Herausgehen aus der reinen Verbalität, sowie starkes affektives Äußern unserer Empfindungen. Die Scheu war so stark, daß die Gruppe an einer läppischen Terminfrage, der Organisierung eines Treffens in meinem Wochenendhaus, zerbrach, in Wahrheit an der Angst, in dieser seelischen Klausurtagung Farbe bekennen zu müssen. Auch diesmal hatte ich an der Unstimmigkeit und dem Trennungsanlaß maßgeblichen Anteil.

Was soll man bei der Gründung einer neuen Männergruppe also berücksichtigen? Erst einmal, wenn es geht, für den Einstieg bzw. die Gründungsphase Hilfe holen, entweder einen Gruppenleiter aus einem Männerbüro (der fährt gegebenenfalls auch zwei-, dreimal in die Provinz) oder von einem Gruppen- resp. Männertherapeut (der dann etwas kostet). Diese Hilfestellung ist nur für die ersten Stunden nötig, später genügt, wenn die Lage in der Gruppe einmal kritisch oder spannungslos werden sollte, eine sogenannte Supervision, also eine gelegentliche Begleitung der Gruppe durch einen „Fachmann". Der weist dann auf Gruppenkonflikte, Unausgesprochenes, zu Klärendes hin. Dann einen sicheren Raum – Gemeinde, Kirche, Begegnungszentrum usw. – organisieren, möglichst kostenlos. Häufiger Raumwechsel destabilisiert eine Gruppe. Die Sitzungen sollten möglichst auch in einem neutralen Raum, nicht in einem Privathaushalt stattfinden. Sich auf einen Rhythmus „einmal wöchentlich am gleichen Abend" einigen. Der Zwei-Wochenrhythmus zerreißt bereits bei einmaligem Fehlen eines Teilnehmers empfindlich Kontinuität und Konsistenz der Gruppe.

Unabdinglich ist das strikte Einhalten der zehn Gruppenregeln, da sie der Gruppendynamik und männlichen Identitätssuche einen stüzenden Rahmen geben.

Regel 1: Jeder Abend beginnt und endet mit einem „Blitz". Jeder Teilnehmer teilt in Telegrammform mit, wie es ihm innerlich geht, was ihn freut, bedrängt bzw. was am Ende der maximal zweistündigen Sitzung in ihm als Gefühl und Fazit verbleibt.

Regel 2: Jeder ist für sich selbst verantwortlich. Sprich oder schweige, wann du willst. Schaffe dir selbst Raum für dein Aussprechbedürfnis, schiebe dein Schweigen nicht auf einen anderen, „vorlauten" Mann.

Regel 3: Sprich nicht mit der Floskel „man", sondern immer in der „Ich"-Form.

Regel 4: Leite eine Frage damit ein, indem du erklärst,

was sie für dich bedeutet („Wie ist das mit dem guten Sex in der Ehe, bei mir ist tote Hose?")

Regel 5: Wenn mehrere gleichzeitig sprechen, muß die Gruppe sich über das vordringliche Thema einigen. Damit wird verhindert, daß sich ständig die „Vielredner" durchsetzen. Es darf immer nur einer auf einmal reden, die anderen hören zu.

Regel 6: Aktuelle Störungen („Meine Frau hat mir heute gesagt, daß sie mich verlassen will") haben absoluten Vorrang.

Regel 7: Vermeide Interpretationen anderer („Du bist ein Schwächling gegenüber deinem Chef"), sondern teile statt dessen deine persönliche Wahrnehmung mit („Ich empfinde dich als chronisch liebenswürdig, das ist schön, aber kannst du dich damit im Leben durchsetzen?")

Regel 8: Nur reden gilt nicht. In Körperübungen, Blindenspiel, Fallen lassen, Berührung, Massage, Tanz, Psychodrama, Imaginationsreisen, Meditation, Rollenspielen, gemeinsamen Ausflügen erleben sich die Gruppenteilnehmer emotional und körpernah.

Regel 9: Die Gruppe sollte, im rollierenden System, jeden Abend ein Mitglied mit der Sitzungsleitung beauftragen.

Regel 10: Alles, was in der Gruppe geschieht und besprochen wird, bleibt vertraulich und wird nicht nach außen getragen.

Zur Gruppenleitung ist zu sagen: Jedes Gruppenmitglied sollte alle paar Wochen diese Rolle übernehmen, am besten der Reihe nach. Der Leiter sollte die Sitzung vorbereiten, zum Beispiel einen griechischen Tanz, eine Kurzmeditation (etwa: Wie erinnere ich meinen Vater? Wie ist mein Frauenbild von früh an?), eine Massage anbieten, auch wenn der Abend seinen eigenständigen Verlauf nimmt. Der Leiter bleibt unbeteiligter Beobachter. Er steigt nicht emotional in das Thema resp. den Konflikt ein, damit die objektivierende Begleitung gewährleistet ist. Er übernimmt die Verantwortung für den formalen Ablauf und achtet, daß die Männer beim Thema, vor allem aber bei ihren Gefühlen bleiben; sonst entsteht eine verkopfte Stammtischatmosphäre. Der Leiter zeigt Störungen auf („Du machst so ein trauriges Gesicht, finde ich. Wie geht es dir heute?") und achtet auf die Einhaltung der Gruppenregeln. Der Leiter führt das Ergebnis oder „Nicht-Ergebnis" des Abends zusammen, indem er Konsens oder Dissens darstellt und die Rückmeldungen der Gruppe, das „feed back", erbittet. Für die Körper- und Kommunikationsübungen empfiehlt sich die Anschaffung und Durcharbeitung eines psychologischen Übungsbuches. Ich habe gute Erfahrungen mit dem gestalttherapeutischen Werk „Die Kunst der Wahrnehmung" von J. O. Stevens (Christian Kaiser Verlag), einem preiswerten und materialreichen Paperback, gemacht.

Wichtig für eine gute Männergruppenarbeit ist die Klärung der Motivation jedes einzelnen und des Themenkatalogs, den alle zu besprechen und gemüthaft zu erfahren wünschen. Im Männerbüro Düsseldorf teilen wir oft zu Beginn einer neuen Männer-Selbsterfahrungsgruppe einen Zettel mit der Überschriftfrage aus: „Was ist für mich in der Gruppe wichtig, um mich mit ihr identifizieren zu können?" Es folgen mehrere anzukreuzende Fragen:

1) Ich möchte dort eine feste Beziehung aufbauen können.
2) Ich möchte mit der Gruppe etwas für andere tun.
3) Ich möchte in der Gruppe meine persönlichen Probleme besprechen können.
4) Ich möchte mit der Gruppe eine gemeinsame Sache erarbeiten.
5) Ich möchte, daß wir gemeinsam Spaß haben.

264

5) Ich möchte, daß wir auch außerhalb der wöchentlichen Zusammenkünfte Zeit miteinander verbringen, zum Beispiel im Urlaub.

Weiter pflegen wir an einem der ersten Abende eine Themensammlung vorzunehmen, um Anhaltspunkte für die weitere Gestaltung zu bekommen. Jede Männergruppe hat erfahrungsgemäß ihre eigene Thematik, Schwerpunkte, geistige Physiognomie, Lebendigkeit und Individualität. Das Problem der Männer ist, daß sie keine Probleme haben dürfen – hier kommen sie zur Sprache. Typische Themen sind: Wie wurde ich zu dem Mann, der ich heute bin? Wie war mein Vater? Wie war meine Mutter? Mein Männerbild? Mein Frauenbild? Mein Modell von Partnerschaft? Zweierbeziehung oder Alternative? Treue und Lust? Sexualität? Homosexuelle Impulse? Nähe und Distanz? Zärtlichkeit, Kontakt, Körperverständnis? Gewalt? Männliche Stärke und männliche Schwäche? Meine Ängste? Meine Minderwertigkeitskomplexe? Meine Angeberei? Meine Liebenswertigkeit? Mein Umgang mit Aggressionen? Konfliktfähigkeit? Abhängigkeit und Loslassen können? Meine Angst vor dem Alleinsein? Arbeit und Arbeitssucht? Kann ich meine Gefühle äußern? Männerfreundschaft – warum habe ich keinen Freund? Wie gewinne ich einen Freund? ...

Die Kraft von Gruppen, auch der sogenannten nichttherapeutischen, ist, wie ich über hundert Mal spürte, erschütternd. Sie ist kathartisch (reinigend), nährend und im Wortsinn bewegend. Jede gute Gruppe hat im Prinzip therapeutischen Effekt. Richard Beauvais' Wort über Selbsterfahrungsgruppen, ursprünglich im Kontext der Arbeit mit Alkoholkranken entstanden, gilt noch heute: „Wir sind hier, weil es letztlich kein Entrinnen vor uns selbst gibt ... Wo können wir einen solchen Spiegel finden, wenn nicht in unseren Nächsten. Hier in der Gemeinschaft kann ein Mensch erst richtig klar über sich werden und sich nicht mehr als den Riesen seiner Träume oder den Zwerg seiner Ängste sehen, sondern als Mensch, der – Teil eines Ganzen – zu ihrem Wohl seinen Beitrag leistet. In solchem Boden können wir Wurzeln schlagen und wachsen; nicht mehr allein – wie im Tod –, sondern lebendig als Mensch unter Menschen."

Lieber Leser und Geschlechtsgenosse, der du mir den langen Weg in die Seelenlabyrinthe „reiner Männersache" gefolgt bist, ich möchte dich zum Aufbruch ermuntern. Das kann für dich der Weg der therapeutischen Erkundung oder das Einlassen auf liebevolle Lebensberatung oder auf eine Männergruppe in deiner Stadt sein, aber auch dein Insichgehen und Erproben neuer Lebensschritte in Partnerschaft, Vaterschaft, Beruf und Freundeskreis. Natürlich liebe ich als Gestalttherapeut und Lebensberater besonders die Selbstheilungskraft therapeutischer Begegnungen in der Einzelsprechstunde, den Männergruppen oder den gemischten Frauen-Männer-Gruppen.

Ich möchte zum letzten Mal Hermann Hesse zitieren, der selbst, wiederholt am Abgrund des Suicids hangelnd, die Seelenarbeit der Psychotherapie für sich fruchtbar machte. In seinem Essay „Künstler und Psychoanalyse" empfahl Hesse 1918: „Wer den Weg der Analyse, das Suchen seelischer Urgründe aus Erinnerungen, Träumen und Assoziationen, ernsthaft eine Strecke weit gegangen ist, dem bleibt als bleibender Gewinn, das, was man etwa das innigere Verhältnis zum ‚eigenen Unbewußten' nennen kann. Er erlebt ein wärmeres, fruchtbareres, leidenschaftlicheres Hin und Her zwischen Bewußtem und Unbewußtem; er nimmt von dem, was sonst ‚unterschwellig' bleibt und sich nur in unbeachteten Träumen abspielt, vieles mit ans Licht herüber." Hesse spricht mit Achtung von den Ergebnissen der Psychotherapie „für das Ethische, für das persönliche Gewissen". Hesse wörtlich: „Sie fordert eine Wahrhaftigkeit gegen sich selbst, an die wir nicht gewohnt sind. Sie lehrt uns, das zu sehen, das anzuerkennen, das zu untersuchen und ernst zu nehmen, was wir gerade am erfolgreichsten in uns verdrängt hatten, was Generationen unter dauerndem Zwang verdrängt hatten."

Ergänzen wir: Was Generationen von Männern unter dauerndem Eigenzwang verdrängt haben. Der Therapeut Karlfried Graf Dürkheim kritisierte einmal grundsätzlich das System der Männerherrschaft, das Herrschende und Beherrschte bis heute verstümmelt, mit den Worten: „Die westliche Kultur ist eine Kultur des männlichen Geistes. Die einseitige Entwicklung und Bezeugung männlicher Gaben bedeutet zugleich die Vernachlässigung, wenn nicht Unterdrückung der weiblichen Potentiale... Wo der Mensch mehr oder weniger nur um seiner Leistung willen gewürdigt wird, die objektiv feststellbare und meßbare Resultate zeitigt, wird die Welt des Gemüts, der inneren Gestimmtheit, der Gefühle verdrängt."

Dort, wo wir Männer auf- und ausbrechen aus dem Männerghetto, dort realisieren wir hohen existentiellen Mehrwert. Das erfahre ich an mir selbst und in der Arbeit mit Männern. Ich bin gerne ein Mann. Ich liebe Männer. Ich habe keine Angst, daß dieser Satz Mißverständnisse auslöst. Ich liebe die Energie, den Witz, den Einfallsreichtum vieler Männer, ihre Fähigkeit, sich besessen an eine Arbeit, ein Hobby oder Sport zu verschwenden. Ich schätze männliches Leistungsvermögen, Phantasie, die bubenhafte Freude an Streichen, Schabernack und Allotria, männliche Zähigkeit, Tiefe, Väterlichkeit und Großzügigkeit.

Ich darf am Ende einer Frau, meiner klugen, gefühlsstarken Schwester Dr. Maria Theresia Jung, die als klinische Psychologin und Therapeutin die Frauengruppen im „Dr. Max Otto Bruker Haus" leitet, das Wort geben: „Was für ein Mut gehört dazu, was ist das für eine kühne Leistung,

wenn wir mit unserer individuellen ‚Seelenarbeit‘ die Auf-
räumarbeit beginnen, die weit über das Private und Individuelle hinaus ja fast immer auch ein Stück Veränderungsar-
beit an patriarchalischen Strukturen in uns und in unseren
Beziehungen ist.“

Packen wir es an, Mann! Als bewegter, in Bewegung
gekommener Mann lebt und liebt es sich leichter. Es lebt
sich weicher und frecher, offener und lebensverliebter, erd-
verbundener, ökologischer und friedlicher. „Helden“ hatten
wir genug. „Ein Mann der Tränen streng entwöhnt, / Mag
sich ein Held erscheinen“, heißt es in Goethes „Zahme
Xenien“, „Doch wenn’s im Innern sehnt und dröhnt, / Geb
ihm ein Gott – zu weinen“. Ob unser schöner blauer Planet
überlebt, hängt entscheidend davon ab, ob wir den Männ-
lichkeitswahn von Aggressivität, Gefühlsstau und technolo-
gischer Omnipotenzphantasie überwinden.

Wie gesteht doch Solal, der Held in Albert Cohens, vielleicht tragikomischster Männer-Trilogie der Weltliteratur,
„Solal“, einem Geschlechtsgenossen so scharfsinnig: „Ich
will dir ein Geheimnis verraten – es ist leicht, männlich zu
sein; es ist schöner, menschlich zu sein.“

Mahnung an C.

Geh sorgsam mit dir um,
dich kann's nur einmal geben
und auch nur kurz
man darf dich nicht verbrauchen
wie einen Rohstoff.
Du bist kein Produkt.
Entzieh dich der Statistik,
du bist wichtig.
Bewahre dich,
weiche der Härte aus,
verweigere dich
den Überflüssigkeiten.
Gib deine Antwort selbst,
stell selber deine Fragen,
gib acht auf dich,
dich gibt es nur einmal.

Heinz Kahlau

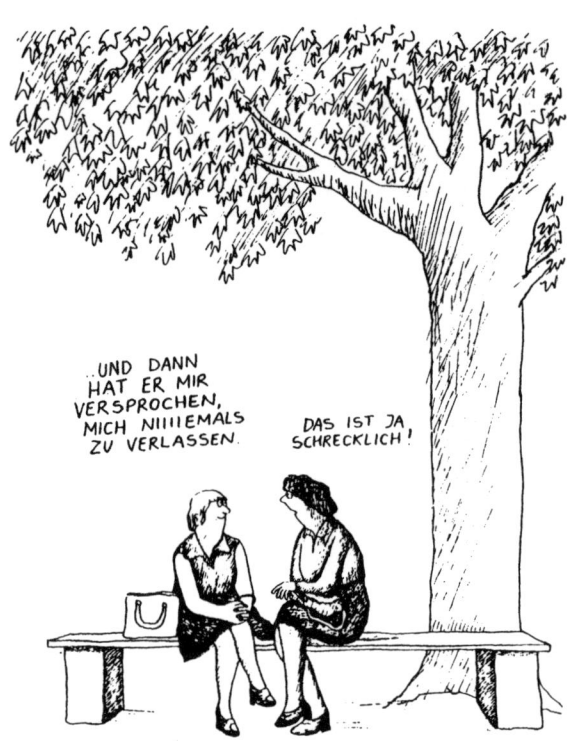

Literaturhinweise

Astrachan, Anthony: Wie Männer fühlen. Ihre Reaktionen auf emanzipierte Frauen, München 1992

Badinter, Elisabeth: Die Identität des Mannes, München 1993

Barth, Eberhard/Strauß, Bernhard: Männer & Verhütung. Ergebnisse einer Untersuchung und Überlegungen zur Entwicklung von Empfängnisverhütung, Braunschweig 1986

Beck Ulrich/Beck-Gernsheim Elisabeth: Das ganz normale Chaos der Liebe, Frankfurt 1990

Bly, Robert: Eisenhans. Ein Buch über Männer, München 1991

Broek, Jos van den: Verschwiegene Not: Sexueller Mißbrauch an Jungen, Zürich 1993

Bruker, Max Otto: Unsere Nahrung unser Schicksal, Lahnstein 1993, 25. Auflage

ders.: Lebensbedingte Krankheiten, Lahnstein 1990, 10. Auflage

Bruker, Max Otto/Gutjahr, Ilse: Reine Frauensache, Lahnstein 1993, 2. Auflage

Bolen, Jean Shinodas: Götter in jedem Mann. Besser verstehen, wie Männer leben und lieben, Basel 1991

Buddenberg, Claus: Sexualberatung. Eine Einführung für Ärzte, Psychotherapeuten und Familienberater, Stuttgart 1987

Cocteau, Jean: Briefe an Jean Marais, Hamburg 1989

Colman, Arthur und Libby: Der Vater. Veränderungen einer männlichen Rolle, München 1991

Dannecker, Martin: Das Drama der Sexualität, Hamburg 1992

Dworkin, Andrea: Pornographie. Männer beherrschen Frauen. Mit einem Vorwort von Alice Schwarzer, Frankfurt 1990

Fischedick, Heribert: Der Weg des Helden. Selbstwerdung im Spiegel biblischer Bilder, München 1992

Flach, Frederic F.: Depression als Lebenschance. Seelische Krisen und wie man sie nutzt, Reinbeck 1992

Franz, Marie Louise von: Der ewige Jüngling. Der puer aeternus und der kreative Genius im Erwachsenen, München 1987

Freud, Sigmund: Drei Abhandlungen zur Sexualtheorie, Frankfurt 1961

Friday, Nancy: Die sexuellen Phantasien der Männer, Reinbeck 1991

Fings, Liebesdinge. Bemerkungen zur Sexualität des Mannes, Reinbeck 1984

Gilmore, David D.: Mythos Mann. Rollen, Rituale, Leitbilder, München 1991

Gambaroff, Marina: Utopie der Treue, Reinbeck 1984

Gehrke, Claudia/Schmidt, Uwe: Jahrbücher der Erotik I.ff., Tübingen 1988 ff.

Gibran Kahlil: Der Prophet. Wegweiser zu einem sinnvollen Leben, Freiburg/Breisgau 1976

Glöer, Nele/Schmiedeskamp-Böhler: Verlorene Kindheit. Jungen als Opfer sexueller Gewalt, München 1990

Goldberg, Herb: Der verunsicherte Mann. Wege zu einer neuen Identität aus psychotherapeutischer Sicht, Reinbeck 1979

ders.: Man(n) bleibt Mann. Möglichkeiten und Grenzen der Veränderung, Reinbeck 1986

Gustafsson, Lars H.: Wir Väter. Was Männer an ihren Kindern haben und Kinder von ihren Vätern brauchen, Stuttgart 1993

Haass, Peter: Im Paradies läßt's sich nicht leben. Die Illusion der perfekten Partnerschaft, Düsseldorf 1993

Hackethal, Julius: Der Meineid des Hippokrates. Von der Verschwörung der Ärzte zur Selbstbestimmung des Patienten, Bergisch Gladbach 1992

Haynes, John M. u. a.: Scheidung ohne Verlierer. Ein neues Verfahren, sich einvernehmlich zu trennen. Meditation, München 1993

Hell, Daniel: Welchen Sinn macht Depression? Ein integrativer Ansatz, Reinbek 1992

Herrmann, Horst: Die Angst der Männer vor den Frauen, Hamburg 1989

ders.: Vaterliebe. Ich will ja nur dein Bestes, Reinbek 1980.

Hesse, Hermann: Eigensinn. Autobiographische Schriften, Reinbek 1981

Hollstein, Walter/Jaeggi, Eva: Wenn Ehen älter werden. Liebe, Krise, Neubeginn, München 1985

ders.: Nicht Herrscher, aber kräftig. Die Zukunft der Männer, Hamburg 1988

ders.: Die Männer. Vorwärts oder zurück?, Stuttgart 1990

ders.: „Machen Sie Platz mein Herr!" Teilen statt Herrschen, Reinbek 1992

ders.: Der Kampf der Geschlechter, München 1993

Hülsemann, Irmgard: Ihm zuliebe? Abschied vom weiblichen Gehorsam, Stuttgart 1988

Jellouschek, Hans: Die Kunst als Paar zu leben, Stuttgart 1992

Jokisch, Rodrigo (Hrsg.): Mann-Sein. Identitätskrise und Rollenfindung des Mannes in der heutigen Zeit, Reinbek 1985

Jung, Carl Gustav: Typologie, Stuttgart 1990

ders.: Das C. G. Jung Lesebuch. Ausgewählt von Franz Alt, Freiburg/Breisgau 1983

Jung, Mathias/Jung, Katharina: Die aufgekratzte Seele. Neurodermitis, Stuttgart 1991

Jung, Mathias (Hrsg.): Männer lassen Federn. Unbelehrbar oder im Aufbruch? Reinbek 1992

ders.: „... die höchste Arznei aber ist die Liebe". Ein Max-Otto-Bruker-Lesebuch, Lahnstein 1992

ders.: Sokrates oder Die Norm meines Gewissens (Tonkassette über emu Verlag), Lahnstein 1992

ders.: Seneca oder Die Freude des Augenblicks (Tonkassette über emu Verlag), Lahnstein 1993

ders.: Augustinus oder Die Ergriffenheit (Tonkassette über emu Verlag), Lahnstein 1993

Karatepe, Haydar/Stahl, Christian (Hrsg.): Männersexualität, Reinbek 1993

Kafka, Franz: Brief an den Vater. In: Hochzeitsvorbereitungen auf dem Lande und andere Prosa aus dem Nachlaß, Frankfurt 1976

Kast, Verena: Trauern. Phasen und Chancen des psychischen Prozesses, Stuttgart 1982

Keen, Sam: Feuer im Bauch. Über das Mann-Sein, Bergisch Gladbach 1992

ders.: Es lohnt sich nur der Weg nach innen. Über das kreative Potential der Langeweile, Hamburg 1993

Klein, Marty: Über Sex reden. Heimliche Wünsche, verschwiegene Ängste, Reinbek 1991

Kraushaar, Elmar/Grimme Matthias T. J. (Hrsg.): Die ungleichen Brüder. Zum Verhältnis zwischen Schwulen und heterosexuellen Männern, Reinbek 1988

Lowen, Alexander: Der Verrat am Körper. Der bioenergetische Weg, die verlorene Harmonie von Körper und Psyche wiederzugewinnen, Reinbek 1982

Miller, Stuart: Männerfreundschaft, München 1986

Mitscherlich, Alexander: Auf dem Weg zur vaterlosen Gesellschaft, München 1963

Moeller, Michael Lukas: Die Wahrheit beginnt zu zweit. Das Paar im Gespräch, Reinbek 1992

ders.: Die Liebe ist das Kind der Freiheit, Reinbek 1986

Monik, Eugen: Die Wurzeln der Männlichkeit. Der Phallus in Psychologie und Mythologie, München 1990

Moore, Robert/Gillette, Douglas: Könige, Krieger, Magier, Liebhaber. Die Stärken des Mannes, München 1992

McNeill, John, J.: „Sie küßten sich und weinten.." Homosexuelle Frauen und Männer gehen ihren spirituellen Weg, München 1993

Nietzsche, Friedrich: Wie man wird, was man ist. Ermutigung zum kritischen Denken. Hrsg. v. Ursula Michels-Wenz, Frankfurt 1988 (Die im Buch verwandten Zitate entstammen dem Gesamtwerk; dieses Büchlein bietet eine Einführung)

Nitzschke, Bernd: Männerängste, Männerwünsche, München 1984

Nuber, Ursula: Die verkannte Krankheit Depression, Stuttgart 1991

Pflüger, Peter Michael (Hrsg.): Der Mann im Umbruch. Patriarchat am Ende, Freiburg/Breisgau 1989

Pedersen, Loren E.: Das Weibliche im Mann, München 1992

Petri, Horst: Verlassen und verlassen werden. Angst, Wut, Trauer und Neubeginn bei gescheiterten Beziehungen, Stuttgart 1991

Pilgrim, Volker Elis: Der Untergang des Mannes, München 1977

ders.: Manifest für den freien Mann, Reinbek 1983

ders.: Der selbstbefriedigte Mensch. Freud und Leid der „Onanie", Reinbek 1985

Pusch, Luise F.: Das Deutsche als Männersprache, Frankfurt 1984

Purvis, Kenneth: Das große Buch vom kleinen Mann. Alles

über die männliche Antomie und die Zusammenhänge zwischen Penis, Kopf und Herz, München 1993

Riemann, Fritz: Grundformen der Angst. Eine tiefenpsychologische Studie, München 1961

Roth, Philip: Mein Leben als Sohn, München 1991

Schellenbaum, Peter: Das Nein in der Liebe. Abgrenzung und Hingabe in der erotischen Beziehung, Stuttgart 1986

ders.: Homosexualität im Mann. Eine tiefenpsychologische Studie, München 1991

Schmidt, Gunter: Das Große Der Die Das. Über das Sexuelle, Reinbek 1988

Schnack, Dieter/Neutzling, Rainer: Die Prinzenrolle, Über die männliche Sexualität, Reinbek 1993

Schulz, Hans Jürgen (Hrsg.): Trennung. Eine Grunderfahrung des menschlichen Lebens, Stuttgart 1991

Steinbrecher: Funkstille in der Liebe. Warum Männer und Frauen aneinander vorbeilieben, München 1933

Stümke, Hans-Georg/Finkler, Rudi: Rosa Winkel, Rosa Listen. Homosexuelle und „Gesundes Volksempfinden" von Auschwitz bis heute, Reinbek 1981

Theweleit, Klaus: Männerphantasien, Reinbek 1987

Trömel-Plötz, Senta (Hrsg.): Gewalt durch Sprache. Die Vergewaltigung von Frauen in Gesprächen, Frankfurt 1984.

Vangaard, Thorkil: Phallos. Symbol und Kult in Europa. Vorwort von Alexander Mitscherlich, München 1971

Vaughan, Diane: Wenn Liebe keine Zukunft hat. Stationen und Strategien der Trennung, Reinbek 1991

Viorst, Judith: Mut zur Trennung. Menschliche Verluste, die das Leben sinnvoll machen, Hamburg 1987

Wawerzonnek, Marcus: Eros und Ekstase. Protokolle und Erfahrungen lustbetonter Sexualität, Hamburg 1989

Wieck, Wilfried: Männer lassen lieben. Die Sucht nach der Frau, Stuttgart 1987 *ders.:* Wenn Männer lieben lernen, Stuttgart 1990

ders.: Söhne wollen Väter. Wider die weibliche Umklammerung, Hamburg 1992

Wiedemann, Hans Georg: Homosexuelle Liebe. Für eine Neuorientierung in der christlichen Ethik, Stuttgart 1982

ders.: Plädoyer für Männerfreundschaft, Stuttgart 1992

Willi, Jürg: Koevolution. Die Kunst des gemeinsamen Wachsens, Reinbek 1985

ders.: Was hält Paare zusammen? Der Prozeß des Zusammenlebens in psycho-ökologischer Sicht, Reinbek 1991

Wirtz, Ursula: Seelenmord. Inzest und Therapie, Stuttgart 1989

Zilbergeld, Bernie: Männliche Sexualität. Was nicht alle schon immer über Männer wußten..., Tübingen 1983

Wo es möglich war, wurden die Werke nach dem Erscheinungsjahr der ersten Taschenbuchausgabe zitiert.

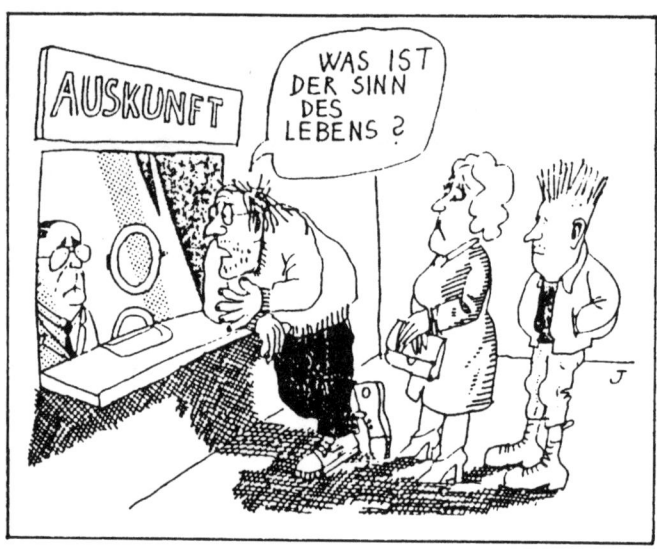

Ein Verlag, ein Haus, eine Philosophie

In Wim Thoelkes Sendung „Der Große Preis" tritt der weiß-haarige Arzt von der Lahnhöhe ebenso gewandt und treffsicher vor 20 Millionen Zuschauern auf wie in der Nibelungenhalle in Passau vor 4000 gesundheitskritischen Zuhörern: Dr. med. Max Otto Bruker. Millionen Bundesbürger kennen den kämp-ferischen Ganzheitsmediziner aus dem Fernsehen, aus Vorträ-gen, durch den „Mundfunk" überzeugter Patienten. Vor allem lesen sie aber die Bücher des schwäbischen Humanisten und Seelenarztes. Mit einer Buchauflage von rund drei Millionen Exemplaren ist Max Otto Bruker der wohl bedeutendste medi-zinische Erfolgsautor im deutschsprachigen Raum. Vierund-achtzig Jahre ist der – in der Nachfolge des Schweizer Refor-marztes Bircher-Benner scherzhaft „Deutschlands Vollwert-papst" genannte – Massenaufklärer, langjährige Klinikchef und Ernährungsspezialist – und kein bißchen greise. Zwei funda-mentale Erkenntnisse lehrt M. O. Bruker Patienten wie Gesun-den: Der Mensch wird krank, weil er sich falsch ernährt. Der Mensch wird krank, weil er falsch lebt.

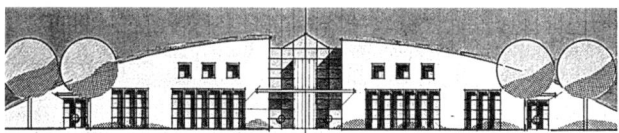

Das Dr. Max Otto Bruker Haus

Max Otto Bruker Haus

Hinter den Erfolgstiteln des emu-Verlages steht ein bedeuten-der Forscher und Arzt, eine Bewegung, ein Haus und tausende Schülerinnen und Schüler. Das „Dr. Max Otto Bruker Haus",

279

auf der Lahnhöhe in Lahnstein bei Koblenz, stellt sozusagen die Krönung des Brukerschen Lebenswerkes dar: Der lichte Bau mit seinem Grasdach, den Sonnenkollektoren und Wasserrecyclinganlagen, seinen Seminar-, Selbsterfahrungs- und Meditationsräumen und dem Foyer mit der Glaskuppel ist als eine Heimat für all jene konzipiert, denen körperliche und seelische Gesundheit, ökologische und spirituelle Harmonie Herzensbedürfnis und Sehnsucht sind.

Hinter dem eleganten Halbmondkorpus mit dem markanten Grasdach verbirgt sich eine Begegnungsstätte für Gesundheitsbewußte, Seminarteilnehmer, Trost-, Ruhe- und Anregungsbedürftige. Lesungen, kleine Konzerte, Vorträge, alternative Zusammenkünfte erwarten den Besucher. Der große Vollwert-Eßraum mit seinem Ausblick auf den sanften Hang, die Lehrküche, die Bibliothek, eine Sauna, eine Kneipp-Anlage, der Therapieraum der Therapeuten runden das Angebot zur körperlichen und geistigen Gesundheitsbegegnung ab.

Ausbildung Gesundheitsberater/in GGB

Die vitalstoffreiche Vollwertkost hat ihre Verbreitung, auch im klinischen Bereich, durch die unermüdliche Information und praktische Durchführung von Dr. M. O. Bruker gefunden. Um die Erkenntnisse gesunder Lebensführung und die durch falsche Ernährung provozierte Krankheitslawine ins öffentliche Bewußtsein zu rücken, bildet M. O. Bruker seit 1978 (im Rahmen der von ihm gegründeten „Gesellschaft für Gesundheitsberatung GGB e. V.") Gesundheitsberaterinnen und Gesundheitsberater GGB aus. Über 2000 haben bislang die berufsbegleitende Ausbildung bestanden und wirken in Volkshochschulen, Bioläden, Lehrküchen, Krankenhäusern, ärztlichen Praxen, Krankenversicherungen und ähnlichen Bereichen.

Auf der Lahnhöhe erhalten sie durch Dr. Bruker und sein Expertenteam nicht nur eine sorgfältige Grundlagenausbildung über die vitalstoffreiche Vollwerternährung und den Krankmacher der „entnatürlichten" (denaturierten) Zivilisationsernährung (raffinierter Fabrikzucker, Auszugsmehle, fabrikatorische Öle und Fette, tierisches Eiweiß usw.), sondern gewinnen auch Einblick in die leibseelischen Zusammenhänge der Krankheiten. Viele Krankheiten, diagnostiziert M. O. Bruker, sind leidvolle Folgen falscher Lebensführung und ungelöster Konflikte.

Anfragen zur Gesundheitsberater-Ausbildung wie zu den Selbsterfahrungsgruppen und weiteren Tages- und Wochenendseminaren sowie Einzelberatung sind zu richten an die Gesellschaft für Gesundheitsberatung GGB e. V., Taunusblick 1, 56112 Lahnstein (Tel. 02621/4441, Fax: 02621/3425). Fordern Sie dort bitte ebenfalls ein kostenloses Probe-Exemplar der Zeitschrift „Der Gesundheitsberater" an.

Die Bücher von Dr. med. M. O. Bruker / Ilse Gutjahr:

Unsere Nahrung – unser Schicksal

Das Standardwerk der modernen Ernährungslehre. In klarer Sprache werden die wahren Ursachen der ernährungsbedingten Zivilisationskrankheiten genannt. Unmißverständlich wird aufgezeigt, daß es Interessengruppen gibt, die das in diesem Buch vermittelte Wissen mit aller Macht verhindern.

Lebensbedingte Krankheiten

Die geistige Haltung bestimmt, wie der einzelne mit den Belastungen des täglichen Lebens fertig wird. Mangel an Kenntnis und Erkenntnis kann zu Krankheiten führen. Konflikte und Streß bedrohen heute jeden. Wie Sie trotz aller Belastungen gesund bleiben oder wieder gesund werden, beschreibt dieses Buch.

Idealgewicht ohne Hungerkur
mit Rezepten von Ilse Gutjahr

Dies ist kein Diätbuch üblicher Prägung und enthält keine trockenen Theorien und kein Gestrüpp von Verboten, sondern hier wird eine ganz aus der Erfahrung geborene Methode gezeigt, die ihre Bewährungsprobe schon lange hinter sich hat. So unwahrscheinlich es klingt, nicht das Zuvielessen erzeugt Fettsucht und die begleitenden Krankheiten, sondern ein Zuwenig, d. h. der Mangel an bestimmten Nahrungsstoffen. So ist dies ein äußerst guter und praktischer Ratgeber für jeden Übergewichtigen und für alle, die ihr Gewicht halten wollen.

Stuhlverstopfung in 3 Tagen heilbar
mit Rezepten von Ilse Gutjahr

Selbst die hartnäckigste Stuhlverstopfung kann ohne Abführmittel geheilt werden! Durch einfache Nahrungsumstellung und Änderung der Lebensbedingungen kann jeder Stuhlverstopfte von seinem jahrelangen Übel befreit werden!

Herzinfarkt, Herz-, Gefäß- und Kreislauf-erkrankungen

Die Herz- und Kreislaufkrankheiten nehmen von Jahr zu Jahr zu, angeführt von der Todesursache Nr. 1: dem Herzinfarkt!
Die Ursachen hierfür können vermieden werden. Diese sind vor allem ein Mangel an Vitalstoffen durch die heutige denaturierte Kost.

Leber-, Galle-, Magen-, Darm und Bauchspeichel-drüsenerkrankungen

Die Leber ist unser großes Stoffwechselorgan. In den letzten Jahrzehnten haben die Lebererkrankungen außerordentlich zugenommen. Dies hängt damit zusammen, daß unsere Nahrung durch technische Eingriffe nachteilig verändert ist.
Viele scheinbar unheilbare Lebererkrankungen können durch eine vital-stoffreiche Vollwertkost geheilt werden.

Erkältungen müssen nicht sein

mit Rezepten von Ilse Gutjahr

Erkältungen kommen nicht von Kälte, sondern beruhen neben falscher Kleidung vorwiegend auf mangelnder Abwehrkraft durch vitalstoffarme Zivilisationskost.
Immer wiederkehrender Husten, Schnupfen und Grippe müssen nicht sein.
Abhärtung des Körpers durch Naturheilmethoden und Kneippsche Maßnahmen sowie vitalstoffreiche Vollwertkost bringen Abhilfe.

Rheuma – Ursache und Heilbehandlung

mit Rezepten von Ilse Gutjahr

Jeder 5. leidet heute an Erkrankungen des Bewegungsapparates (Rheuma, Ischias, Arthritis, Arthrose, Wirbelsäulen- und Bandschei-benschäden). Dies bedeutet für die Kranken: ständige Beschwerden, starke Schmerzen und hohe Kosten für Kuren und Medikamente. Die wirklichen Ursachen und die wirksame Heilbehandlung beschreibt die-ses Buch und ermöglicht, sogar im späten Stadium das Fortschreiten der Erkrankung zu verlangsamen oder sogar zum Stillstand zu bringen.

Hilfe bei Kopfschmerzen, Migräne und Schlaflosigkeit

Die Bekämpfung mit schmerzbetäubenden oder beruhigenden Mitteln bringt nur Linderung für den Augenblick, stellt jedoch keine Heilbehandlung dar. Das Wichtigste ist, dem Patienten die Erkenntnis zu vermitteln, daß die dahintersteckende Krankheit zu heilen ist. Sobald die Ursachen bekannt sind, ist der Weg offen für ein von diesen lästigen Symptomen befreites Leben.

Dr. M. O. Bruker / Ilse Gutjahr
Wer Diät ißt, wird krank

Das Wort Diät stammt aus dem Griechischen (diaita) und bedeutet ursprünglich Lebensführung. Heute verwendet man diese Bezeichnung jedoch allgemein für eingeschränkte Kostformen und Diäten, die durch Verbote gekennzeichnet sind.

In diesem Buch wird nicht nur scharfe Kritik an verschiedenen Diätformen geübt, sondern es werden auch Wege zu einer ganzheitlichen gesunden Ernährungs- und Lebensweise aufgezeigt.

Dr. M. O. Bruker / Ilse Gutjahr
Cholesterin der lebensnotwendige Stoff

Das Stichwort Cholesterin ist zu einem Schreckgespenst für Patienten, aber offensichtlich auch für Mediziner geworden.

Kaum ein Ratsuchender, der nicht besorgt auf den angeblich zu hohen Cholesteringehalt hinweist – auf den ihn leider ein anderer Arzt aufmerksam hat.

Ein krankhaft erhöhter Cholesterinspiegel ist lediglich ein Symptom, das auf Fehler in der Lebensführung hinweist. Diese müssen abgestellt werden. Cholesterin ist kein krankmachender, sondern ein lebensnotwendiger Stoff.

Wird durch die Nahrung keine ausreichende Menge zugeführt, produziert der Organismus es selbst.

Dr. M. O. Bruker / Ilse Gutjahr
Osteoporose – Dichtung und Wahrheit

Überall hört und liest man, daß viele Menschen an Osteoporose leiden. Ist dies ein neuer Krankheitsbegriff?

Weder – noch. So gut wie alles, was man über Osteoporose hört und liest, ist falsch. Dies fängt schon bei der Bezeichnung an.

Bruker geht – wie immer – den Falschaussagen nach, stellt richtig, erklärt.

Dr. M. O. Bruker / Ilse Gutjahr
Reine Frauensache

Das „Zwillingsbuch" zu „Reine Männersache" für die Frauen:
Ist die Frau ein „Auslaufmodell"? Muß sie mit Hormonen gedopt und
mit Calcium-Gaben gegen die Modekrankheit Osteoporose bombardiert
werden? Was sind Myome? Welche Verhütung ist zu empfehlen? Die
Sache mit dem Brustkrebs? Was darf Frau von Mann erwarten? Mädchen
2000. Mit Beiträgen der Therapeuten Dr. Maria Theresia Jung und
Dr. Mathias Jung.

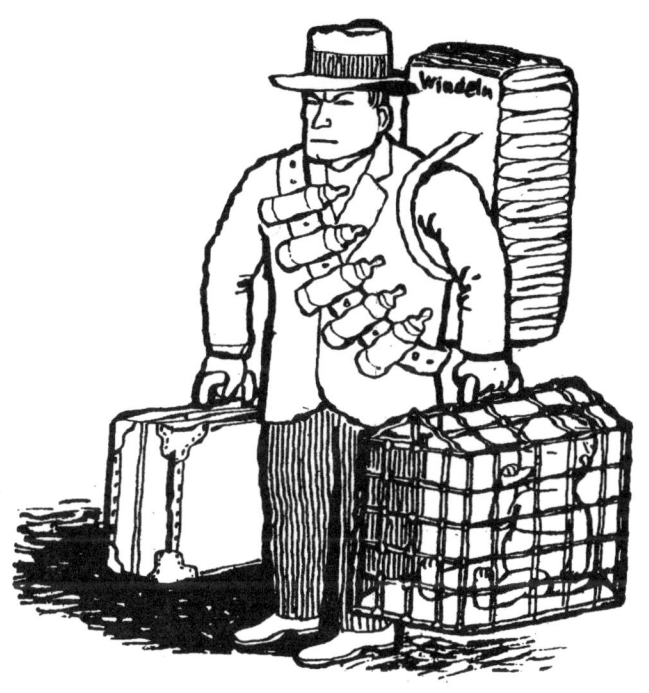